JN196325

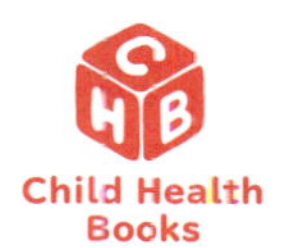

子どもの発育・発達と乳幼児健診

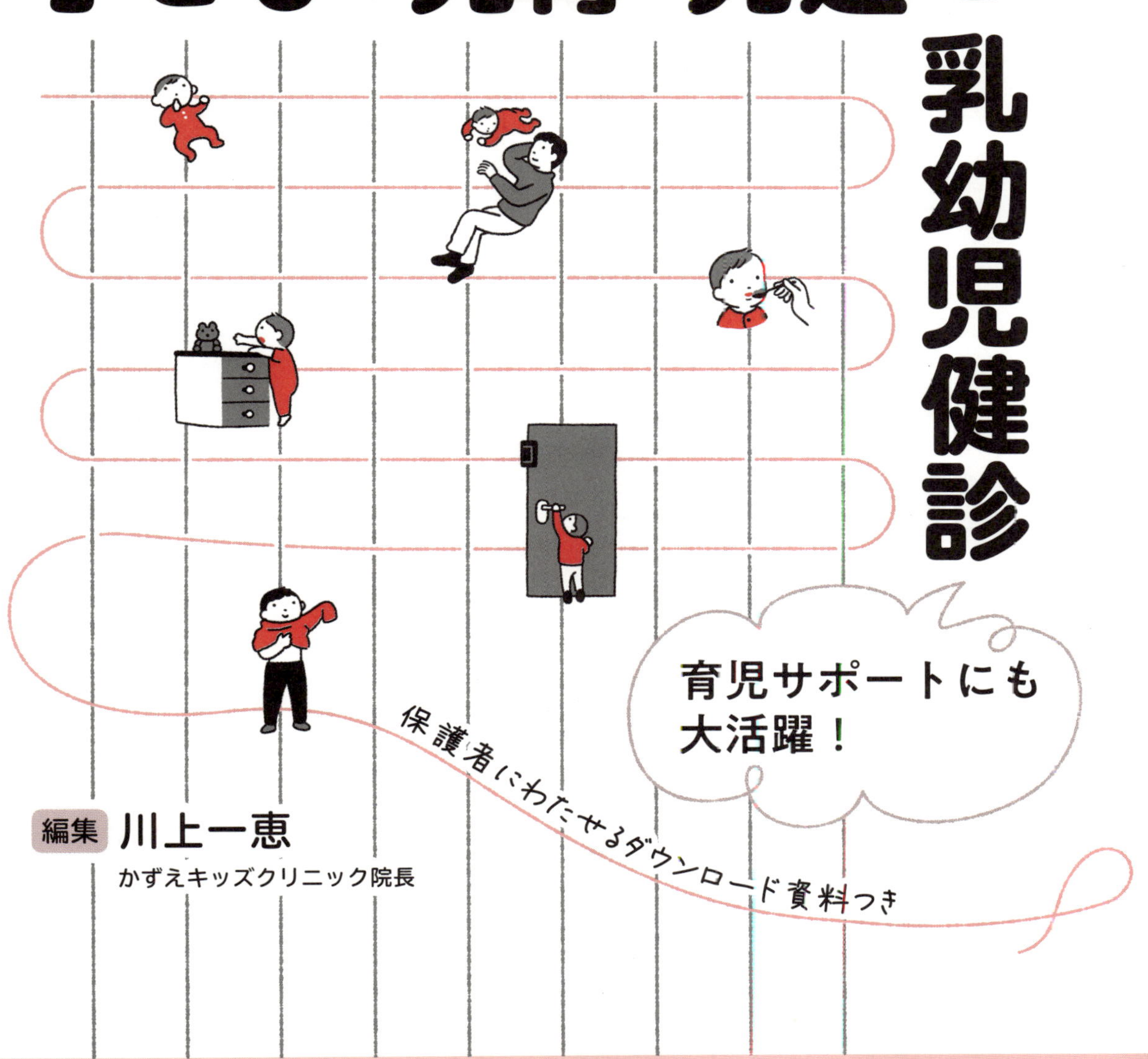

編集 川上一恵
かずえキッズクリニック院長

診断と治療社

はじめに

私がまだ研修医だった頃，指導医から健診実施にあたり「正常を知らなければ，病気の診断もできないし，適切な指導もできない」と教示を受けました．そして『ノーマルチャイルド』（ロナルド・スタンレー・イリングワース著）という書籍を読むように勧められました．『ノーマルチャイルド』は，健康な子どもの発育発達という視点から書かれていました．そして乳幼児にみられるさまざまな課題の考え方，指導についても記されていました．

現在，わが国では母子保健法 12 条に基づき，1 歳 6 か月と 3 歳の健康診査（以下，健診と略す）が義務として実施されています．その他に，乳児期前期（3〜6 か月）と後期（9〜11 か月）の健診は，同 13 条により任意ですが公費で実施されています．2024 年 1 月に，こども家庭庁は 3 年間という時限措置ではありますが，1 か月児健診と 5 歳児健診への公費助成を開始しました．

近年，健診についての基本的な考え方が変化しています．身体診察だけでなく，心や子どもを取り巻く社会的な状況にも目を向け指導や支援を行う bio-psycho-social な健診の実施が求められています．公的な健診では，行政から配布されている健診票の項目を埋めることに終始している医療機関も少なからず認められます．psycho-social な領域はどのように診て，判定し，指導したらよいかわからないという声を耳にします．

医師会や日本小児科医会で乳幼児保健に関する委員会にかかわらせていただくなかで，『ノーマルチャイルド』のような健常発達を知ることができ，さらに育児支援にも役立つ書籍をつくりたいと思うようになりました．このようななか，「Child Health Books」シリーズ刊行と，その 1 冊目として子どもの発育・発達と健診をテーマにした書籍企画のお話をいただきました．

少子化対策として「子育て支援」という言葉が聞かれます．保育所を増設したり，学費の補助が実施されたり，いろいろな施策が打ち出されています．保健所や医療機関における健診時の指導や小児科の一般外来における指導は「子育て支援」の 1 つになるのではないでしょうか．Chapter 1 は乳幼児の健常発育・発達を，Chapter 2 は各月齢，年齢の健診のポイントを，Chapter 3 では乳幼児をもつ保護者にぜひ伝えたい育児のポイントを，各分野で活躍されている先生方に記していただきました．Chapter 3 は子育て支援の一助となるよう，左ページはテーマについての解説を記載し，右ページは保護者に手渡せるようにイラストを入れて読みやすく仕上げています．そして右ページについては，ウェブサイトからダウンロードできます．

本書は医師だけでなく保健師，看護師，保育士など子どもにかかわる多職種の方の役に立つと考えています．本書が皆さまの一助となり，多くの子どもたちと保護者の笑顔につながることを願っています．

2024 年 7 月

かずえキッズクリニック院長　川上一恵

Contents

●本書の用語表記と備考

「母子手帳」と「母子健康手帳」
正式表記は「母子健康手帳」ですが,「母子手帳」が一般になじみのある表現であるため，項目の初出に「母子健康手帳」と記載し，以降は「母子手帳」と表記しています．

「健診」と「健康診査」
同様に,「健診」は「健康診査」の略称ですが,「健診」という表現が一般的であるため，本書内では特別な場合を除き「健診」と記載しています．

「Chapter 2　乳幼児の健診」について
「法定健診」「公費（基礎自治体事業）」の区分は，2024 年 9 月現在の情報です．

執筆者一覧

●編　集

川上一恵	かずえキッズクリニック院長

●執筆者（五十音順）

淺木弓英	東京都立小児総合医療センター救命救急科
石﨑晶子	昭和大学歯学部口腔衛生学講座
磯島　豪	虎の門病院小児科
板金康子	いたがねファミリークリニック
伊藤晴通	生和堂医院小児科・内科
伊藤友理枝	あいち小児保健医療総合センター救急科
糸数智美	どんぐりこども診療所
稲井　慶	東京女子医科大学循環器小児・成人先天性心疾患科
植松悟子	国立成育医療研究センター 救急診療部
江原伯陽	エバラこどもクリニック
太田百合子	東洋大学福祉社会デザイン学部
大谷良子	獨協医科大学埼玉医療センター子どものこころ診療センター
大友義之	順天堂大学医学部附属練馬病院小児科
大平智子	宮崎県立宮崎病院小児科
大矢公江	名古屋市あけぼの学園小児科
岡村暁子	うめつ小児科
春日晃章	岐阜大学教育学部保健体育講座
金子淳子	金子小児科
川上一恵	かずえキッズクリニック
川口由美子	一般社団法人母子栄養協会
草川　功	0歳からの頭のかたちクリニック
工藤孝広	順天堂大学医学部小児科
小池明美	宮の沢小池こどもクリニック
髙祖常子	認定 NPO 法人児童虐待防止全国ネットワーク
作田亮一	獨協医科大学埼玉医療センター子どものこころ診療センター
佐々木洋	UTAKA DENTAL OFFICE 佐々木歯科

佐藤英子	JR 東京総合病院小児科
佐山圭子	ひだまりクリニック
清水俊明	順天堂大学医学部小児科
鈴木千琴	済生会横浜市東部病院認定看護師教育課程小児プライマリケア分野
瀬尾智子	緑の森こどもクリニック
田草雄一	ぽよぽよクリニック
田中純子	フローレンスこどもと心クリニック
帖佐悦男	宮崎大学医学部整形外科
堤ちはる	相模女子大学栄養科学部健康栄養学科
富野浩充	焼津市立総合病院薬剤部
中村裕子	鳥取大学医学部脳神経小児科
西村龍夫	にしむら小児科
林　思音	山形大学眼科
弘中祥司	昭和大学歯学部口腔衛生学講座
藤森　誠	藤森小児科
舟生岳夫	セコム株式会社 IS 研究所リスクマネジメントグループ
星野恭子	昌仁醫修会 瀬川記念小児神経学クリニック
堀向健太	東京慈恵会医科大学葛飾医療センター小児科
増田英子	増田医院小児科
松井照明	あいち小児保健医療総合センター免疫・アレルギーセンターアレルギー科
松崎行代	京都女子大学発達教育学部教育学科
松原洋平	JR 東京総合病院小児科
松村有香	どうかん山こどもクリニック
南　征樹	大阪大学医学部小児科
三平　元	ひがしまつど小児科
守本倫子	国立成育医療研究センター耳鼻咽喉科
柳井優佳奈	一般社団法人日本ベビーウェアリング協会
山中　岳	東京医科大学小児科・思春期科
山本　隆	畿央大学健康科学部健康栄養学科

Chapter 1

健康な乳幼児の
発育・発達

身体発育

子どもの成長の基準値と成長曲線

成長の評価は，子どもの健康を見守るうえで欠かせないものです．成長には個人差があるため，基準となる成長曲線から子どもの成長が外れた場合に，必ずしも病気であるとは限りませんが，病気を早期発見できる可能性があります[1)]．さらに，病気以外にも子どもについての社会的な問題点が判明することもあります．

成長曲線とは，体格指数を年齢の関数として表現したものです．体格指数には，身長，体重，頭囲，胸囲などの計測値だけではなく，身体計測値から算出されるbody mass index（BMI）などの身体評価の指標も含まれます．個人の成長曲線を描くだけでは成長についての評価が難しいため，比較するための基準線が何本か描かれている基準図が存在し，通常は基準図そのものを成長曲線とよびます．隣接する基準線と基準線のあいだのことをチャネルとよびます．成長曲線は，診療や乳幼児健診で医師，看護師，保健師が利用するだけでなく，自宅で保護者も簡単に利用することができます．日本人の子どもの成長曲線については，日本小児内分泌学会のホームページ[*1]から小児科医師が実際に診療で使用している成長曲線をダウンロードすることができます．ホームページ上からは，年齢に応じて，0〜2歳の曲線（身長，体重），0〜6歳の曲線（身長，体重），0〜17.5歳の曲線（身長，体重）もダウンロードできます．

*1 http://jspe.umin.jp/medical/chart_dl.html

わが国の子どもの発育値の基準は，乳幼児期の成長については厚生労働省により10年ごとに行われている乳幼児身体発育調査，学童期については文部科学省により毎年行われる学校保健統計調査をもとに作成されています．日本成長学会・日本小児内分泌学会合同標準値委員会は2011年に，日本人の子どもの体格評価に関する基本的な考え方を発表しています[2)]．委員会は，生物学的に最もふさわしい身体計測値を定義することは難しいものの，①日本人の子どもの全年齢にわたる男女別，年齢別身体計測値を入手することができる年度，②成人身長のsecular trend[*2]が終了した以降の年度，③成熟のsecular trendが終了した年度，④肥満増加傾向が明らかになる以前の年度，の4つの条件を満たすような年度の調査結果に基づいた成長曲線が日本人体格評価の標準値になりうると考えました．しかし，すべてを満たす年度は存在しなかったため，①を必要条件とし，④よりも②および③を重視して，

*2 年代ごとに成長が変化していく傾向のこと．

2000年調査結果をもとに算出した基準値を標準値として使うことを推奨しました．このため，現在のところ身長と体重については2000年調査結果をもとに作成された成長曲線が用いられています．一方で，頭囲と胸囲に関しては，2000年調査結果が平滑化曲線の再現が可能なかたちで残っていなかったため，2010年調査結果が用いられています．ただし，パーセンタイル値と平滑化されたパーセンタイル曲線は報告されていますので，本項では2000年調査報告のものを掲載します．

成長曲線の基準線には，パーセンタイル値が表示された図とSDスコアが表示された図が存在しています．パーセンタイルとは，順位を表す指標で，100人中何番目かを表すものです．3パーセンタイルは100人中3番目のことで，95パーセンタイルは100人中95番目のことです．一方で，SDとは，standard deviationの略語で，標準偏差のことです．一般的に，異常値を考えるとき，集団全体の分布を考慮して全体から外れる部分を異常と考えます．たとえば，正規分布する身長では－2SD以下を低身長と定義して，全体の2.3%の人が存在することを表します．一方で，集団が正規分布しない場合には，計算上の標準偏差（SD）を用いて全体から外れる部分を定義することが難しいため，集団を何らかのべき乗変換[*3]を行うことで，正規分布するようにして集団からのずれを考慮します．べき乗変換された正規分布上でのSDスコアについては，べき乗変換される前の計算上の標準偏差（SD）と区別するために，Zスコアと表現されます．身長についても，基準となる成長曲線の母集団が完全に正規分布であるとは限らないこともあり（疾患特異的成長曲線など），Zスコアと表現されることもあります．

集団をべき乗変換して正規分布する利点は，集団が正規分布する場合には，パーセンタイル値とSDスコア（Zスコア）は対応する値が決まっていることです．たとえば，5パーセンタイルは－1.65SD，95パーセンタイルは＋1.65SDに対応します．そのため，パーセンタイル値で表示された成長曲線のなかには，計算をすることでSDスコア（Zスコア）に描き直すことが可能なものも存在します．

基準線は，イギリスで世界初の公式の基準値である成長曲線が作成されたときに，著者であるTanner，Whitehouse，Takaishiが採用した3，10，25，50，75，90，97パーセンタイルの7本が描かれることが多いです．一方で，SDで示される場合には，－2SD，－1SD，0SD，＋1SD，＋2SDの5本が描かれることが多いです．イギリスでは，1990年に成長曲線を改訂するときに，0.4，2，9，25，50，75，91，98，99.6パーセンタイルの9本を描くことを採用しましたが，これはSDの間隔を等間隔にして9本描いた結果です．0.4パーセンタイルや99.6パーセンタイルといった理論上の順位が描かれていますが，これはパーセンタイルでもSDでも描くことのできる方法で成長曲線が作成されたために可能でした．わが国の身長，体重，頭囲，胸囲の成長曲線もイギリスの成長曲線と同様にパーセンタイルでもSDでも

*3 指数，対数など数学的な式を使って分布を正規分布に近づける方法．

描くことができます．

●胎児期から成人に至るまでの発育・発達の経過

▶身長

子どもの身長の成長は，Karlbergが提唱しているICP（infancy-childhood-puberty）モデルにあてはめると理解できます（図1）[3]．ICPモデルとは，成長速度を数学的モデルにより3段階に分類して子どもの成長を考える方法です．3段階とは，生まれて急速に大きくなる3～4歳までの乳幼児期（infancy），3～4歳頃から思春期がはじまるまでの前思春期（childhood），思春期がはじまってから成人身長までの思春期（puberty）のことです．成長速度が異なるのは，3つの成長の段階におけるおもな成長の仕組みが違うためと考えられます．経験的に，infancyの成長はおもに栄養に依存し，childhoodの成長はおもに成長ホルモンや甲状腺ホルモンに依存し，pubertyの成長はおもに性ホルモンによって加速が起こると考えられています．

乳幼児期は，胎生期から継続して成長率*4が大きい時期で，身長は，出生時から1歳までは約25 cm，1歳から2歳までは約10 cm，2歳から3歳までは約8 cm，3歳から4歳までは約7 cm伸びて，4歳時には約1 mに達します．前思春期になると成長率は約5～6 cmで，思春期に向けて徐々に低下していきます．思春期になると，成長促進現象がみられますが，思春期開始から1～2年で成長率のピークを迎

*4　1年間当たりで伸びる身長のこと．cm/年で表す．

成長率（cm/年）
50
40
30
20
10
0
2
4
6
8
10
12
14
16
18
年齢（歳）
infancy：妊娠中期から3～4歳まで続く急激な成長
成長率曲線：3つの要素の結合で表されている
puberty：思春期から成熟するまで続く急速な成長
childhood：1歳の終わりあたりからはじまり成熟するまで続く緩やかな成長

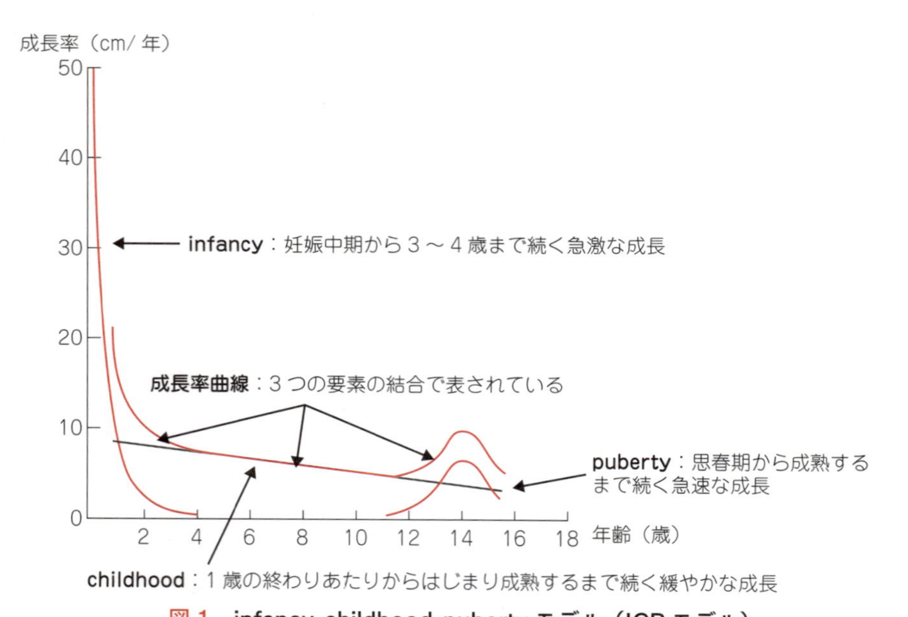

図1　infancy-childhood-pubertyモデル（ICPモデル）
〔Karlberg J: A biologically-oriented mathematical model（ICP）for human growth. Acta Paediatr Scand Suppl 350: 70-94, 1989〕

え，その後成長率は低下して最終的に成長は止まり，成人身長に達します．

個人の成長を成長曲線に描くと「同年齢の一般集団との比較」「成長パターンの解析」「両親の身長との比較」の3つのことが可能になります．子どもの年齢と計測値を成長曲線にプロットすると，プロットした点が，どの基準線の場所やどのチャネルにあるかを確認することで，その子どもが一般集団でどのくらいのパーセンタイル値もしくはSDスコアにいるかがわかります．さらに，これまでの成長記録から年齢に応じた計測値を成長曲線にプロットすることにより，後方視的にこれまでの成長パターンが評価できますし，それ以降も年齢に応じて計測値をプロットしていくことで，その子どもの成長パターンを前方視的に評価していくことも可能です．

また，成長パターンを解析することで，成長障害の有無がわかり，成長障害のパターンに応じた鑑別疾患の検索を効率的に進めることができます．その際には，ICPモデルの考え方を応用して，infancyの時期に成長障害が生じた場合には，栄養障害を中心に鑑別を進め，childhoodの時期に成長障害が生じた場合には，成長ホルモンなどの内分泌疾患を中心に鑑別を進め，pubertyの時期に成長障害が生じた場合には，性腺機能低下症などを中心に鑑別を進めます．成長障害のなかには，成長ホルモン分泌不全性低身長症や後天性甲状腺機能低下症などの内分泌疾患以外にも，先天性疾患（ターナー〈Turner〉症候群，骨系統疾患など）や外因性の要因による成長障害（ステロイド内服，極端な食事制限，ストレス，虐待）などが含まれます．病院に紹介するほどでないと考えられる場合でも，学校や保健指導の現場や生活のなかで，成長曲線を用いて経時的に経過観察していくと，病気だけでなく社会的な問題を早期に確認できて早期介入できることがあります．

また，身長は遺伝浸透率[*5]が高く，両親の身長に影響を受けるため，両親の身長を聴取することも重要です．両親の身長から推定される成人予測身長の点推定値をtarget height（TH）とよび，その95%信頼区間をtarget range（TR）とよびます．THおよびTRは，以下の通りの計算式で算出できます．

男児：TH ＝ 両親の身長の平均＋6.5（cm），TR ＝ TH ± 9（cm）

女児：TH ＝両親の身長の平均－6.5（cm），TR ＝ TH ± 8（cm）

上記の計算式から算出したTHの値を，成長曲線の成人年齢にプロットすることで，両親と比較して身長が高いか低いかを評価することができます．なお，THは，単純に両親の身長の平均値から導いた値のため，子どものパーセンタイル値やSDスコアと多少違っても問題なく，TRである男児で9 cm，女児で8 cm（目安として，1.5SD程度，基準線で2本離れたくらい）の違いは問題ないと考えられています．

最後に身長の評価の際には，length（臥位身長，体長）とheight（立位身長，身

*5 同じ遺伝子をもつ人の病気や特徴が表れる割合のこと．

長）の違いについては認識する必要があります．2010 年度調査では length と height では 2 歳時に 1.3 cm 程度と報告されています[4]．わが国の成長曲線は，慣習的に 0 歳から 17.5 歳までをまとめて平滑化して作成しているため，身長の測定方法が，臥位から立位になったときには，身長が 1 cm 程度低くなり，成長曲線では成長障害が生じたようにみえることがあることには注意が必要です．

▶体重

体重の成長については，正期産では 3 kg 程度で出生した後に，数日間（多くは 2〜3 日間）は生理的に体重が 5〜8% 減少し，その後体重が増加しはじめます．生後 2 週間までには出生体重に戻り，その後 2〜3 か月までは 1 か月で 1 kg 程度（1 日 30 g 程度）増加し，その後少し体重増加率は減少します．生後 3〜4 か月で出生時の体重の 2 倍になり，1 歳で 3 倍（9〜10 kg）になります．乳児期の体重の成長はおもに栄養によるため，体重増加不良があった場合には，栄養評価とその原因の検索が必要になります．

体重の評価をする際には，体重だけでなく身長を考えた体重の評価が必要です．肥満ややせの評価には，成人では BMI（体重 / 身長^2〈kg/m^2〉）値が標準ですが，子どもで BMI を評価基準に使用する際には，BMI の標準曲線を用いて行う必要があります．BMI の標準曲線は，生後いったん増加した後，半年くらいで減少に転じ，それからまた数年後に緩やかに増加に転ずることから，感覚的に評価しにくいという問題があります．そのためわが国では，肥満度を用いる判定が多く用いられています．肥満度は，性別・年齢別・身長別標準体重に対する割合で表し，肥満は幼児期では＋15% 以上，学童期では＋20% 以上を，やせは幼児期では－15% 以下，学童期では－20% 以下としています．一方で，乳幼児期では，カウプ指数（BMI と同じ計算）で 18 以上を肥満としています．

子どもの体重を評価する体格指数には，ポンデラル指数，カウプ指数，ローレル指数，BMI とさまざまなものが存在します*6．成人では，BMI で体格を評価することが基本なのに，子どもではこのようにさまざまな体格指数が存在するのはなぜなのでしょうか．それは，子どもは成長するため，身長と体重を用いて体格評価する際に，最も適した体格指数は年齢とともに変化すると考えられているからです．実際に，身長と体重はどこでも簡単に評価できるため，身長と体重を用いて体格を評価して健康状態を類推することは安価で有用であり，その際に，身長に対する最も適切な体重はどのように求めればよいかということが昔から検討されてきました．その結果生まれたベン指数という考え方を理解すると，子どもの適切な体格指数が年齢によって変化していく理由がわかると思います（図 2）[5]．ベン指数では，適切な体重が，身長により規定されると考えて，

ベン指数（適切な体格指数）＝(体重)/(身長)^a……❶

*6　ポンデラル指数とローレル指数，カウプ指数と BMI は，それぞれ名前が違うが実質的には同じ指数．

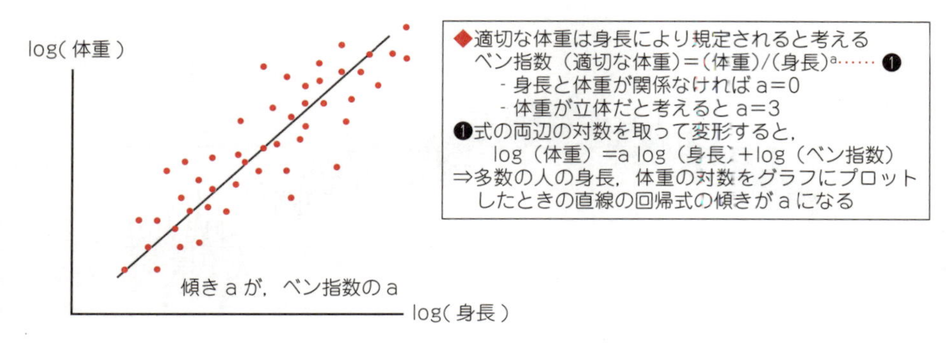

a は新生児期に 3（ポンデラル指数），乳幼児期に 2（カウプ指数），
学童期に 3（ローレル指数），成人に 2（BMI）になる

図 2　ベン指数

〔Benn RT: Some mathematical properties of weight-for-height indices used as measures of adiposity. Br J Prev Soc Med 25: 42-50, 1971〕

と定義します．ここで，身長と体重が関係なければ a = 0，体重が立体だと考えると a = 3 と考えたくなります．実際に適切な a を導くためには，❶式の両辺の対数を取ることで，

$$\log（体重）= a \log（身長）+ \log（ベン指数）$$

と変形して a を身長と体重の対数を使用した直線の傾きと考えます．a を求めるために，健康と考えられる多数の人の身長，体重の対数を計算して，グラフにプロットして，直線の回帰式の傾きを求めます．実際に，健康な子どもでこの傾き a を検討していくと，新生児では 3，乳幼児では 2，学童では 3，成人では 2 に近い値を取って変化していきます．筆者が小学 1 年生から高校 3 年生までの変化を男女別に検討した結果を図 3 に示します[6]．このため，新生児ではポンデラル指数（a = 3），乳幼児ではカウプ指数（a = 2），学童ではローレル指数（a = 3），成人では BMI（a = 2）が，適切な体格指数として使用されています．

▶頭囲

日本人の基準となっている頭囲は，乳幼児身体発育調査から作成されています．測定方法は，前方は左右の眉の直上，後方は後頭部の一番突出しているところを通る周径を計測します．前方において額の最突出部を通る周径ではないことに注意する必要があります．図 4，5 に，2000 年の乳幼児身体発育調査報告書[*7] に記載されている 0 歳から 6 歳までの頭囲の成長曲線を男女別に示します．

*7　https://www.mhlw.go.jp/houdou/0110/h1024-4.html

頭囲は脳の大きさを反映するため中枢神経系の発育を反映しており，新生児期，乳児期の健診において，神経筋疾患，発達の遅れや水頭症などの疾患のスクリーニングとして活用されています．頭囲の成長はスキャモン（Scammon）の発育曲線における神経型の発育形式を取るといわれています．出生時には，脳の大きさは成

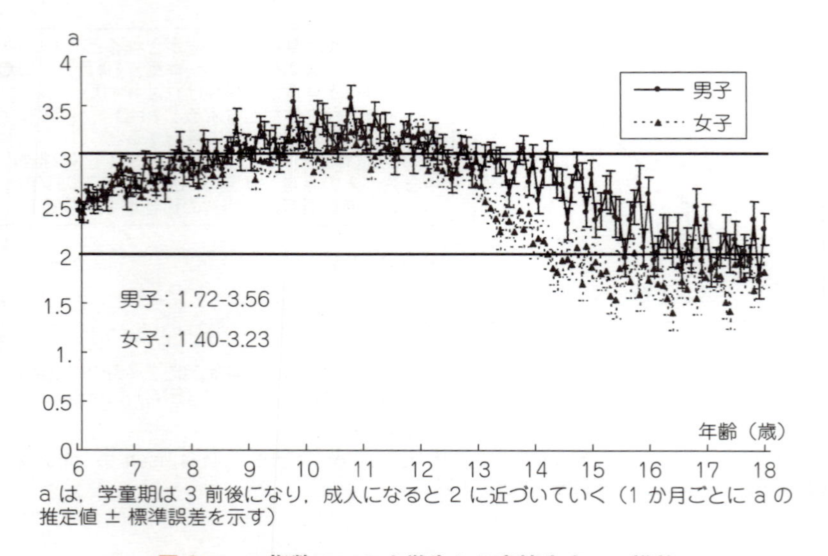

a は，学童期は 3 前後になり，成人になると 2 に近づいていく（1 か月ごとに a の推定値 ± 標準誤差を示す）

図 3　ベン指数の a の小学生から高校生までの推移

〔磯島　豪，他：小児における体格指数の検討　Body Mass Index（BMI）Z スコアと肥満度の相関－秋田県健常小児における検討．肥満研究 14：159-165，2008〕

人の 25% であり，頭囲は約 35 cm です．1 歳までに成人の 75% の大きさになり，2 歳までに成人の 90% の大きさになります．頭の骨は 23 個から成り立っていますが，赤ちゃんの頭蓋骨はおもに 7 つの骨片に分かれており脳の急速な成長に対応できるようになっています．それぞれの骨片のつなぎ目を頭蓋縫合とよびます．脳の成長のさかんな 1～2 歳までは，頭蓋縫合が閉鎖しておらず，水頭症が発症して頭の骨の中の圧力が高くなると，頭蓋縫合部分が広がって頭囲が大きくなります．そのため，2～3 か月の間に急速に頭囲の値が大きくなっている場合には水頭症の可能性を考えます．特に，嘔吐，活気不良，大泉門膨隆などの症状がある場合には治療を急ぐ必要があります．一方で，両親のどちらかの頭が子どものときから大きい場合には，頭囲は大きくなりやすいですし，生後 1～2 年は一時的に脳の表面に髄液がたまりやすい時期がありますので，頭囲が大きくても必ずしも病気とはいえません．また，頭囲が極端に小さい場合には小頭症であり，脳の発育に問題がある場合があります．特に発達が遅れている場合には，小児神経の先生へ相談するべきです．また，頭蓋骨縫合早期癒合症では，頭蓋骨の形がいびつになったりしますので，健診においては，頭囲だけでなく，頭の形や発達などの所見を総合的に考える必要があります．

　このように頭囲は脳の発達を知るツールとして広く利用されてきましたが，おもに新生児期や乳児期以外ではあまり利用されていないことから，最近の母子健康手帳（以下，母子手帳）の改訂において 3 歳児健診以降の頭囲測定は行われないことになりました．

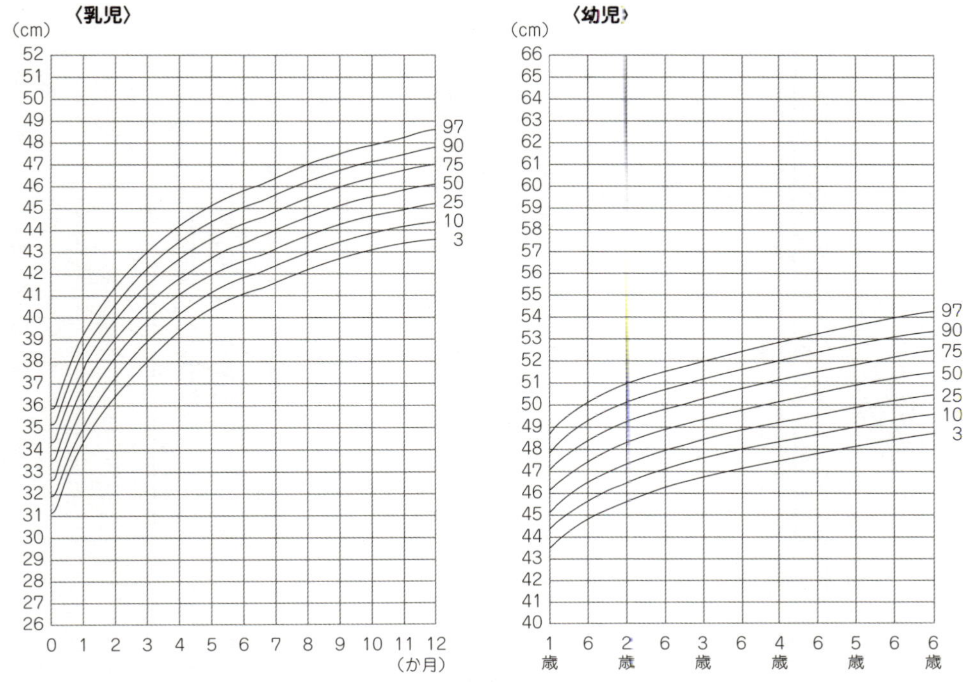

図4　乳幼児（男子）頭囲発育パーセンタイル曲線
〔厚生労働省：平成12年乳幼児身体発育調査報告書．2001〕

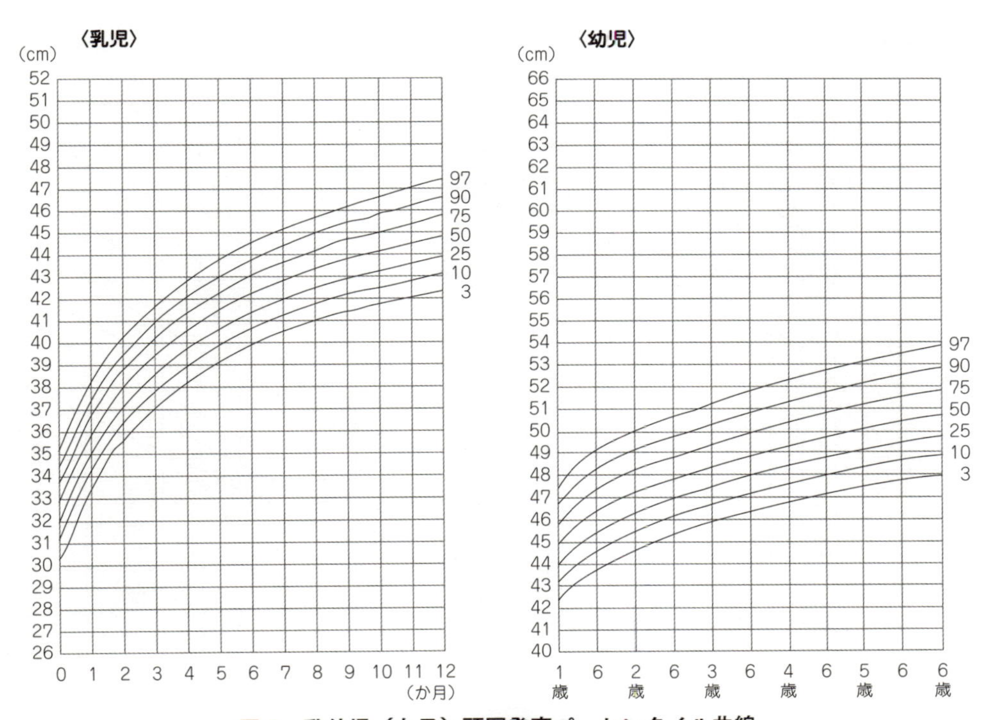

図5　乳幼児（女子）頭囲発育パーセンタイル曲線
〔厚生労働省：平成12年乳幼児身体発育調査報告書．2001〕

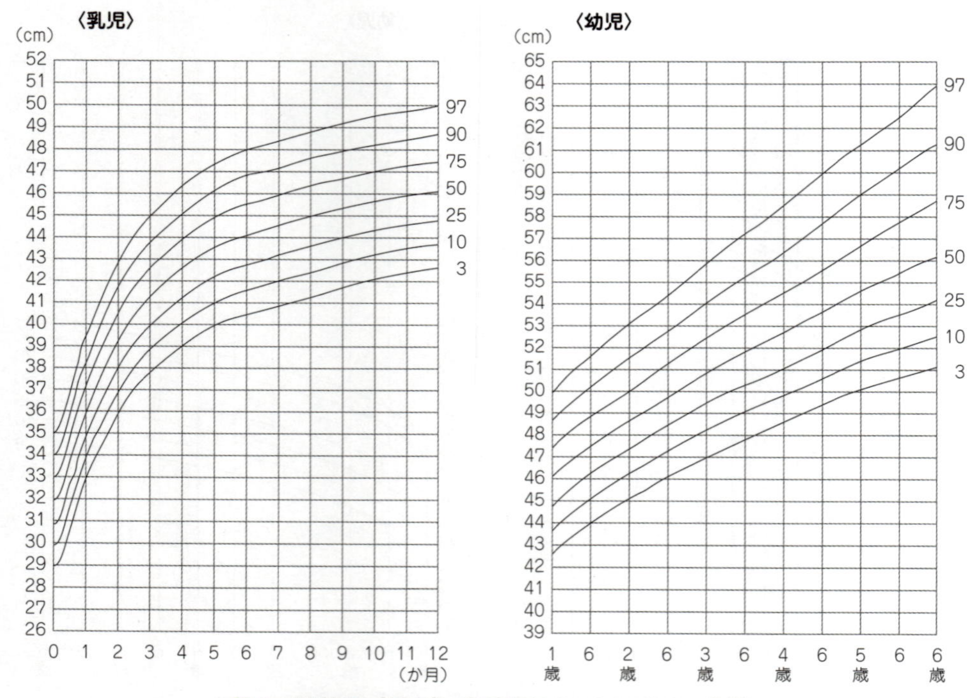

図 6　乳幼児（男子）胸囲発育パーセンタイル曲線
〔厚生労働省：平成 12 年乳幼児身体発育調査報告書．2001〕

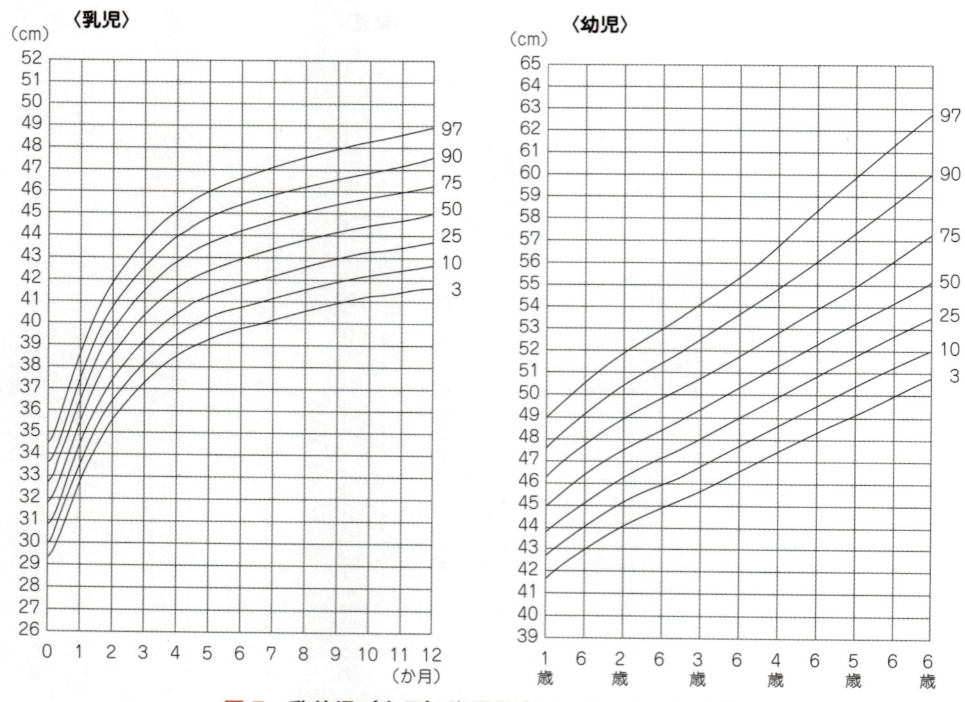

図 7　乳幼児（女子）胸囲発育パーセンタイル曲線
〔厚生労働省：平成 12 年乳幼児身体発育調査報告書．2001〕

▶胸囲

日本人の基準となっている胸囲は，乳幼児身体発育調査から作成されています．測定方法は，左右の乳頭点を通り，体軸に垂直な平面内にあるようにして，呼気と吸気の中間で周径を計測します．胸囲は，心臓や肺などの生命にとって重要な臓器の発育の手がかりとして測定されてきました．しかしながら，現在でも胎児期や新生児期の発育評価に用いられているものの，乳幼児健診では胸囲測定の根拠に乏しいことから，最近の母子手帳の改訂において3〜4か月児健診以降の胸囲測定は行われないことになりました．参考として，図6，7に，2000年の乳幼児身体発育調査報告書に記載されている0歳から6歳までの胸囲の成長曲線を男女別に示します．

（磯島　豪）

身体機能の発達

1 神経系

● 胎児期から成人に至るまでの発育・発達の経過

▶受精卵から脳が形成されるまで

脳は1歳までに大人の約70%，3歳までに大人の約90%まで成長し，その後20歳頃まで脳の重さは増加していきます．脳は重さだけではなく，成人になるまで脳の構造も発達し続けます．

まずは受精卵から脳が形成されるまでの過程について説明します[1)]．受精した卵子は細胞分裂をくり返し，胎生2週頃から外胚葉と内胚葉の2層に分化し，さらに中胚葉が生じ，中胚葉の一部が外胚葉に働きかけ，将来神経に分化する神経板という構造を誘導します．胎生（受精後）3〜4週には，神経板から胎児の背中に中枢神経系のもとになる神経管という脊髄神経の通り道がつくられます．胎生5週には3つの一次脳胞（前脳，中脳，菱脳）ができ，その後，大脳（終脳），脳幹（間脳，中脳，橋，延髄），小脳に分かれます（図1）．神経管の分化と並行して，神経管の細胞のなかから神経前駆細胞が生じ，胎生6週頃より神経前駆細胞より神経が分化し，神経細胞は皮質側へ遊走（移動）します．胎生8週目までに層状構造[*1]の大脳皮質が形成され，生後6か月までに神経細胞の遊走は完了しますが分化は継続します． 胎生10週頃には，脊髄の神経細胞が筋肉と結合し，胎児は子宮内で手

[*1] 大脳は6層，小脳は3層．

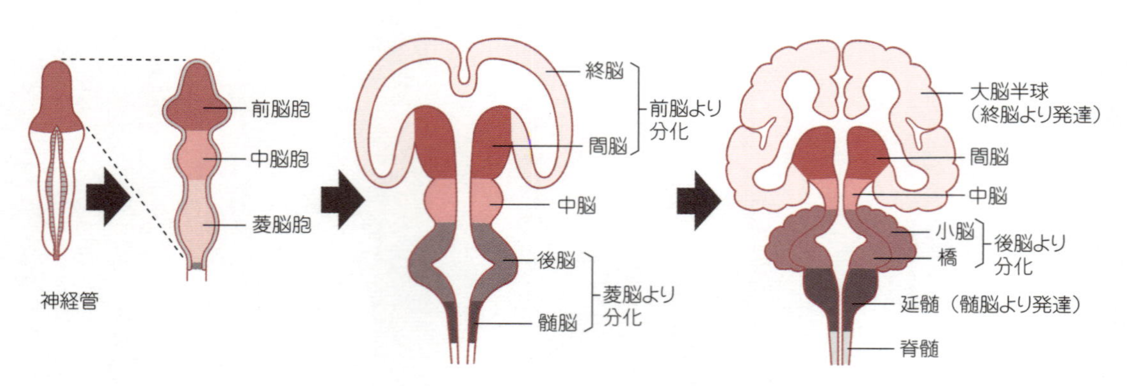

図1　神経管から脳への発達
わずか長さ2mmの神経管から前脳胞，中脳胞，菱脳胞という3つの膨らみが発生し，前脳，中脳，菱脳に分化する．その後，前脳は終脳と間脳に，菱脳は後脳と髄脳に分かれる．さらに後脳は橋と小脳へ，髄脳は延髄へと分化・発達していく．

足を動かすことができるようになります．胎生13週頃には脳幹の神経細胞がほぼ完成し，大脳の神経細胞の分化は胎生17週頃にピークを迎え，約140億個の神経細胞が大脳皮質を形成します．この神経細胞は，その後細胞分裂することなく，一生涯ほぼ同じ神経細胞を使うことになります．胎生20週頃には大脳や小脳などの脳の基本構造が，胎生26週頃には中心溝やシルビウス裂などのおもな脳皮質の溝（脳溝）や脳幹などができます．そして，出生する胎生37週頃には脳溝も増加し，ヒトの脳として形態的に脳の構造が完成します[1]．

▶神経細胞の髄鞘化

幼児期の脳の重要なイベントとして神経細胞の髄鞘化があります．脳内の情報伝達は，軸索を通る電気信号によって行われ，情報のもとをつくり情報を伝える神経細胞とそれを支えるグリア細胞の2つからできています．グリア細胞の1つであるオリゴデンドロサイトが一定の間隔ごとに軸索に巻きつき，髄鞘を形成することを髄鞘化といいます．髄鞘は絶縁体の役目を果たし，電気信号は髄鞘の切れ目（ランビエ〈Ranvier〉絞輪）を跳ぶように伝わるため跳躍伝導といい，神経伝達効率は飛躍的に向上します．髄鞘がないと秒速1～2 mですが，髄鞘を形成することによって，秒速100 m（時速360 km）と新幹線並みに高速化されます（図2）．髄鞘化は胎生29週頃からまず脳幹で起こり，腹側から背中側へ，後から前へと進んでいきます．大脳では，出生後に髄鞘化がさかんになり，年齢とともに発達し20歳頃に成人レベルになります．

▶神経細胞のアポトーシスとシナプスの刈り込み

脳をつかさどる多くの神経細胞には「アポトーシス」という現象が起こります．アポトーシスとは，プログラム化された細胞死のことで，つまり神経細胞が生まれ

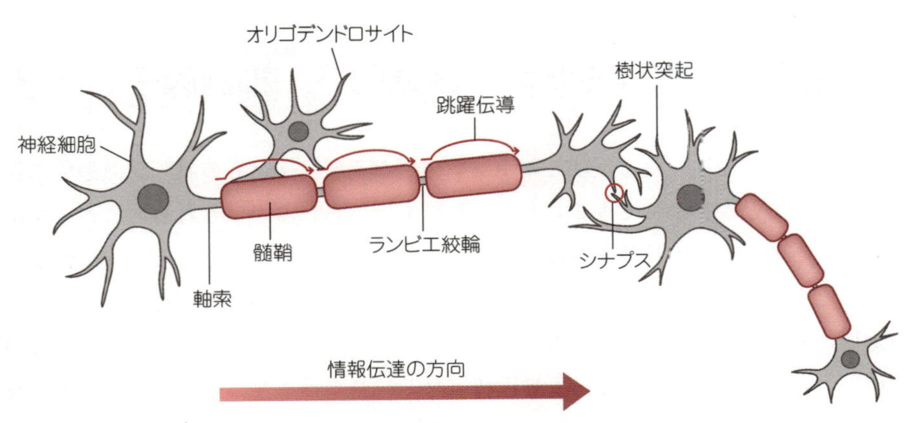

図2　神経細胞とシナプス

神経細胞の軸索に絶縁体である髄鞘があり，電気信号は髄鞘の切れ目（ランビエ絞輪）を跳ぶように伝わることで伝達速度が高速化される．また，神経細胞同士が樹状突起を介して結合している部位をシナプスといい，信号を伝える役割を担い神経回路を形成する．

ても自ら死ぬようにプログラムされているのです．胎生 9 週頃より神経細胞が生まれるのとともにアポトーシスが並行して進んでいきます．胎生 24 週から生後 4 週でアポトーシスにより神経細胞数は半減し，出生後にようやくアポトーシスが収まります．出生後もアポトーシスは緩やかに続き，最終的には思春期が終わるまでに生み出された神経細胞の半数が死滅すると考えられています[2]．なぜ，神経細胞のアポトーシスが起こるのか明らかではなりませんが，数が減ることで密度が少なくなり，神経細胞から樹状突起という枝が出しやすくなることで神経細胞同士が結びつきやすくなると考えられています．神経のネットワークが適切に機能するためには，神経細胞の増加だけでなく，神経細胞がお互いにうまく結合することが重要です[1]．この神経細胞と神経細胞のつなぎ目をシナプスといい，神経細胞へ信号を伝える役割を担っています（図 2）．また，このシナプスもまずは過剰*2に形成され，不要なシナプスは除去される「刈り込み」という現象がみられます．シナプスの形成と刈り込みの時期も脳の部位によって異なります[3]．ヒトの大脳皮質視覚野の場合，生後 8 か月齢まではさかんにシナプスが形成されますが，発達に伴ってシナプス密度は徐々に減少していき，10 歳頃までにほぼ半減し密度が維持されます．一方，前頭前野ではシナプスの増加と刈り込みは遅いペースで進行し，5 歳頃にピークに達し，その後，緩やかに減少し成人になって落ち着きます[3]．

*2 1 つの神経細胞あたり 1,000 ～ 1 万個．

このように脳は生まれたときに完成しているというわけではありません．胎内で形づくられた脳は単に生成されたのではなく，神経細胞やシナプスは過剰に産生され，アポトーシスと刈り込みにより淘汰されます．最適な神経細胞とシナプスのみが生き残ることでより適切な神経回路が完成し，さらに髄鞘化により神経回路が高速化し，20 歳になるまで脳は発達し続けるのです．それではこうした脳の発達に幼少期の環境や養育は影響を与えるのでしょうか？

正常発達を得るための促進因子・抑制因子

保護者の愛情や温かみを反映したポジティブな養育は子どもの脳の成熟過程に促進的に働くことがわかってきました．だれでもほめられるのはうれしいことですが，保護者から子どもへの称賛は，保護者の愛情や受容という感情を含んだ言語刺激として子どもを刺激し，シナプスの形成が促進されるともいわれています．一方で，不適切な養育が子どもの発達に抑制的な影響を与えることも事実です．たとえば幼少期にことばによる虐待を受けた被虐待者は，言語やコミュニケーションに重要な役割を果たす大脳皮質の側頭葉にある「聴覚野」の一部の容積が平均 14.1% も増加し，さらにその影響が暴言の程度と比例していたとの報告もあります[4]．幼少期にことばの暴力を繰り返し浴びることによって，神経細胞やシナプスの淘汰が適切に行われなかったのかもしれません．不適切な養育によるトラウマ（心的外傷）は心の傷だけではなく，近年の画像技術の進歩により，脳にも影響を与えることを明らかにしました．さらに，不適切な養育が成人期以降の脳の形態や機能にも影響を及ぼし，精神疾患の発症への関与も指摘されています．

見逃してはいけない疾患

不適切な養育による子どもたちの脳への影響は元に戻らないのでしょうか？ 脳の神経細胞は一度壊れてしまうと治らないというイメージがあるかもしれません．確かに一度損傷された脳の神経細胞自体は回復できません．しかしながら，傷ついた神経細胞でも近くにある神経線維からの助けにより代償的に回復することができます．また，シナプスは外部からの刺激に応じて活性化し，機能的にも回復することが可能です[5)]．私たちがものを覚え，また練習によってさまざまなことが上手にできるようになるのは，脳が外部の刺激に対して変化できる器官だからです．この変化できる性質を「可塑性」といいます．脳は生涯を通じて変化でき，特に子どもの脳は発達途上であり可塑性に満ちています．不適切な養育により変化してしまった脳を，早期に発見し介入することで修復することは不可能ではないかもしれません．虐待は連鎖します．その連鎖を断ち切るためにも，不適切な養育を見逃してはなりません．将来ある子どもたちのために適切な環境を整えることが私たち大人の役目です．

（山中　岳）

身体機能の発達
② 感覚器系：視機能

● 胎児期から成人に至るまでの発育・発達の経過

正常な視機能の発達には，眼球から視覚中枢（脳）までの形態が発達し，加えて，それぞれの眼の黄斑部中心窩（網膜の中心部）にピントのあった像が結ばれることが必要です．乳幼児の眼疾患を理解するためには，眼の発生と眼球形態や機能の発達を把握しておくことが大切です．

▶ 眼球の発生

胎生 4 週に，眼に相当する部分の神経外胚葉が外側に突出し，表皮外胚葉とともに半分凹んで杯のような形になり，眼杯を形づくります（図 1a）[1]．胎生 5 週には眼杯にはっきりとした凹みができます．凹みの内側が将来網膜に，外側が網膜色素上皮層となります．表皮外胚葉は眼杯に向かって凹みながら球状になり，後の水晶体となります（図 1b）．水晶体ができますと，水晶体に栄養を送るために，胎生裂を通って眼外から血管が入ってきて硝子体動脈を形づくります（図 1c）．硝子体動脈は網膜と水晶体の間のスペースである硝子体が発達するにつれて退縮し，周産期頃に消失します．一方，表皮外胚葉は水晶体が分離した後に透明な角膜の表面になります．網膜は眼杯の内側の細胞から発達し，はじめは 1 層だったのが，胎生 7 週には 2 層になり，その後も分化を続け，胎生 9 か月で 10 層の層構造がほぼ完成します．網膜血管は，視神経乳頭から成長を開始し，浅層血管は胎生 30 週，深層血管は胎生 38〜40 週頃に網膜最周辺部に達します．

▶ 眼球の発達

眼球の大きさは，生後〜2 歳までに大きく変化します．眼軸長（眼球の前後径）は，出生時約 16 mm で，成人（約 24 mm）の約 2/3 ですが，1 歳 6 か月で 20 mm，13 歳でほぼ成人サイズとなります．角膜径は，新生児は 9〜10.5 mm ですが，生後 1 年で大きく変化し，成人で 12 mm 前後となります．

▶ 視力の発達

視力は，視覚感受性期間である乳幼児期に網膜に鮮明な像が投影され，その良質な刺激が視覚中枢に繰り返し送られることで発達します．検査法によりその値は変わりますが，おおよその傾向として，出生直後の視力は光覚弁（明暗が弁別できる），生後 3 か月頃で 0.05，1 歳で 0.2，2 歳で 0.4，6 歳までに 1.0 程度になります．

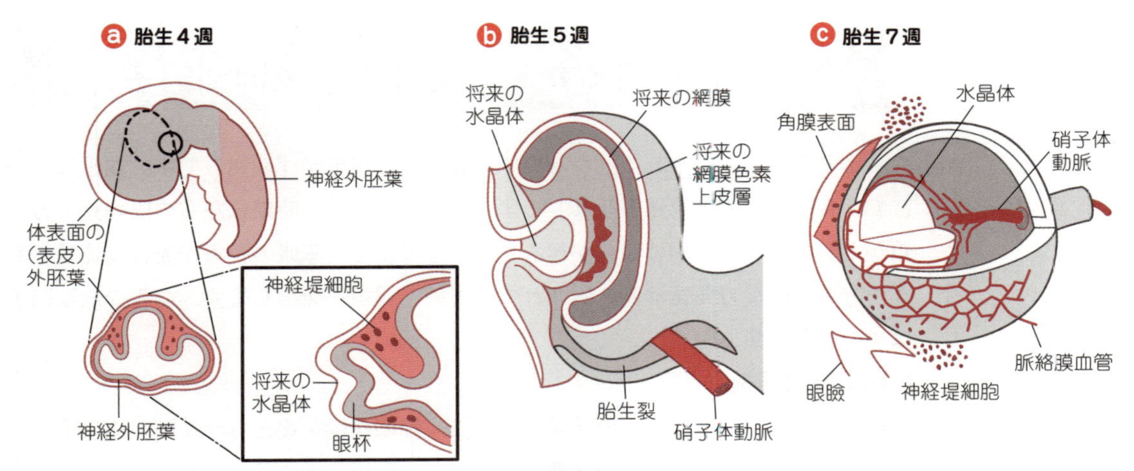

図1　眼球の発生

ⓐ 外側に突出した神経外胚葉と表皮外胚葉がともに凹んで眼杯を形づくる．
ⓑ 神経外胚葉の凹みの内側が将来の網膜に，外側が将来の網膜色素上皮層になり，表皮外胚葉は凹んで将来の水晶体となる．
ⓒ 水晶体を栄養する硝子体動脈は発達するにつれ退縮する．また，表皮外胚葉は角膜となる．
〔近藤寛之：小児の眼の解剖学的な発達．仁科幸子，他（編），ファーストステップ！子どもの視機能をみる スクリーニングと外来診療．全日本病院出版社，2-7，2022 より改変〕

視力検査は，年齢に合わせた視標や距離を選択します．ランドルト環を用いた視力検査が可能となるのは3～4歳です．さらに成人の視力検査で用いられる多数の視標が配列された視力表（字づまり視標）での検査が可能になるのは小学生以降です．

▶屈折の変化

屈折は乳児では遠視や乱視がみられることが多いですが，その後徐々に低減して正視に近づいていきます．調節反応（ピントを合わせる反応）は生直後にはみられませんが，生後2か月頃になって視標の距離に合わせて調節反応がみられるようになります．生後4か月になると正確に調節するようになり，生後10か月頃には成人同様の反応がみられるようになります．

▶眼球運動の発達

生後3～5か月頃に耳側から鼻側への追視が可能になり，生後6か月を過ぎると鼻側から耳側への追視がスムーズになり，対称的な眼球運動が可能になります．

▶眼位，両眼視機能の発達

両眼で固視（視線を目標に固定すること）できるようになるのは生後2か月頃です．眼位は，生後4か月までに正位（左右の視線が同じ方向を見ている状態）になります．立体視（両眼で物を立体的に捉える両眼視機能）は，生後3～5か月頃に急速に発達がはじまり，4歳頃には成人と同様のレベルに達します．正常な両眼視機能の獲得には，生後早期から視線がそろっていることと，両眼が同等に明瞭に見えていることが重要です．

正常発達を得るための促進因子・抑制因子

正常発達を考えるうえで欠かせない病態であり疾患が「弱視」です．弱視は，一言でいえば「視力の発達の後れ」です．視力が発達する時期に左右の眼の見え方に差がある場合，眼球間の競合が起こり，よりよく見える眼の視力が先に発達し，もう一方の眼の視力発達は取り残されてしまい，弱視を発症します．弱視の危険因子は4つあります．

▶屈折異常弱視

遠視，乱視といった屈折の異常によって，鮮明な像を捉えられないために生じます．両眼同程度の場合は屈折異常弱視，左右に屈折異常の差があり片眼に弱視を発症するものを不同視弱視とよびます（後述します）．

▶不同視弱視

弱視の原因として最も多いもので，左右の屈折値に差があり，屈折矯正しても，屈折異常の強い方の眼の視力が他眼より明らかに不良な状態をいいます．子どもは片眼がよく見えると不自由なく行動することができるため，日常生活では気づかれにくいことが問題で，その発見に健診が重要な働きをしています．

▶斜視弱視

両眼の視線がずれていると，右眼と左眼はそれぞれ別のものを見てしまうため混乱が生じますが，この混乱を避けるため脳は斜視眼からの視覚情報に抑制をかける働きをします．そのため，斜視眼の視力発達が抑えられてしまい，弱視を生じます．乳児内斜視や調節性内斜視，恒常性外斜視など，視覚の発達する時期に出現する斜視に伴いやすく，とりわけ斜視眼が固定しており交代固視が難しい場合が危険因子です．

▶形態覚遮断弱視

視覚の発達時期に何らかの器質的疾患があり，外界からの視覚刺激が網膜まで到達できず，鮮明な像を捉えることができないために生じます．頻度は弱視のなかで最も低いですが，最も重篤な弱視です．代表的な疾患は，先天白内障です（「見逃してはいけない疾患」のなかで後述します）．そのほか，乳幼児期に眼帯をしたり，眼瞼下垂や眼瞼血管腫などのために長期間眼瞼が閉じた状態が続くことが危険因子です．

以上の4つの原因とその程度から，アメリカ小児眼科斜視学会は弱視リスクファクター基準を設定しています[2)]．

見逃してはいけない疾患

▶弱視

前述の通り，弱視は乳幼児における視機能発達に密接にかかわる疾患です．弱視は視機能発達時期に適切に治療を開始できれば，治癒が期待できます．たとえば，不同視弱視は3歳から弱視治療をスタートすると，5歳以降に治療開始した場合に比べ治療によく反応することが知られています．視力発達途中の子どもは「見えない」ことを自覚できないため，その発見には健診が重要な役割を果たします．特に3歳児健診における視覚検査は大変重要な機会です．日本眼科医会が示す「3歳児健診における視覚検査マニュアル」[3)]では，視覚検査項目は，①問診，②視力検査（家庭および健診会場），③屈折検査です．屈折検査においては，2022年度から屈折検査を導入する自治体に対して国より補助金による支援が行われています．

▶視覚障害の原因となる疾患

多くの弱視は適切な時期の治療により視力向上が期待できますが，形態覚遮断弱視の原因となる疾患のなかには重篤な視覚障害をきたすものがあります．おもな疾患は，先天白内障，先天緑内障，小眼球症，前眼部形成異常，網膜色素変性症，視神経異常，家族性滲出性硝子体網膜症，脈絡膜コロボーマ，網膜芽細胞腫などです．視覚特別支援学校（盲学校）に在籍している生徒の視覚障害原因は，先天素因（51%）が最も多く，次いで未熟児網膜症（19%）です．そして，疾患の発症時期は，6割以上が0歳時と報告されています[4)]．

こうした重篤な視覚障害をきたす疾患を早期発見するためには，乳児期の健診において眼のスクリーニングを実施することが非常に重要です．1歳未満の眼科疾患スクリーニングは，おもに問診と視診で行われます．問診項目を表1[5)]に示します．なかでも乳児期の眼疾患には遺伝要因が強くかかわる疾患が多いため，ご家族に先天性の眼疾患がないかどうか，網膜芽細胞腫の治療歴がないかどうかを確認します．

視診の際に有用な検査方法が，Red reflex法です（図2）．これは，直像鏡もしくはレチノスコピーを使用して網膜からの反射を観察する検査法です．検査に協力が得にくい乳児にも施行でき，ベッドサイドでも多くの情報を得ることができるため，海外では乳幼児の視覚スクリーニングに一般的に用いられている方法です．方法は，約50 cm（腕の長さ程度）離れた子どもの眼に直像鏡の光を当て，直像鏡の覗き穴から瞳孔内の反射光を確認します．先天白内障（図2c），網膜剥離（図2d）などの重篤な器質的疾患を検出することができます．

以下に，視覚障害の原因となる代表的な疾患を紹介します．

表 1　乳幼児の目に関する問診

瞳が白くみえたり，光ってみえることはありますか	はい・いいえ
目の大きさや形がおかしいと思ったことがありますか	はい・いいえ
視線が合いますか	はい・いいえ
動くものを目で追いますか	はい・いいえ
目がゆれることはないですか	はい・いいえ
目つきや目の動きがおかしいと思ったことがありますか	はい・いいえ
極端にまぶしがることはないですか	はい・いいえ
片目を隠すと嫌がりますか	はい・いいえ

問診は，生後２～３か月までに開始する．
〔国立成育医療研究センター：乳幼児健康診査身体診察マニュアル．平成 30 年３月　https://www.ncchd.go.jp/center/activity/kokoro_jigyo/manual.pdf（2024/01/28 参照）より改変〕

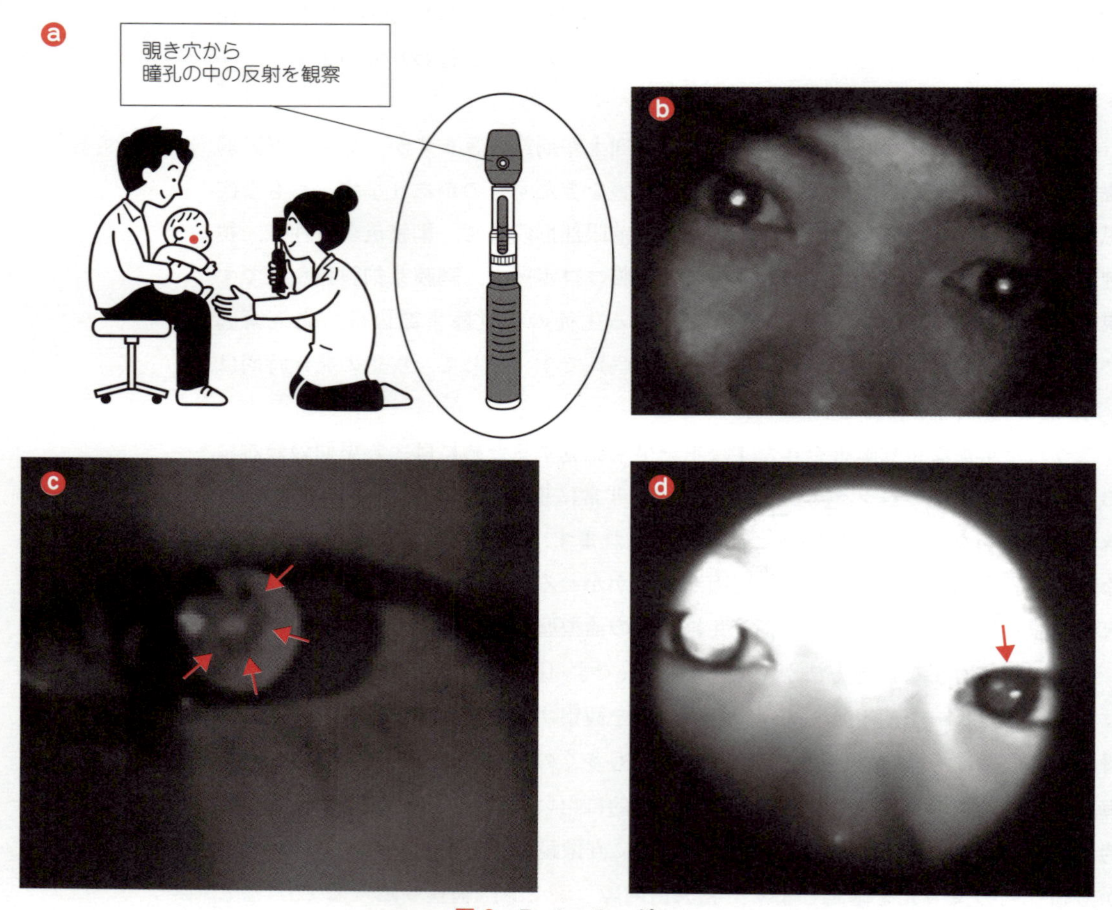

図 2　Red reflex 法
ⓐ 直像鏡もしくはレチノスコープにある覗き穴から瞳孔内の反射を観察する．
ⓑ 正常眼の所見．反射光は均一で左右差はない．
ⓒ 白内障例の所見．反射光の一部が混濁している（矢印）．
ⓓ 左眼網膜剝離症例の所見．網膜からの反射がない．

❶先天白内障

水晶体の一部，もしくは全部が白濁する疾患です．原因は遺伝，代謝異常，ダウン（Down）症候群等の染色体異常，感染症，外傷，ステロイド等の薬剤などさまざまです．早期の発症，片眼性（視覚中枢での眼球間の競合が生じやすい），強い混濁では形態覚遮断弱視を生じて視力予後不良となるため，早期治療が重要です．治療時期は，両眼性の場合は生後8週前後，片眼性では生後6週前後です．

❷先天緑内障

早期発症の緑内障では，隅角異常により房水[*1]の眼球外への排出が障害され，眼圧が上昇します．眼圧が上昇すると視神経を圧迫し，視野障害が進行し，放置すると視力が低下します．子どもでは，眼圧上昇に伴い角膜径が増大する牛眼，角膜の混濁，角膜径増大による角膜刺激による流涙と羞明がみられます．眼球の発達を障害する先天疾患，隅角の血管異常により房水排出が障害されるスタージ・ウェーバー（Sturge-Weber）症候群などの全身疾患と関連することがあります．治療は，成人は眼圧下降薬の点眼が第一選択となりますが，乳幼児では点眼治療による効果が乏しく，早急な手術加療で房水の排出路を確保し眼圧を下げます．

*1　角膜と水晶体の間と虹彩と水晶体の間を満たす透明な液体で，角膜，水晶体など血管のない組織に栄養を与える役割がある．

❸眼振

眼振とは，意志とは無関係に眼球がけいれんしたように動いたり揺れたりする，反復する眼球運動をいいます．眼振の原因は，先天白内障，無虹彩症，視神経乳頭異常，脈絡膜コロボーマなどの眼器質疾患が7割，中枢性が1割，中枢にも眼内にも疾患がなく生後早期から出現する乳児眼振症候群が2割です．よって，乳幼児の眼振は重篤な眼疾患や全身疾患を発見する契機となる症状です．

❹斜視

斜視とは，両眼で固視しているときに左右の視線が注視点上で交わっていない顕性の眼位状態です．常に斜視であれば恒常性斜視，斜視と正位が混在すれば間欠性斜視とよびます．斜視の発症時期によって症状は異なります．視覚が発達する時期に斜視が発症しますと，正常な両眼視機能の発達が妨げられたり，視力の発達が妨げられて斜視弱視をきたしたりしますが，抑制や対応異常などの機能異常を伴いますので複視を訴えることは少ないです．一方で，学童期以降に発症した場合は複視を自覚しますが，視力の発達はすでに完成に近づいているため斜視弱視を伴う心配はなくなります．また複視のある症例では，複視をきたしにくい代償性頭位[*2]をとることがあります．以下に代表的な斜視を3つ紹介します．

*2　首を傾げる，顔回しをするなど．

①感覚性斜視（廃用性斜視）

白内障，緑内障，網膜・視神経疾患などがあり，片眼または両眼の視力障害によって融像が妨げられて二次的に生じる斜視です．内斜視，外斜視など，あらゆるタイプの斜視を呈するため，斜視をみた場合，感覚性斜視の可能性を考えます．で

図3　網膜芽細胞腫による白色瞳孔
右眼網膜芽細胞腫の症例．フラッシュを使用したスナップ写真で観察される．

すから，斜視を眼科専門施設に紹介せずに「様子をみましょう」ということは避けましょう．

②乳児内斜視

生後6か月までに発症する内斜視で，斜視角は大きく，弱視，みかけ上の外転制限を伴うことがしばしばです．これまでは2歳までの早期手術で両眼視機能の獲得の可能性が高まるとされていましたが，近年はさらに早い生後6〜8か月の超早期手術が，立体視獲得に有効であることがわかってきました．ですから，内斜視は早急に眼科専門施設に紹介することが必要です．

③間欠性外斜視

日本人に最も多いタイプの斜視です．外斜視のときと正位のときとがあり，斜視の頻度が低ければ，両眼視機能も良好です．常に外斜視となる恒常性外斜視に移行すると，両眼視機能が低下したり，乳幼児では斜視弱視を生じたりするため，手術適応になります．また，外見上目立つ場合も手術適応になります．

▶網膜芽細胞腫

0〜2歳に好発する胎児性神経網膜由来の悪性腫瘍です．瞳孔が白く反射して見える白色瞳孔（図3），感覚性斜視などで発見されます．10年生存率が95％ですが，生命に影響が及ぶ眼疾患です．最近では早期に発見された場合，眼球温存が可能なことから，より早期発見の重要性が高まっています．

治療は，眼球摘出，レーザー光凝固および冷凍凝固による眼局所療法に加えて，全身の化学療法を行う場合があり，小児科と眼科の連携が大切になります．また保険適用外ですが，選択的眼動脈注入療法もあります．

（林　思音）

身体機能の発達
③ 感覚器系：聴覚・平衡感覚

● 胎児期から成人に至るまでの発育・発達の経過

▶ 胎生期の耳の発達

胎児の耳の発達は，胎生4週に外耳道や中耳腔の形成がはじまり，胎生20週には耳介形態がほぼ完成します．また胎生24週に耳小骨が完成し，34週に中耳腔が完成します．一方，内耳は胎生3期に外胚葉由来の耳板より内耳のもとになる耳胞が形成され，胎生9週には蝸牛が2回転半の形態となり，胎生15週には膜迷路周囲の骨化が開始，胎生24週までにほぼ内耳は完成するとされています．

音が聞こえる仕組みは，まず音が外耳道から鼓膜を振動させると，その振動が3つの耳小骨（ツチ骨，キヌタ骨，アブミ骨）によりテコの原理で増幅されて内耳（蝸牛）に伝わります．蝸牛の中は内リンパ液で満たされており，振動が内リンパ液に伝わると内部の有毛細胞の毛を揺らすことができ，揺れた部位に対応して電気信号に変換されます．その情報が聴神経を経由して脳幹から聴皮質に伝わることで「音が聞こえる」ことになります．この聴覚中枢への伝導路が整ってくるのは胎生28週頃とされています[1]．

脳の総重量は出生時から3歳までに約4倍になり，さらに15歳頃まで徐々に増加してくるとされています[2]（図1）．この脳が発達してくる過程では，聴覚野の神経細胞の大きさと数を維持することが必要で，このためには蝸牛からの信号が入力されてくることが重要とされています．

▶ 胎児はいつから音が聞こえるか

およそ胎生25週頃から聴性眼瞼反射が出現しはじめるとされており，強大音を聞くと心拍数が15回/分上昇することが報告されています．子宮内で捉えられる母体の心血管雑音が約50dBとされているため，外からの声はそれより大きい音圧であると伝わり，高音である女性の声の方が雑音による遮蔽を受けにくいとされています[3]．新生児期では，大脳の聴皮質の髄鞘化には約12か月，言語中枢のブローカ（Broca）野やウェルニッケ（Wernicke）野の髄鞘化には約1年半かかるとされています．前述のように聴覚中枢への伝導路が整うのが胎生28週頃とされていますので，早産児だとまだ発達が未熟であり，髄鞘化されていないことが多いです．このため，聴性脳幹反応（auditory brain response：ABR）では音に対して反応が得

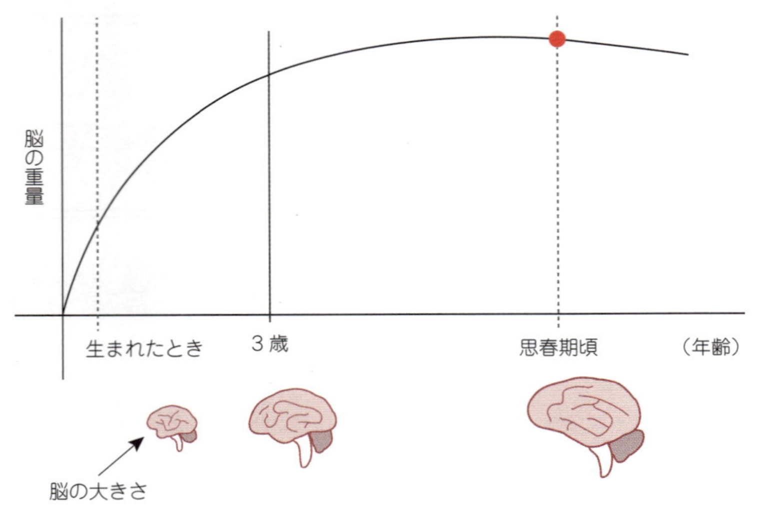

図1　脳の発達と重量
脳や聴覚のシナプス量は3歳頃にほぼ成人と同じくらいになり，脳の重量も同等になる．
〔Dekaban AS, et al.: Changes in brain weights during the span of human life: Relation of brain weights to body heights and body weights. Ann Neurol 4:345-356,1978〕

られないこともあります．

▶ことばの発達

喃語には過渡的喃語期と規準喃語期があります．過渡的喃語期は音響分析でもフォルマント構造[*1]が認められないのに対し，規準喃語期では日本語をたくさん聞いていることで発達し，フォルマント構造も認められます[4)]．生後6〜8か月児は日本語にはないrとlの違いを認識できるものの，10〜12か月児では弁別が低下することがよい例です．生後7か月半の時点で連続する言語音のなかから単語を一続きの単位として記憶，認知する能力があり，12か月では使用頻度の高い単語によく反応することが明らかになっています．このように，言語機能獲得のための言語音認知は，外から繰り返し言語音が入力されることで1歳までに形成されるとされています．

[*1] 音の高低など言語に近い音の構造

❶聴覚の発達（図2）

最初に音に気がつき（ワンワンという声），その音がどこから発されたものなのかを探し（犬の方から聞こえる），音と結びつけるようになります（犬からワンワンと聞こえる）．そのうちに音の意味がわかるようになると（犬の鳴き声がワンワンである），逆に音から音源やその意味が想起できる（ワンワン，と聞こえたら犬がいることが理解できる）ようになります．

❷音楽能力の発達[4)]

生後2か月頃までは音楽を聴くと静かになる程度ですが，2か月を過ぎるとさま

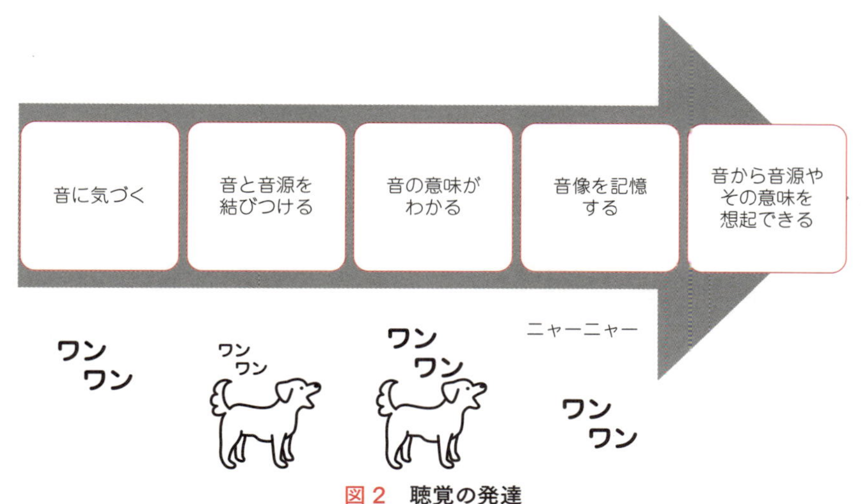

図 2 聴覚の発達
音を聞いてから目で見るものと結びつけてことばを獲得する.

ざまな音に反応するようになり，さらに生後 5 か月になるとどこから音が聞こえたのかを探しはじめるようになります．生後 10 か月頃になると音を聞いてどこから聞こえたのかがわかるようになります．

▶平衡機能

平衡機能は 3 つの機序により姿勢を保つことに関与しています．1 つめは小脳によりバランスを取り，2 つめは三半規管により各半規管の面の回転加速度，耳石器の球形嚢により垂直加速度，卵形嚢により水平加速度を感受し，3 つめは前庭眼反射および前庭脊髄反射により姿勢制御を行っています[5)].

赤ちゃんは生後 7〜8 か月頃に一人で座れるようになり，体全体のバランスをとる筋肉や動きを統合する平衡機能が発達します．さらに，8〜9 か月頃には立ち上がるようになり，1 歳でバランスはうまくとれないものの，支えなしで二足歩行ができるようになります．はじめは両足を開いた不安定な歩き方ですが，1 歳 6 か月頃には転ばずに歩けるようになり，2 歳で走ることもできるようになります．こうした姿勢と運動は生後，年齢とともに発達し，13〜15 歳頃になると立位での重心の動揺が成人とほとんど変わらなくなってきます．

● 正常発達を得るための促進因子・抑制因子（表 1）

▶生後 2〜3 か月

目を合わせたり，表情などでコミュニケーションをとっていきます．出生直後から保護者の絶え間ない声かけにより，赤ちゃんは相手の言っていることを理解するようになります[6)].

表 1　耳のきこえと言葉の発達チェックリスト

～3 か月	大きな音に驚く 音がする方を向く 泣いているとき声をかけると泣き止む あやすと笑う 話しかけると「アー」「ウー」と声を出す
～6 か月	音がする方を向く 両親など，よく知っている人の声を聞き分ける 声を出して笑う 人に向かって声を出す
～9 か月	名前を呼ぶと振り向く 「いないいないばー」を喜ぶ 「ダメ」「コラッ」という声に手を引っ込めたり，泣き出したりする おもちゃに向かって声を出す 「マ」「パ」「バ」「チャ」「ダダ」等の音を出す
～12 か月	ちょうだい，ねんね、などの言葉を理解する 「バイバイ」の言葉に反応する 大人の言葉をまねようとする たべもののことを「マンマ」，お母さんのことを「ママ」など 1 つか 2 つ言える 単語の一部をマネして言う
～1 歳 6 か月	絵本を読んでもらいたがる 「本をとって」「このごみを捨てて」など簡単な言いつけがわかる 意味のある言葉を 1 つか 2 つ言える 絵本を見て知っているものの名前を言う

〔田中美郷，他：乳児の聴覚発達検査とその臨床および難聴児早期スクリーニングへの応用．Audiol Jpn 21:52-73, 1978 より引用，一部改変〕

▶生後 6 か月

保護者以外に興味をもつようになります．「いないいないばあ」などの不規則な遊びを楽しむようになり，リズムなどにも興味をもつようになります．

▶生後 8～12 か月

他者が何かを見ていると同じものを見たり，他者の注意をひこうとします（図 3）．

▶1 歳児

1 歳頃になると自分の意思を伝えるための発語がはじまるようになり，徐々に獲得することばが増加していきます．また，注意を向けるための指さしがはじまります．気になるものを見て，指さしをし，他者と目を合わせ，また指さした方向を見る，といった共同注視がみられるようになり，これによりコミュニケーションのすべが育ってきます．さらに，他者の視線，指さし，音声を手がかりにして音とことばと対象物を結びつけて学習をし，2 歳を過ぎると単語を組み合わせて徐々に長い文章を話すようになり，自分の意志を伝えたり人とのコミュニケーションがとりやすくなります．

▶5 歳児

この頃には 2,000～3,000 程度の語彙が身につくようになり，日常生活で会話にはまったく困らなくなります．ここまでを生活言語といいます．

あれ，
なんだろう？
大きな声が
出ている
何かいるよ？
ワンワンだよ
ワン
ワン

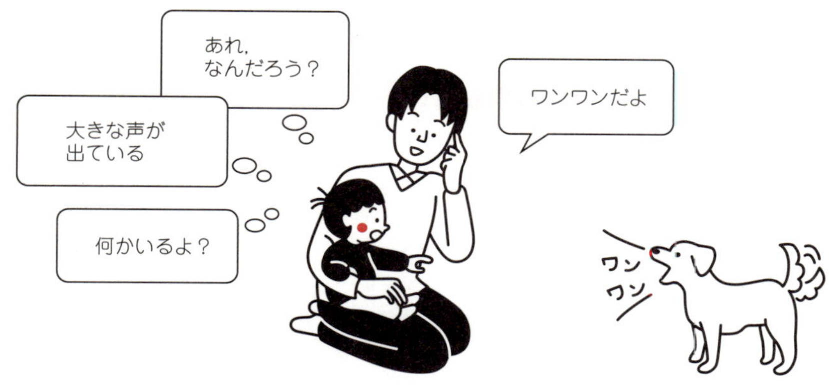

図3 子どもの指さしと共同注視
やりとりを通してコミュニケーション能力とことばを獲得していく．

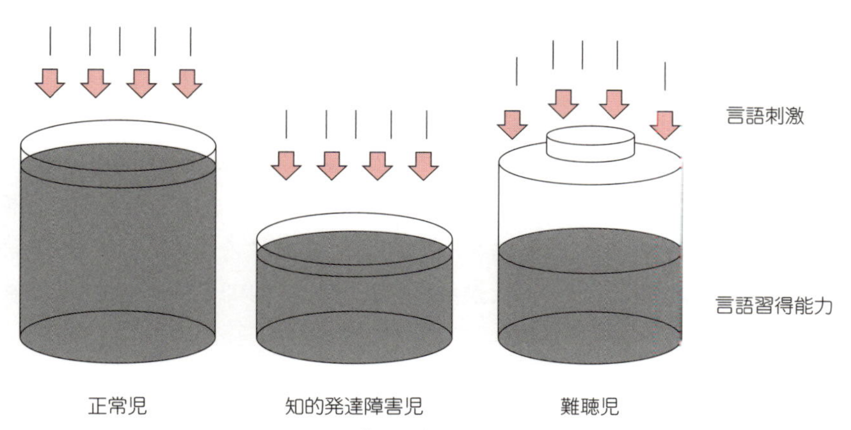

図4 ことばがたまってくるイメージ
難聴があると入ってくることばが減ってしまうため，入れ物に余裕があるのにことばがたまらない．

▶就学後

小学校に入ってからは抽象的な話題などを学ぶようになり，自分が経験をしたこともないことについて頭の中で組み立てていく必要があります．これを学習言語とよびます．生活言語から学習言語習得の段階にスムーズに移行することが困難なことがあり，これは9歳の壁とよばれています．

言語習得能力を容器の大きさ，言語刺激を雨とたとえると（図4），正常の場合は言語刺激がどんどん入って容器一杯に語彙がたまるのに対し，難聴では容器の入り口が小さくなるため入ってくる言語刺激が少なくなるというイメージになります．一方，知的障害や発達障害があると容器自体が小さいため，適切に言語刺激が入ってきてもたまる知識は限られています．これは，不適切な言語環境によってもたまる知識が少なくなることにもつながります．たとえば，保護者による養育拒否や，海外勤務などで複数の言語環境におかれている場合などです．

見逃してはいけない疾患

▶難聴（感音難聴，伝音難聴）

❶軽度・中等度難聴

近年では出生直後にほとんどの出生児に対して新生児聴覚検査が行われているため，軽度・中等度難聴も早期に発見されるようになりました．重度難聴があると，音への反応が明らかに乏しいため周りからみても気がつかれやすいですが，軽度難聴であると見逃されやすく，成長してことばが出てこない，ことばの発達が遅い，構音障害がある，などではじめて病院を受診することもあります．その際に難聴が疑われず，検査すら行われないこともあります．

❷ auditory neuropathy（オーディトリーニューロパチー）

音は聞こえるもののことばとしては明瞭に聞き取れない病態であり，ことばを発達させることができません．内耳の機能を表すOAE（otoacoustic emission：耳音響放射検査）では正常であるものの，ABRでは無反応になるため，新生児聴覚検査がOAEのみで行われていると見逃されます．音に反応するためにそのまま言語発達遅滞として対応されてしまうことがありますので，必ず母子健康手帳などで確認することが必要です．

❸遅発性・進行性難聴

先天性サイトメガロウイルス感染児などは出生後しばらくしてから聴力が低下してくる遅発性難聴や進行性難聴を呈することがありますが，新生児聴覚検査でパスしていると検査対象外となってしまうことがあります．発達の過程で明らかに音への反応やことばの発達が実際の月齢よりも遅い場合は，必ず聴力検査を受けることが大切です．

▶構音障害

いわゆる「赤ちゃんことば」は成長とともに改善し，4歳頃までにはおおよそのことばが構音できるようになります．ただ，サ，ザ，ラ行とツ，ヅなどの構音は5歳過ぎまでの獲得となります．サ行は聴覚的にも高周波数の音のため，難聴があって聞き取れていないために構音ができないこともあります．たとえば「シンデレラ」が「ヒンデレラ」と聞こえていたために勘違いして覚え，構音しているなどです．また，粘膜下口蓋裂や鼻咽腔閉鎖不全など構音器官の異常による構音障害では，「キ」が「ヒ」と鼻に抜けたような構音となります．

▶乗り物酔い

乗り物に乗ると，揺れや加速，体の傾斜などの刺激，情報を内耳・視覚・深部覚で受け，自分の位置や姿勢，動きを感じて適応しています．しかし，揺れと実際に入る視覚情報がうまく対応できず，自律神経を介して車酔いとなることがあります．年少児はまだ自律神経反射が未熟であるため，乗り物の刺激に対して感受性が低く，乗り物酔いはみられにくい傾向があります．小学校高学年頃になると乗り物酔いを訴えることが増加してきますが，これは成長とともに乗り物刺激に適応できるようになりますので，訴えも落ち着いてくることが多いです．

（守本倫子）

身体機能の発達

4 感覚器系：味覚

胎生期

口腔内で味の刺激を受け取る小器官を味蕾といいます．味蕾を形成する細胞（味細胞）は化学物質が結合する受容体をもっていて，物質が結合するとその情報は神経を介して脳に送られ，味の質，強さ，おいしさ，まずさなどが判断されます．胎生９週めには口腔や舌が形成され，味蕾もこの時期に出現しますが，脳神経の形成や働きは未発達の状態です．

胎生 30 週を過ぎると，胎児の脳神経系も機能を開始しますので，味覚機能も発達していきます．すなわち，母親の摂取した食物の種々の成分は消化管から吸収され，血行性に羊水中に入り，胎児の味細胞を刺激し，その情報は脳に送られます．食べ物のおいしさ，まずさに応じて母親の脳内物質も羊水中に送られますから，胎児は食べ物の情報と感情とを無意識のうちに学習しているともいえます．つまり，出生後の味覚に基づく食行動は妊娠中の母親の食行動に影響を受ける可能性があるのです．ラットなどを用いた動物実験の結果から，甘味，塩味，脂肪食を経験した母体から生まれた子どもはそれぞれ砂糖，食塩，脂肪を含む食べ物に対する強い嗜好性を示すとともに肥満体になることが報告されています[1)]．また，母親の栄養状態やかたよった食事が胎児の出生後の味覚機能に影響を及ぼすことも知られています．最近の研究によると，高脂肪食を与えられた妊娠ラットから生まれた子どもは甘味，酸味，苦味，うま味に対しては影響がないが，塩味（食塩）の嗜好性が高まることが示されています[2)]．

乳児期

哺乳期にはすでに味覚機能は成人と同じように備わっています．生後すぐの赤ちゃんの口に味の溶液を入れると，成人が示すものと同じような顔面表情を表すことから，味とそれに対する嗜好性が生まれながらに備わっていることがわかります．前述のごとく，胎児期からの学習によるものと，そもそも生得的に備わっている遺伝子情報によるものと考えられます．塩味に対する感受性は生後しばらくの間は低下しているのですが，数週間のうちに正常な働きをするようになります．乳・幼児期は甘味や苦味に対する感度が高く，敏感に反応します．その理由としては，母乳の甘さやうま味を十分感じ，摂取を促進する働きをするとともに，毒物の味を代表する苦味がわずかでも感じられれば即座にその摂取を停止する役割を果たして，安全に安心して哺乳期を過ごすためだと考えられます．幼児期に入り数か月もすれば味覚機能も安定化し，健康である限り味覚機能は変わらず継続します．

幼児期

味覚感受性は時間の経過とともに自然に発達していくものではありません．味蕾や味細胞の数が増減するわけではなく，味を感じる基本的能力は出生時とほぼ変わらず維持されます．ただし，味覚に関する遺伝子の変異をもつ人は，他の人に比べて味を感じる能力が低下していたり，逆に過敏になっている場合がありますから注意をする必要があります．

離乳とともに多様な食べ物をはじめて経験する時期です．食べるということは外界の物質を飲み込む行為ですから，幼児は本能的に危険物を避けようとします．食材のなかには，おいしくないもの，繊維質の飲み込みにくいものなどがあります．調理の仕方や食べさせ方で食べ物の味を好ましく思うか拒否するかに分かれてしまいます．すべて食体験時の学習効果によると考えられます．幼児期はにおいの感覚もよく発達していて，ある好ましい味と結びついた香りは好きな香りとして記憶されます．ラットの実験では，離乳期に記憶した香りは大人になっても保持していることが示されています．おいしく食べさせることによりその情報は好ましいものとして長く銘記されるといえましょう．

おわりに

味覚の発達という意味をよく考える必要があります．「出生時には味を感じる能力はないが日や週を追うにつれて徐々に味を感じるようになり，基本味として知られる甘味，塩味，酸味，苦味，うま味をどの時期からどの順に感じはじめ，それがどのような経過で感度を増していくのか」といったことを味覚の発達のイメージと捉えるとしたら，それは間違いです．すでに胎児期には味蕾の形成とその機能は発達し，出生時にはほぼ完成していて，味の感じ方とその嗜好性は成人に至るまで基本的にはそのまま維持されるからです（図1）．

むしろ，経時的に変化するのは上記のような狭い意味での味覚ではなく，食べ物に対する味わい能力とその嗜好性の獲得です．食べ物は味覚のみならず，嗅覚，触覚，温度覚，視覚などからなる複雑系です．離乳期から幼児期にかけては，危険

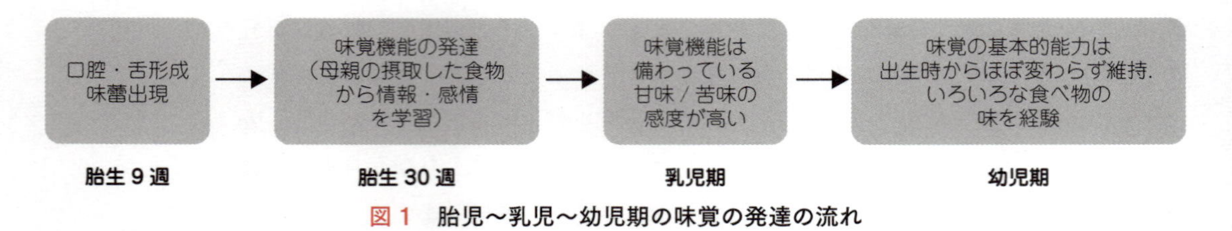

図1 胎児〜乳児〜幼児期の味覚の発達の流れ

なもの（苦いものや飲み込みにくいもの，弱い粘膜を傷つけるような強い刺激など）の摂取を本能的に敏感に感じ取って避ける行動をとる時期でもあります．そのため，離乳期から幼児期にかけては，いかに調理をするか，どのように食べさせるかといった外的要因に大きく影響を受け，幼児期から学童期にかけては嗜好学習や嫌悪学習を経て食べ物の好き嫌いが生まれます[3)]．このような味わう能力の獲得を味覚の発達と広義に捉えれば，環境要因が大きく影響するので，個人差が大きいとしかいいようがありません．好き嫌いがなく，多様な食べ物をおいしく食べることができていれば「味覚」は十分発達しているといえます．

（山本　隆）

身体機能の発達
5 呼吸・循環系

● 胎児期から成人に至るまでの発育・発達の経過

胎児では胎盤を基礎とした胎児循環が成立しています[1)]．その特徴は，①胎盤の存在，②肺への血流がきわめて少ない，③動脈管が開存している，④卵円孔が開存している，⑤静脈管が開存している，という点にあります．胎盤の血管抵抗は低いため，心臓から拍出される総心拍出量の 40% は胎盤に流れます．心係数でいえば，3 kgの胎児で左室が 2.9 L/ 分 /m^2，右室が 3.6 L/ 分 /m^2，両心室あわせて 6.5 L/ 分 /m^2 拍出しており，この量は（係数で考えれば）成人とも大きく変わりません．

胎児期中期に至っても肺へ流れる血流は総拍出量の 3～4% でしかなく，出生直前でも 10～20% 程度です．胎盤に流れる 40% と肺への 10～20% を除くと，全体の 40～50% が胎児の身体を灌流することになりますが，特に脳，腎，肝，心臓などへの血流が多いです．

また，胎児ヘモグロビンは酸素との結合が強く，低い酸素分圧でも酸素飽和度は高めに維持されるため，低い酸素分圧状態でも身体への酸素供給には有利になります．臍静脈の酸素分圧はおおむね 34 mmHg，酸素飽和度にして 80% くらいです．全身から心臓に戻ってくる静脈血の酸素飽和度は 40% なので，これが下大静脈の心房入口部で臍静脈血と混和され，酸素飽和度は 70% に上昇します．この血液の大部分は卵円孔を通過して左房に流入するので，左室や上行大動脈の酸素飽和度はおおむね 65～70% 程度となります．右心室や肺動脈への血流は上大静脈からの血流と下大静脈からの血流の混合で，酸素飽和度は 55～60% となっており，この血液の大部分は肺動脈から動脈管を通過して下半身に流れ込みます．すなわち，胎児では，脳を含めた上半身には酸素飽和度 65～70% の血液が，下半身には 55～60% の血液が供給されることになるのです（図 1）．

出生後の体循環の変化で特筆すべきは，胎盤循環の消失，動脈管・静脈管の閉鎖，卵円孔による右－左短絡の消失です．また，出生とともに高かった肺血管抵抗は急速に低下します．生後 24 時間で平均肺動脈圧は平均体動脈圧の約半分まで下がります．その後も緩徐な低下は続き，2～6 週で成人と同様なレベルとなります．生後の肺血管抵抗の低下は換気の確立とそれに伴う血中酸素分圧の上昇の影響が大きいとされます[2)]（図 2）．

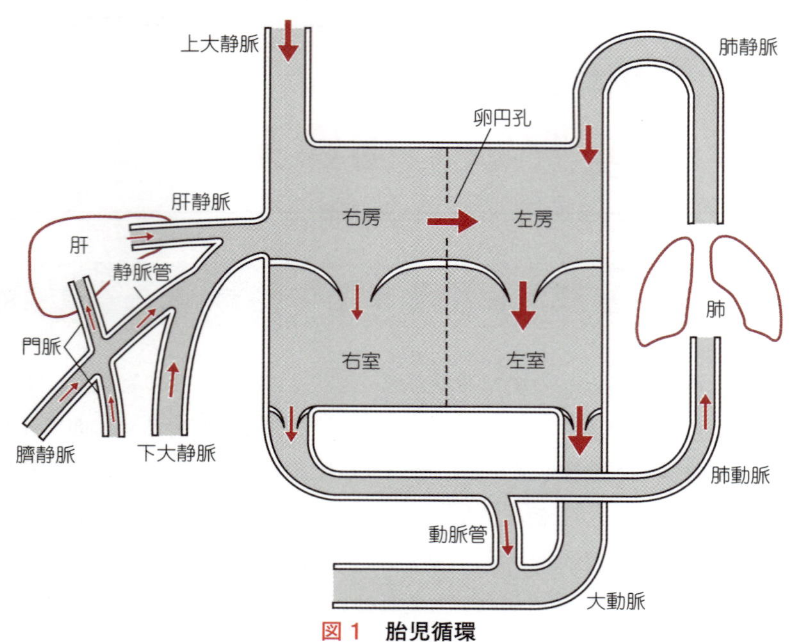

図1　**胎児循環**

脳を含めた上半身には酸素飽和度65〜70%の血液が，下半身には55〜60%の血液が供給されることになる．

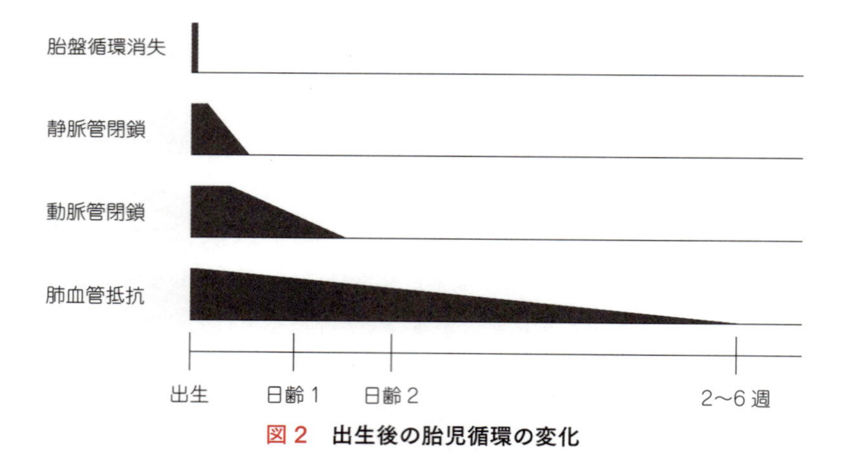

図2　**出生後の胎児循環の変化**

新生児期から乳幼児期にかけては，心筋の収縮に関する特性も変化します．新生児期の未熟な心筋では細胞内でCaイオンの処理をつかさどる小胞体[*1]が未発達です．こうしたCaイオン制御機構の未熟性は単位重量当たりの心筋で発生する張力にとって非常に不利です．低出生体重児などでショック状態があると，ドパミンなどのカテコラミン系の薬剤が使用されることがありますが，生直後は子どもの血中カテコラミン濃度は高く，心拍出量の予備能は低い，さらにカテコラミン系の薬剤

[*1] 心筋細胞内でCaイオンの出納を担っている小器官．

に対する感受性も幼児期，成人期と比較して低いことが知られているため，心収縮性の明らかな低下がなければ，その効果は十分に期待できないことがあります．

呼吸器系については，前腸腹側の呼吸器憩室の形成が胎生4週にはじまるところが肺の発生のスタートと考えられます．憩室が尾側に拡張し，左右に形成された気管食道稜がやがて気管食道中隔となり，気管と食道が分離されます．胎生6週めまでに右10本，左8本の三次気管支が形づくられ，これが気管支肺区域になります．このような肺と気管の発生の過程でさまざまな疾患が生じます．

正常発達を得るための促進因子・抑制因子

胎児期には動脈管は開存しており，出生後約12時間程度で閉鎖します．出生後の動脈管閉鎖のメカニズムは複雑で，呼吸開始による酸素飽和度の増加と血中プロスタグランジンE_2濃度の低下が関係していると考えられています．特に酸素の吸入は生後の動脈管の閉鎖を促進するため，後述するような動脈管が開存していないと生存が難しい先天性心疾患においては酸素の使用は十分な注意が必要です．反対に，生後も動脈管が大きく開存してしまうと肺血流が増加し心不全状態に陥ることがあり，特に低出生体重児で起こりやすいです．このような場合は，外科的な結紮手術やインドメタシンの投与が行われます．

心拍数は乳児期においては，120〜130/分，幼児期では90〜110/分と徐々に低下して成人に近づいていきます．ただし，体表面積で補正した心係数は成長しても大きく変化することはありません．新生児期や乳児期早期においては心拍数に余力は少なく，前述のように心収縮性の予備能も少ないため，圧負荷や容量負荷に対して容易に心不全症状を呈することになります．末梢血管抵抗を上昇させないように，適度な手足末端の保温が重要であるとともに，呼吸状態を観察しながら哺乳量の増減を検討することが大切です．全身の酸素需要を満たせないという意味で，貧血は心不全にとって負の影響をもたらしますが，子どもの場合は成人以上にその影響は大きいです．特に乳幼児では鉄欠乏性貧血に陥りやすいため，心疾患がある場合には貧血の補正が重要な課題となります[3]．

見逃してはいけない疾患

最も注意を払わなければならないのは，動脈管が開存していなければ生存できない先天性心疾患です．大動脈縮窄複合，大動脈離断症，左心低形成症候群などがその代表的疾患です．生後，動脈管が閉鎖するとショック状態に陥り，適切な処置が行われないと死亡します．また，心室中隔欠損を伴わない肺動脈閉鎖では，動脈管が閉鎖することで血中の酸素分圧を維持できなくなり生存は困難です．いずれの疾患においても，プロスタグランジン E_1 の点滴静注を行って，動脈管の開存状態を維持しなくてはなりません．

出生後の循環動態の変化に応じて，注意が必要になるもう1つの疾患群は，肺動脈血流が高度に増加するような先天性心疾患です．完全大血管転位（肺動脈狭窄を伴わないⅠ型またはⅡ型），総動脈幹症，肺動脈狭窄のない三尖弁閉鎖などがその代表疾患です．これらの疾患では高濃度酸素の吸入を行うことで肺血管抵抗が低下するとさらなる肺動脈血流の増加をきたし（その分体血流が減少するため）ショック状態に陥ることがあります．チアノーゼを呈する新生児や乳児をみたときに酸素吸入によってもチアノーゼが改善せず，さらに全身状態が悪化する場合にはこれらの心疾患を疑って心エコーなどで診断を急がなければなりません．また，総肺静脈還流異常のようなしばしば肺静脈狭窄を伴う疾患でも，高濃度酸素の吸入によって，肺の静脈性うっ血をきたし（胸部X線で，呼吸窮迫症候群様のすりガラス状陰影を呈します），ショック状態に陥るため，注意が必要です．上述した疾患では，心雑音が聴取されないものも多いので，心雑音の有無で先天性心疾患の鑑別を行ってはなりません．

大動脈弁狭窄においても，乳児の心拍数や心収縮性の予備能力の少なさのため，容易に後負荷不適合（afterload mismatch）*2 が起こり心収縮力の低下が起こります．このような場合も心雑音は低減してしまうので，注意しなければなりません．

*2 心室が血液を駆出するにあたって，狭窄などが存在し，抵抗が高い場合，身体の需要を満たすだけの心拍出が保てなくなることがある．子どもはショック状態となり，心機能は低下する．このような状態を後負荷不適合という．

胎児循環においてもほぼすべての循環血液は右心房を通過するので，エブスタイン（Ebstein）病に代表される高度な三尖弁逆流が生じる疾患では，早期から心不全となり，胎児水腫が生じることがあります．このような症例では早期に娩出して，治療を行い右心房の負荷を低減させなければなりません．胎児エコーを行う産科医との連携が重要です．一般に胎児期では，各心腔の大きさや房室弁，半月弁の弁輪の大きさには可塑性があり，経過によって大きく変化することを知っておかなくてはなりません．

気管・気管支の疾患で重要なのは，気管狭窄や気管閉鎖症といった換気の通過障害をきたす疾患や気管食道中隔の形成不全による喉頭気管食道裂です．また，気管・気管支壁の脆弱性に起因する気管・気管支軟化症にも留意しなければなりません．肺においては，正常気管支と交通がない気管支系をもつ肺組織で体動脈からの異常血管で栄養される肺分画症が重要です．多くは無症状ですが，部分肺静脈還流異常症に合併することがあり，注意が必要になります．

（稲井　慶）

身体機能の発達
⑥ 消化器系：口腔機能

胎児期から成人に至るまでの発育・発達の経過

▶胎児期

赤ちゃんは生まれてすぐに乳汁を飲むことができます．赤ちゃんには原始反射というものがあるからです．原始反射とは，新生児固有の刺激に対する反応のことであり，哺乳に関係する反射には，探索反射，吸啜反射，口唇反射等があります．これらの反射は胎児期から発達がはじまっています．胎生 12 週頃になると，上下の口唇を刺激すると瞬間的に口を閉じる反応や嚥下反応がみられるようになり，22 週頃には，上下の口唇を同時に突出させたり，口をすぼめるような動きがみられるようになります．さらに 24 週頃になると，吸啜の動きがみられ，28 週頃になると吸啜と嚥下を繰り返し，よりはっきりとした吸啜が確認できるようになります[1]．

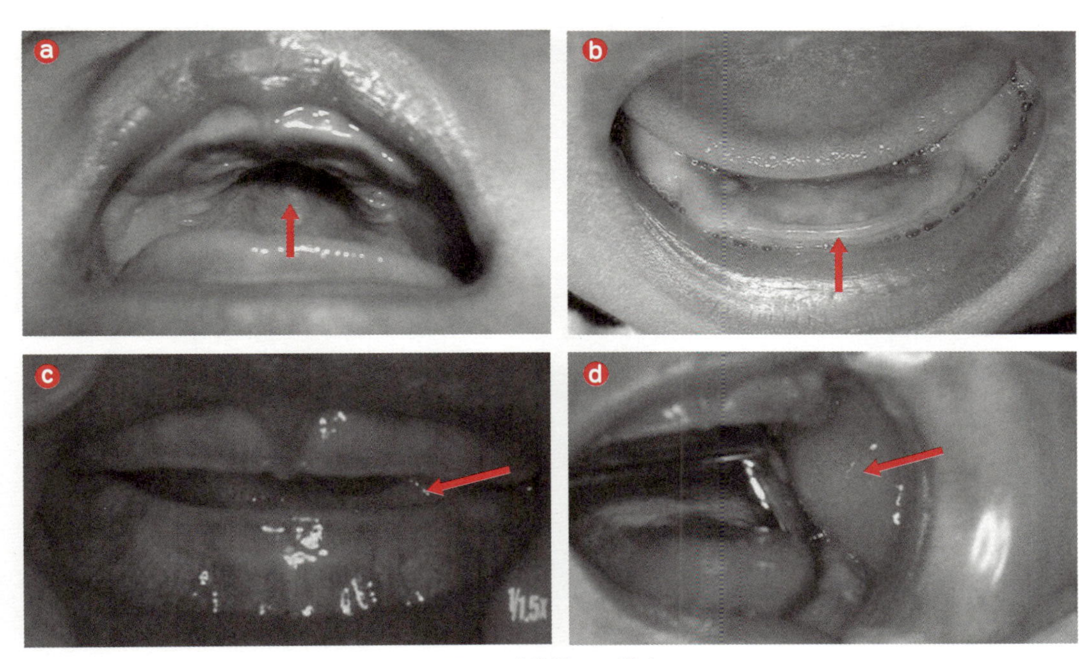

図 1　哺乳期の口腔内
a 吸啜窩，b 歯槽提，c 顎間空隙，d ビシャの脂肪床

▶哺乳期の口腔内と乳児嚥下（図 1）

赤ちゃんは生まれてすぐに乳汁を飲むために，原始反射だけでなく，哺乳に適した口腔内の形態が備わっています．赤ちゃんの上顎には乳首を固定するための吸啜窩というくぼみがあります．また，歯が生えていると舌を傷つけてしまいますので，歯は生えていません．さらに，頬にはビシャの脂肪床とよばれる厚い脂肪組織が存在し，口腔内を密閉し乳首を引き込むのに有利な形態となっています．上顎と下顎の間には乳首を守るために顎間空隙とよばれる隙間があります．

哺乳期の嚥下（乳児嚥下）は，私たち成人の嚥下とは異なります．成人では，嚥下時に呼吸を停止し，上下の歯を咬合させて口唇を閉鎖し，舌尖を口蓋に押しつけて嚥下をしますが，赤ちゃん（乳児）は口を大きく開け，乳首をくわえ，鼻呼吸をしながら，口唇を乳房に押しつけたままで吸啜・嚥下をします．

▶離乳期（図 2，3）

母乳やミルク等の乳汁栄養から幼児食に移行する過程のことを離乳といいます．わが国の「授乳・離乳の支援ガイド」[2]では 5〜6 か月からの離乳食の開始が示されており，多くの保護者が 6 か月頃になると離乳食をはじめます[3]．この頃には，首もしっかりとすわり，支えれば座位もとれるようになります．赤ちゃんに，なめらかにすりつぶした状態の食物（初期食[*1]）をスプーンで与えると，口唇を使って食

*1　Chapter 3-7 離乳食：1）初期食（5〜6 か月頃）（p.192-193）参照．

段階	5 か月未満	5〜6 か月	7〜8 か月	9〜11 か月	12〜18 か月
	哺乳期 →	離乳初期 →	離乳中期 →	離乳後期 →	離乳完了期
食形態		なめらかにすりつぶした状態	舌でつぶせるかたさ	歯ぐきでつぶせるかたさ	歯ぐきで噛めるかたさ
摂食機能 口腔機能	哺乳	捕食機能獲得	押しつぶし機能獲得	すりつぶし機能獲得	咀嚼機能獲得
口の動き		口唇閉鎖・下唇の内転	口角の左右対称の動き	口角の左右非対称の動き	口角の左右非対称の動き

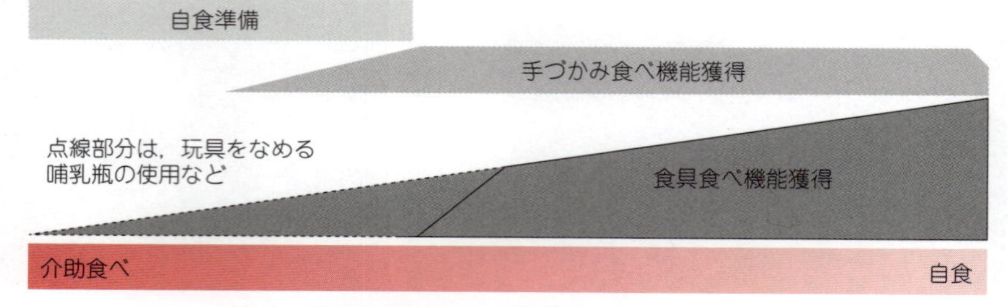

図 2　離乳期における口腔機能の発達

〔田角　勝，他：小児の摂食嚥下リハビリテーション．第 2 版，医歯薬出版，40-44，2014 より引用，一部改変〕

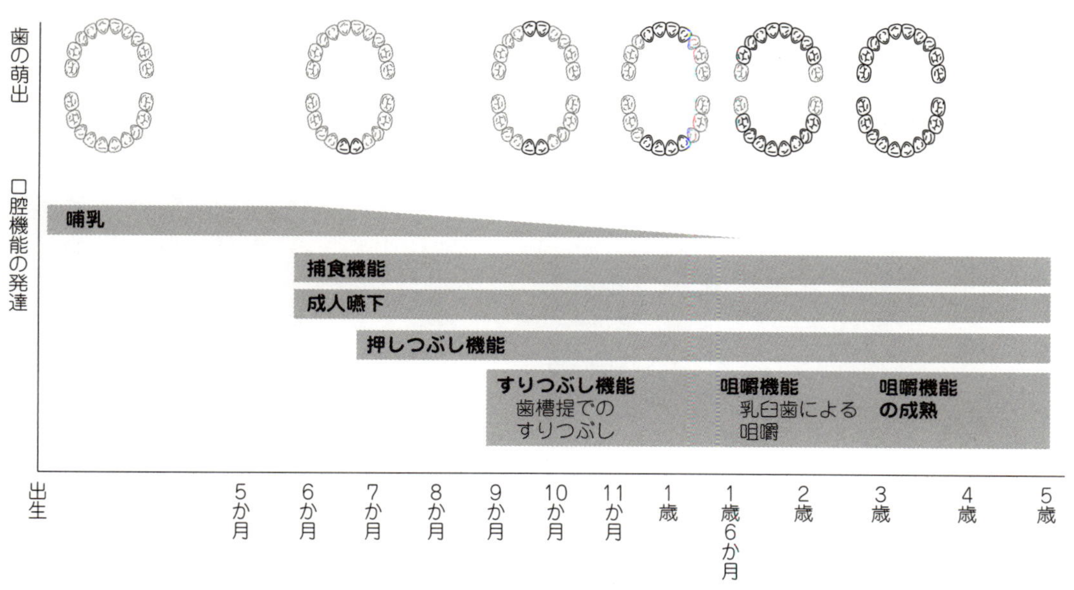

図3 乳幼児期における口腔機能の発達

べ物をしっかりと捕り込むようになります．口唇を使って食べ物を捕り込む機能を捕食機能といいます．また，赤ちゃんは，口を閉じて食物を飲み込むことができるようになります．ただし，離乳の初期では，口唇の力が弱いので，口蓋前方部に舌尖をつけやすくするために，下唇が口腔内にめくれるように入ります（下唇の内転）．7〜8か月頃には，舌でつぶせるかたさの食物（中期食[*2]）を与えると，舌を上下に動かし，舌を口蓋に押し当てることで，食物をつぶせるようになります．赤ちゃんが食物をしっかり押しつぶしているときには，口角が左右対称に水平に引かれる様子がみられます．9〜11か月頃になると，将来，臼歯が生えるあたりの歯肉（歯槽提）で食物をすりつぶすことができるようになります．歯ではなく，歯肉ですりつぶしますので，食べられるもののかたさの目安は指で少し力を入れてつぶせる程度（後期食[*3]）です．赤ちゃんがしっかりと食物をすりつぶしているときには，食物をすりつぶしている側の口角が引かれて口角が左右非対称に引かれる様子がみられます．1歳を超えると，9〜11か月の頃よりもかたい食物，歯ぐき（歯肉）で噛める肉団子程度のかたさの食物が食べられるようになります．

離乳期には口腔機能だけでなく，手づかみ食べからはじまり，自分で食べる機能をも発達します．特に1歳頃になると，子どもたちはさかんに手づかみ食べをしようとします．手づかみ食べをはじめた頃には，口の中に食物を押し込んでしまうことがよくありますが，次第に上達し，上下の前歯でかじって食べることができるようになってきます．

*2 Chapter 3-7 離乳食：2）中期食（7〜8か月頃）（p.194-195）参照．

*3 Chapter 3-7 離乳食：3）後期食（9〜11か月頃）（p.196-197）参照．

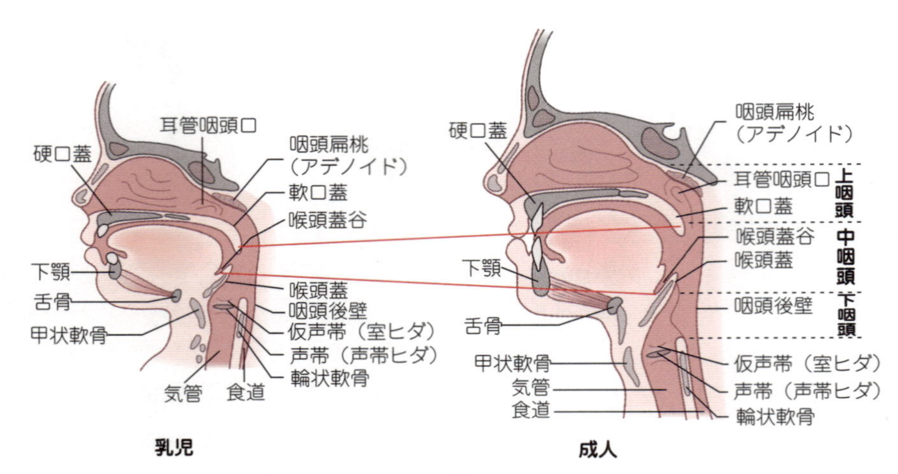

図 4　乳児と成人の解剖（中咽頭が増大）

▶幼児期（図 3）

離乳期が終わり，1 歳 6 か月から 2 歳頃になると，第一乳臼歯が生えてきます．第一乳臼歯が生えることで，歯で咀嚼することが可能になりますので，離乳期に比較すると，より多くの食物が食べられるようになります．しかし，臼歯は 1 本しか生えていませんので，まったく大人と同様の食物を食べるのは難しいです．そのため，噛みにくい食物（もち，たこ，こんにゃく，油揚げなどの食材やとんかつ，ステーキのような料理）は，控えるようにするか，調理を工夫して噛みつぶせるやわらかさにすることが推奨されています[4]．すべての乳歯が生えてかみ合う 3 歳頃になると，1 歳 6 か月から 2 歳頃には食べることが難しかった食物を，しっかり咀嚼して食べることができるようになります．この後，口の中では乳歯が永久歯に生え変わったり，身体全体では筋力が増強されて成人になりますが，食事の観点では，特に中咽頭が長くなることが特徴です[5]（図 4）．中咽頭の成長は嚥下だけではなく，ことばの獲得に重要ですので，よく理解していただきたいです．

● 正常発達を得るための促進因子・抑制因子（図 5）

乳幼児が上手に食べる条件には，子ども側の要因と保護者・保育者側の要因があります．子ども側の要因はさらに，歯や口腔といった「形態」の要因，咀嚼や嚥下の「機能」の要因，そして本人の食べる「意欲」の要因の 3 つに分けることができます．また，保護者・保育者側の要因もさらに，姿勢，椅子や食具・食器の選択等の食事の環境に関する「食環境」の要因と，食物形態や盛りつけ等の「食内容」の要因に分けることができます．子どもの口腔「機能」を健全に発達させるためには，その他の要因を健全な状態や，適した状態にすることが非常に大切です．う蝕など

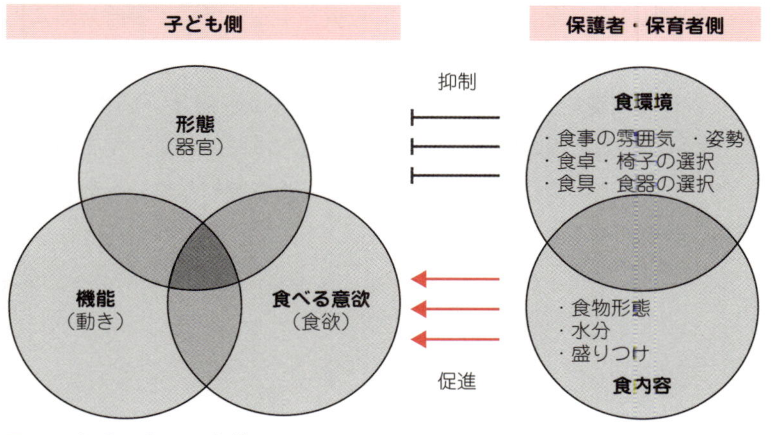

図5　上手に食べる条件
〔向井美惠, 他：じょうずに噛めるまでのワンツーステップ. 芽ばえ社, 1990 より引用, 一部改変〕

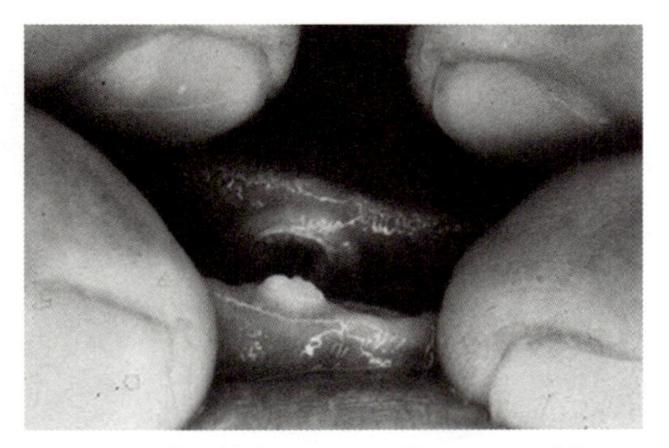

図6　先天性歯によるリガ・フェーデ病

の「形態」の問題があれば治療すべきですし,「意欲（食欲）」の問題があれば生活リズムを見直してもいいかもしれません. 子どもに合っていない「食環境」や「食内容」は子どもの機能を抑制してしまいます. たとえば1歳の子どもに大人が食べるようなかたい食物を与えると, 子どもは噛めないと思って吐き出すか, もしくは噛まずに丸のみをしてしまいます. よい「機能」を育成するには, 適切な「食環境」と「食内容」, よい「形態」, そして「意欲」が重要です.

見逃してはいけない疾患

出生時にすでに生えていたり, 新生児期に生えてきた歯を先天歯といいます. 発現頻度は約0.1%で, 男児に多いといわれています[6]. 先天歯の多くは下顎前歯部に生えてきますが, まれに犬歯部や上顎前歯部にも生えてくることがあります. 哺乳時には舌を下顎の歯槽提まで突き出して吸啜をするので，下顎前歯部に先天歯が生えると，舌尖や舌下部に潰瘍を生じやすくなります．このように，先天歯によって舌に形成された潰瘍をリガ・フェーデ（Ruga-Fede）病といいます（図6）．リガ・フェーデ病になると舌の痛みにより哺乳が困難になるので，先天歯がある場合には，リガ・フェーデ病にならないように，先天歯の鋭利な部分を削合するなどして管理する必要があります．

（石﨑晶子，弘中祥司）

身体機能の発達
7 消化器系：消化吸収機能

● 胎児期から成人に至るまでの発育・発達の経過

▶ 糖質の消化吸収能の発達

口から摂取した多糖類の消化は，唾液のアミラーゼの作用ではじまりますが，主として小腸内で，膵液のアミラーゼにより多糖類が分解される過程で生ずる中間産物であるデキストリン，二糖類，さらには単糖類に分解されます．しかし，新生児期には，膵臓を刺激しても十二指腸内に膵臓からアミラーゼが分泌されず，十二指腸内のアミラーゼの働きはほとんど期待できません．その後，十二指腸内のアミラーゼ濃度は徐々に上昇し 3 歳頃には成人と同等のレベルに達します[1]．

他方，ラクトース，スクロース，マルトース，イソマルトースなどの二糖類は，二糖類分解酵素[*1]によって単糖類に分解されます．そのなかでもラクトースは，母乳の糖質の約 95% を占め，また人工乳にも母乳に近い量のラクトースが含まれており，乳児にとって最も大切な糖質です．このラクトースを分解する乳糖分解酵素（ラクターゼ）は，生下時からすでに成人よりもむしろ高い活性を有しています．早産児ではラクターゼ活性は正期産児より低値ですが，哺乳を開始して 2～3 日でその活性は急上昇し，ラクトースの分解に十分な活性を示すようになります．ラクターゼ活性は，ミルクおよび乳製品の摂取と摂取期間に影響され，生後早期をピークに徐々に低下して成人で最も低くなります．成人での乳糖不耐症については遺伝的関与が考えられており，日本人は欧米人に比してラクトースの吸収不全を呈する割合が高いとされています．

*1 小腸粘膜の微絨毛の先端に存在する刷子縁酵素．

二糖類分解酵素によって，グルコース，フルクトース，あるいはガラクトースにまで分解された単糖類は，小腸粘膜表面から受動的あるいは能動的に吸収されます．グルコースの吸収能は乳児期以後に著明に上昇することが知られており，12 か月までの乳児では空腸のグルコース吸収能は 4.5 g/ 時以上にはならないのですが，それ以降直線的に増加して成人では 30 g/ 時となります[2]．

▶ 蛋白質の消化吸収能の発達

胃に入った食物の蛋白質は，胃内でペプシンの作用により一部は消化されてアミノ酸が複数結合したポリペプチドとアミノ酸のかたちで十二指腸へ送られます．ペプシンの活性化に必要な胃酸の分泌能は出生時は成人の 30% 以下と低く，ペプシン活性も成人の 10% 以下と劣っています．しかしペプシン活性は生後 2 日目には出生時の 4 倍近くになり，2 歳頃には体重当たりのペプシン分泌能は成人とほぼ等しくなります．

膵臓の蛋白質分解酵素の消化作用により，蛋白質は小腸でアミノ酸が 2〜10 個結合したオリゴペプチドとアミノ酸群に分解されます．オリゴペプチドは，小腸粘膜表面の微絨毛にある刷子縁酵素であるオリゴペプチド分解酵素の作用によりさらに分解されて，アミノ酸かアミノ酸が 2 個結合したジペプチドとなって吸収されます．膵臓の消化酵素のうち蛋白質分解酵素活性は，糖質や脂質のそれらに比べて新生児においても比較的高く，十二指腸内のトリプシン，キモトリプシンおよびカルボキシペプチダーゼ濃度は成人の 10〜60% であり，蛋白質分解酵素の活性化に重要な役割を演じるエンテロキナーゼ活性は成人の 10% 程度ですが，蛋白質の消化には大きな影響を及ぼさないことが知られています[3)]．生後 12 か月の間にそれらの活性は徐々に増加し，2〜3 歳まで食物への適応を反映して増加します．

ジペプチドは細胞内のジペプチド分解酵素によりアミノ酸に分解され，アミノ酸のまま吸収された群とともに門脈系を経て肝臓に送られます．刷子縁や細胞内に存在するペプチド分解酵素であるオリゴペプチダーゼやジペプチダーゼ活性は，新生児においても十分な発達が認められます．

▶脂質の消化吸収能の発達

脂質はグリセリンと脂肪酸でできており，食物のなかの脂質の大部分が長鎖脂肪酸[*2]（long chain triglyceride：LCT）のトリグリセリドです．LCT は，口内（lingual）と胃内（gastric）のリパーゼの作用により乳化されて分解がはじまり，十二指腸内に入って空腸に達するまでには膵臓から分泌されたリパーゼおよび母乳由来（bile salts-stimulated）のリパーゼの作用によりモノグリセリンと 2 分子の脂肪酸に分解されます．さらにこれに胆汁酸が加わり水溶性の分子集合体ミセルを形成し，おもに十二指腸から空腸近位部において腸上皮細胞より拡散によって吸収されます．そして空腸の細胞内でグリセリンと脂肪酸は元のトリグリセリドに戻り，次いでカイロミクロンとなって腸のリンパ管から胸管を通り静脈に入ります．

*2　炭素数が 14 以上の脂肪酸．

新生児・乳児の膵リパーゼ活性は成人に比し低値であり，LCT の吸収に必要なミセル形成のための十二指腸内の胆汁酸濃度も低いです．さらに十二指腸へ胆汁酸を分泌供給するための胆汁酸プールが成人に比し低値であることも知られています．したがって，乳児とくに新生児では脂肪の分解および吸収の両過程で，年長児および成人に比しその機能が劣っています．しかし，舌のエブネル（Ebner）腺から分泌される lingual リパーゼ，さらに母乳中に含まれる bile salts-stimulated リパーゼの代償作用によって胃内および十二指腸，空腸内での脂肪分解が行われるため，乳児とくに母乳栄養児においては脂肪の消化吸収は比較的よく保たれています．血清リパーゼ値は生後1か月未満では成人値の50％程度ですが，1歳までに80％に達し，以後徐々に上昇します[4]．

他方，食物中の脂肪のなかには中鎖脂肪酸[*3]（midium chain triglyceride：MCT）が存在し，水溶性であるため，胆汁酸や膵リパーゼがなくてもMCTのかたちのままあるいは細胞内リパーゼによってすみやかに脂肪酸まで分解され，門脈を経て直接肝臓へ入ります．

*3　炭素Cの数が8～12の脂肪酸．

正常発達を得るための促進因子・制御因子

▶消化吸収能の発達と経腸栄養

糖質，蛋白質および脂質の消化吸収能は，新生児では未熟ですが，日齢を経て経腸栄養が進むに従い徐々に発達することが知られています．

経腸栄養の方法によっても消化吸収能の発達に及ぼす影響は異なってきます．ラクターゼ活性は，哺乳の開始より急速に上昇しますが，在胎26週から30週の未熟児に対しての経腸栄養を日齢4から開始した群と日齢15から開始した群で比較した検討では，早期に経腸栄養を開始した群のラクターゼ活性が日齢10と日齢28で有意に高く，母乳栄養の方が人工栄養に比して日齢10のラクターゼ活性が有意に高いことが示されています[5]．また，母乳および人工乳を間欠的に投与した方が持続投与したときに比べ，低出生体重児の消化管運動，さらには消化吸収能の発達によい影響を及ぼすとされています．

経腸栄養が消化吸収能の発達に関与する機序として，食物中の栄養素，ホルモン，あるいはホルモン様物質などの直接作用と，それらによって分泌が刺激された消化管ホルモンによる間接作用とが考えられます．直接作用はさまざまな生理活性物質を含む母乳で圧倒的に強いのに対し，消化管ホルモンを介する作用は，人工乳では母乳と同等か若干強いとされています．

▶消化吸収能の発達と消化管ホルモン

消化管ホルモンは，胃や腸管の粘膜および膵組織にびまん性に存在する分泌細胞より分泌されるポリペプチドホルモンですが，消化管ホルモン分泌細胞から分泌されるアミンも，消化管ホルモンとして扱われています[2]．

消化管ホルモンは消化管における消化，吸収，運動，および消化管の発達などに関係しています（表1）．ガストリン，エンテログルカゴン/グリセンチン，ノイロテンシンは腸粘膜に対する発育作用（trophic action）を示し，コレシストキニン（CCK），セクレチン，pancreatic polypeptide（PP）は膵外分泌能の発達を促進し，モチリンは腸運動を刺激し，gastric inhibitory peptide（GIP）は腸管を介したインスリン分泌（enteroinsular axis）を刺激して耐糖能を高めると考えられています．

表1　消化管ホルモンの分布と作用

ホルモン	分布	作用
ガストリン	胃前庭部	胃酸分泌，粘膜の成長，胃の運動
セクレチン	十二指腸	膵液分泌
コレシストキニン（CCK）	空腸	胆囊収縮，膵酵素分泌
モチリン	空腸	上部消化管運動の亢進
GIP（gastric inhibitory peptide）	空腸	インスリン分泌
ノイロテンシン	回腸	胃の分泌と運動の阻害
エンテログルカゴン / グリセンチン	回腸	粘膜の成長，腸内容転送の阻害
PP（pancreatic polypeptide）	膵臓	胆囊収縮と膵酵素分泌の阻害

〔清水俊明：消化管の発達．小児内科 33：1199-1205，2001〕

したがって，消化管ホルモンの分泌を促進させることは，消化吸収を含む種々の膵・消化管機能を発達させることと密接に関係しています．さらに消化管ホルモンの分泌は，経腸栄養によって刺激されることが知られており，生後早期からの経腸栄養によって消化管ホルモンの分泌が促進され，それらがもつ種々の生理作用を介して消化吸収能も発達します．

見逃してはいけない疾患

消化吸収障害で生じる症状としては，下痢や体重増加不良があげられます．下痢などの症状に乏しく慢性の消化吸収障害が生じ，その診断が遅れて体重増加不良や成長障害をきたす場合に注意が必要となります．実臨床では，消化管アレルギー，二次性乳糖不耐症，膵外分泌機能不全を伴う膵臓疾患およびクローン（Crohn）病などがそれにあたります．消化管アレルギーでは，慢性的な下痢や体重増加不良がおもな症状である食物蛋白誘発腸症（food protein-induced enteropathy：FPE）において，二次性乳糖不耐症は，急性胃腸炎後の不適切な食事摂取などにより発症する腸炎後症候群（postenteritis syndrome）において認められます．また膵外分泌機能不全では，慢性膵炎，シックマン・ダイアモンド（Shwachman-Diamond）症候群，ピアソン（Pearson）症候群および囊胞性線維症などによる脂肪の消化吸収障害が問題となってきます．クローン病では，消化器症状に乏しく体重増加不良や成長障害が主訴となる場合もあり，消化吸収障害や炎症性サイトカインがその原因と考えられています．

消化吸収障害を見逃さないためには，体重増加不良を認めた場合にこれらの疾患も疑うとともに，軽微な下痢などの消化器症状の有無をしっかりと確認することが重要です．

（清水俊明）

身体機能の発達
8 消化器系：排便機能

● 胎児期から成人に至るまでの発育・発達の経過

排便が起こるためには2つの消化管機能の組み合わせが必要です．1つは口から摂取した食べ物が胃や小腸で消化吸収され，大腸で水分を吸収される過程があって便がつくられる機能です．2つめは口から直腸まで到達するための腸管の効率的な蠕動運動です．この2つの機能がバランスよく働くことで，理想的な便がつくられます．排便するということは，直腸蠕動や肛門筋の弛緩などのいくつもの作業が協調しながらなせる業であるといえます．この協調運動のバランスがくずれる場合に排便異常が起こります．

母親のおなかの中で羊水や栄養分を飲み込むことによって胎児期の消化器官が刺激され，消化管の発達が促されます．飲み込んだ羊水中の細胞や分泌物などが消化管で消化吸収され，胎便が形成されます．胎児期には基本的に排便を行わず，通常は出生から24時間以内に胎便が排泄されます．胎便は臭いのない，黒と緑色の混じった，ネバネバとした便です．

出生後は哺乳することによって小腸で消化吸収，蠕動が促され，吸収されなかった栄養素が残渣になり，大腸で水分が吸収されて便が形成されます．乳児期の大腸の蠕動パターンは，成人の蠕動とはあまり大きくは変わりません．新生児期では哺乳中または直後に排便するので，1日数回の排便をみとめます．これは，哺乳によって胃の中にミルクが入ると胃結腸反射によって直腸の蠕動が亢進し排便することによります[1)]．生後2か月以降ではこの反射のみで排便することが減り排便回数は少なくなります[2)]．その後，1歳6か月頃には，排便コントロールを自分である程度できるようになります[3)]．2歳後半頃までには，腹圧を加えていきむことを覚えるようになります．この時期から自分でしっかりと排便コントロールできるようになるため，トイレットトレーニング（おむつ外し）[*1]を開始できます．自分で排便コントロールができるようになると，成人と同様に便を漏らすことなくトイレで排便します．

*1 Chapter 3-16 おむつ外し（p.238-239）参照．

図1に排便時の反射・運動について示しました．まず，食べ物が胃に入り蠕動が促されると①胃結腸反射が起こり，結腸から直腸に便が運ばれます．直腸に便が下りてくることによって直腸が伸展されます．すると，結腸によってさらに直腸へ

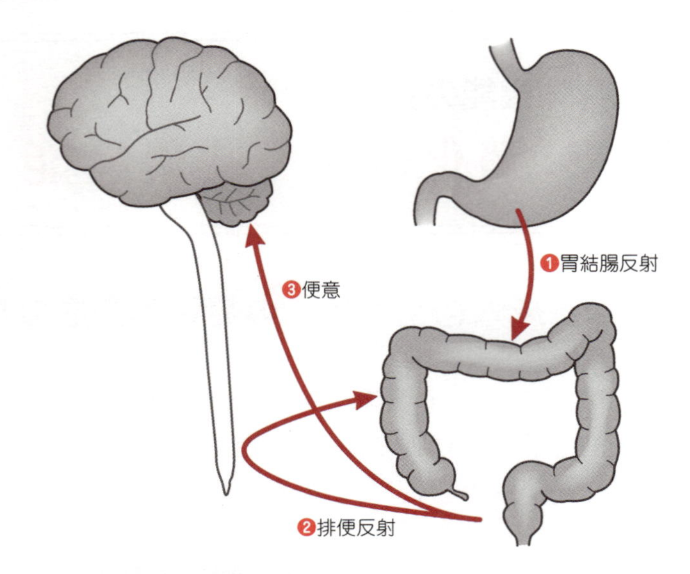

図 1　排便時の反射・運動
❶胃結腸反射便，❷排便反射，❸便意，によって排便する．

便が運ばれてくることと肛門筋群が弛緩することで排便の準備ができます．これを②排便反射といいます．また，直腸が便によって伸展されたことが大脳に届き，③便意を感じ，排便するためにトイレに行くことができます[4,5]．

正常発達を得るための促進因子・抑制因子

排便機能を正常に発達させるためには胎児期に消化器官の発達が促されている必要があり，そのためには消化管の通過に問題ないこと（狭窄や閉塞がないこと）が必要です．消化管の狭窄や閉塞があると，胎便が直腸まで下りてこないため胎便の排泄もできません．また，乳幼児期に便秘があると，排便を我慢するようになってしまいます．したがって，定期的な排便が阻害され，排便機能も阻害されてしまいます．

正常な排便発達に関する促進因子は，必要とされる栄養をしっかり得て，残渣や便のボリュームを増やすこと，消化吸収が正常であり適切な残渣が大腸に送り込まれること，排便を我慢することなく定期排便があること，などです．一方で，十分な栄養素を経腸的に得られない場合や腸管狭窄や閉塞がある場合は，腸管の成長が促せず排便発達も停滞してしまいます．

見逃してはいけない疾患

前述の排便機能について障害が起こると排便障害をきたします．排便障害とは，自律した排便がない，便秘，下痢，便失禁，漏便など便に関連した症状をきたす状態をさします．腸管蠕動ができない / 低下した疾患，肛門機能の低下した疾患，蠕動の不具合が起こる疾患，便意を我慢することで便意のコントロールができなくなった疾患などがあります．鎖肛，ヒルシュスプルング（Hirschsprung）病，腸回転異常症，小腸閉鎖症，二分脊椎などは胎児期から消化管の狭窄や閉塞，蠕動障害を呈することによって便秘，排便障害になります．また，機能性便秘症，過敏性腸症候群や生後の腸管蠕動の不具合によって，便秘になったり下痢したりします．

（工藤孝広）

身体発育の発達
9 腎・泌尿器系

● 胎児期から成人に至るまでの発育・発達の経過

▶ 腎臓の発生

腎臓と尿管は中間中胚葉から，膀胱・尿管上皮は内胚葉から発生します．腎臓は，胎生 4 週頃より胎生期の排泄器官が左右に 3 対（前腎，中腎，後腎）形成されます．頭側から尾側に順次形成されて，前腎は中腎を，中腎は後腎の発生を誘導していきます（図 1）．それぞれのネフロン数は片側で 1 個，約数十個，約 100 万個です．前腎は痕跡的で機能発現なく消退して，中腎も大半が消退し最終的には排泄器官としては機能しませんが，一部分は精巣上体管や精管などに分化していきます．最終的に腎臓として機能するのは後腎です．

胎児期の腎臓は，超音波検査によって胎生 15 週頃から検索が可能となります．後腎は在胎 5 週頃から形成されて，9～12 週頃には尿を産生しはじめます．胎児に

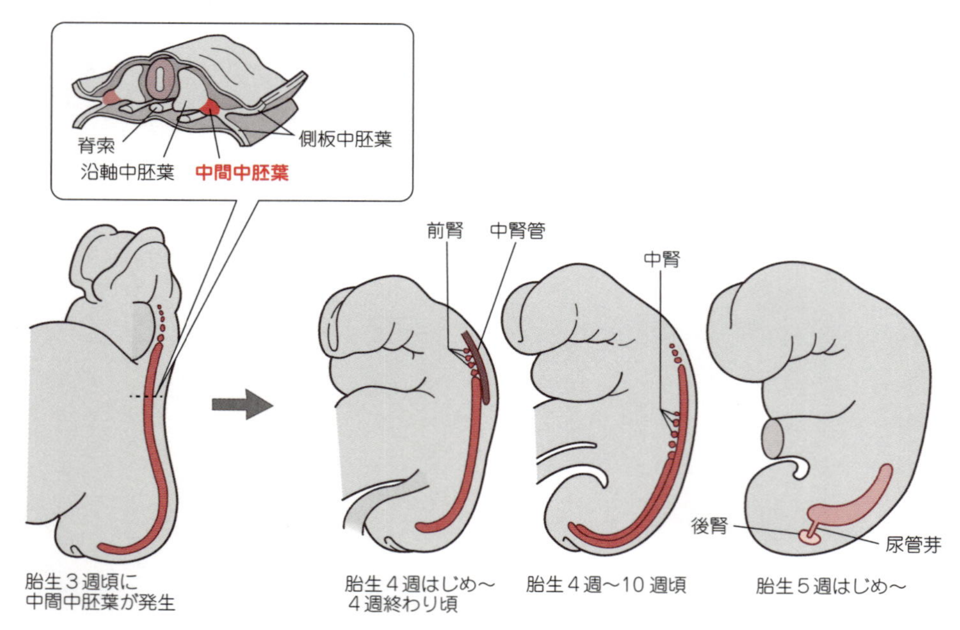

図 1　腎臓の形成と発達

腎臓は中間中胚葉から発生する．中間中胚葉から中腎管と腎構造（前腎，中腎，後腎）が次々に誘導され，胎生 5 週はじめに，尿管芽が後腎間葉に侵入して後腎の発生がはじまる．

おける尿の排泄は，中腎から在胎 7 週頃にはじまっています．

胎児期の腎臓は羊水を形成するだけでなく，肺の成熟に必要な物質を産生します．羊水量は胎生 10 週頃には約 25 mL，20 週頃には約 400 mL，28 週で約 800 mL まで増加した後は満期まで同量です．

在胎 34～36 週までにネフロンの形成は完了して，満期の新生児では 1 腎当たり約 100 万個（20 万～200 万個）の糸球体が形成されます．

新生児の糸球体サイズは 65～70 μm ですが，1 歳で 90～110 μm，成人で 130～170 μm へと大きくなります（3～5 歳で成人のサイズに到達します）．

▶腎臓の機能の発達

正期産児の腎の重量は 12.5 g，成人では 250 g となります（ともに体重の約 0.4% です）．

腎サイズ（長径）はおおよそ出生時 4.5 cm，1 歳時 6～7 cm，3 歳時 7～8 cm と増大し，10 歳頃に成人とほぼ同じ 10 cm 程度となります．

腎臓へ送られる血流は，出生時は心拍出量の 3% ですが，生後 1 か月には 10～15% に達し，2 歳の段階で成人のレベルである 20～25% となります．

❶糸球体機能

糸球体濾過量（glomerular filtration rate：GFR）は在胎週数の経過とともに増加します．GFR の増加は在胎 26 週から 40 週にかけて 14 倍となります．正期産の新生児の出生時の GFR は 20～40 mL/ 分 /1.73m^2 ですが，早産児ではそれを下回ります．GFR が増加するのは新たにネフロンが形成されること（数の増加）と糸球体毛細血管新生により糸球体体積が増加するため（サイズの増加）です．

GFR は出生後 2 週で出生時の約 2 倍に増加して，1～2 歳までに成人とほぼ同等（100～120 mL/ 分 /1.73m^2）となります．

❷尿細管機能

新生児期は，①新生児の GFR が低値，②集合管，ヘンレ（Henle）係蹄が短い，③集合管細胞が扁平でなく円柱で間質が広く，再吸収された尿素が拡散しにくい，④髄質部の血管の発達が未熟，⑤集合管の抗利尿ホルモン（antidiuretic hormone：ADH）感受性低値，⑥腎プロスタグランジン E_2，カリクレイン高値，⑦蛋白摂取不足による髄質での尿素不足，などが原因で，尿濃縮力は低い状態です．

新生児の最大尿濃縮力は 800 mOsm/kg と低値で，低出生体重児ではさらに低く，480 mOsm/kg です．2 歳になると成人と同等の尿濃縮力（1,400 mOsm/kg）となります．尿希釈力は新生児で，すでにほぼ成人と同等です．

❸排尿機能

胎児期後期から胎児は排尿可能となりますが，出生時には尿排出機能はほぼ完成するので新生児にも残尿がみられないのが普通です．新生児，乳児期は大脳排尿中

表1　正常小児の1日尿量

月年齢	1日尿量（mL）
1～2日	30～60
3～10日	100～300
10日～2か月	250～450
2か月～1歳	400～500
1～3歳	500～600
3～5歳	600～700
5～8歳	700～1000
8～14歳	800～1400

表2　正常小児の排尿回数

月年齢	排尿回数
新生児～6か月	15～20
6～12か月	10～16
1～2歳	8～12
2～3歳	6～10
3～4歳	5～9
12歳	4～7
成人	3～6

枢から橋排尿中枢への抑制経路がまだ未完成のため蓄尿機能は未熟であり，少量の尿が膀胱にたまると反射的に排尿が生じてしまいます．排尿経路は生後発達し生後18か月頃には蓄尿機能はほぼ完成し，膀胱充満や尿意を態度やことばで表現可能となります．反射的な排尿は2歳半頃には消失します．その結果，この時期には自覚的排尿が可能となり，遅くとも3歳半頃には昼間の失禁はほぼ消失します．

抗利尿ホルモンの日内リズムは4歳頃に完成し，夜間の排尿調節も可能となってきます．小学校入学時の児童の20%，中学校入学時の生徒の5%は夜間の排尿調節が不十分で，夜尿がみられます．

膀胱容量は成人で平均500 mL程度ですが，約250～600 mL程度と個人差が大きく，200 mL程度の蓄尿量で尿意を感じます．子どもの年齢相応の推定膀胱容量は（年齢＋2）× 25 mLにより導き出されます．

出生後早期は生理的に尿量が減少するため排尿回数は少なく，生後1週間から増加します．生後2週から4週では尿量（5.0 mL/kg/時）が増加し，排尿回数は毎時1回程度となります．生後6か月から1歳にかけて膀胱容量の増加に伴い排尿回数は少なくなり，1日10～15回程度です．1歳以降，排尿回数の減少は成長に伴う膀胱容量の増大によりもたらされ，トイレットトレーニング（おむつ外し）[*1]が終了した段階では1日4～7回となります．

[*1] Chapter 3-16 おむつ外し（p.238-239）参照

正常小児の1日尿量・排尿回数を表1，2に示します．

正常発達を得るために留意すること

早産児の場合，ネフロン形成途中で出生するために出生時のネフロン数は少ないです．この場合でも出生後約40日間はネフロン新生を認めますが，それ以降のネフロン数の増加は起こりません．そのため，生後数週間は腎毒性のある薬物の使用や低血圧による腎障害を予防することが肝要です．生下時体重が100 g増えるごとに，ネフロン数は約25,000増えます．

極低出生体重児では，成人とほぼ同等のGFRとなるのは8歳頃です．生下時体重が1,000 g未満の子どもは，3〜10歳で低eGFR（腎機能障害）のリスクとなります．

おもな疾患とスクリーニング

▶おもな（腎）疾患

わが国における小児慢性腎臓病（chronic kidney disease：CKD）の有病率は2.98人/10万人です．先天性腎尿路異常（congenital anomalies of the kidney and urinary tract：CAKUT）は小児CKDの最も重要な原疾患で，CAKUTの発症頻度は出生1,000人当たり3〜6例です．

日本の末期腎不全（end-stage kidney disease：ESKD）の原疾患ではCAKUTが39.8%と最も頻度が高いです．

2010年の全国実態調査では，日本の子どものCKDステージ3〜5の447例の原疾患の91.1%が非糸球体疾患であり，うち278例（62.2%）がCAKUTで最も多い原疾患でした．CAKUTの病因は単一ではなく，染色体異常を含む遺伝的要因や環境因子などが複数関与しているとされますが，低形成・異形成腎が最も多い原疾患です．低形成・異形成腎の約15%の症例は遺伝子異常によりますが，大部分のCAKUTの病因は不明です．母体の環境因子として，コカイン，エタノール，ゲンタマイシン，非ステロイド性抗炎症薬，レニン・アンジオテンシン系阻害薬などの薬剤による胎児期曝露があげられ，胎内感染症のほか，妊娠前の糖尿病母体からの出生でCAKUT発生率が高いです．

①腎無形成：一側または両側の腎組織を認めないもので，胎生4週に生じる発生異常です．両側の無形成では，ポッター（Potter）症候群を呈して肺低形成のため生存がきわめて困難ですが，一側の腎無形成は1,000〜2,000例に1例の頻度で，10%はeGFR（estimated GFR：推定糸球体濾過率）が60 mL/分/1.73m^{2}未満となります．

②低形成腎：腎長径が年齢相当の−2SD未満の矮小腎で，ネフロン数が少なく，異形成成分を含まないものであり，ネフロンの発生が胎生期途中で停止することが病因です．

③異形成腎：細胞の異分化により，囊胞や，軟骨・平滑筋など腎実質には本来存在しない間葉系組織を含むものです．わずかな腎実質に多発性囊胞を伴った多囊胞性異形成腎がその代表例です．本疾患は，腎形成の早い時期に何らかの理由で尿路が完全にまたは部分的に閉塞して発症すると考えられており，出産3,000例に1例の頻度です．

▶診断基準

小児の CKD の診断基準は，

①尿異常，画像診断，血液，病理で腎障害の存在が明らか（特に蛋白尿の存在が重要）

② GFR ＜ 60 mL/ 分 /1.73m²

③①②のいずれか，または両方が 3 か月以上持続する

ですが，2 歳以上の子どもでは，ステージ分類は表 3 の通りです．

表 3　小児 CKD のステージ分類（2 歳以上）

病期ステージ	重症度の説明	進行度による分類 GFR（mL/min/1.73 m²）
1	腎障害は存在するが GFR は正常または亢進	≧ 90
2	腎障害が存在し，GFR 軽度低下	60～89
3	GFR 中等度低下	30～59
4	GFR 高度低下	15～29
5	末期腎不全	＜ 15

注 1）腎障害とは，蛋白尿をはじめとする尿異常や画像検査での腎形態異常，病理の異常所見などを意味する．

注 2）透析治療が行われている場合は 5D

注 3）移植治療が行われている場合は 1-5T

〔日本腎臓学会：エビデンスに基づく CKD 診療ガイドライン 2023．東京医学社，2023：207 を一部改変〕

表 4 に小児の eGFR の基準値を示します．

表 4　小児 eGFR 基準値（mL/ 分 /1.73m²）

月年齢	2.5%	50%	97.5%
3 ～ 5 か月	76.6	91.7	106.7
6 ～ 11 か月	75.7	98.5	133.0
1 歳～ 1 歳 5 か月	83.3	106.3	132.6
1 歳 6 か月～ 16 歳	83.5	113.1	156.7

〔小児慢性腎臓病（小児 CKD）小児の「腎機能障害の診断」と「腎機能評価」の手引き編集委員会（編）：小児慢性腎臓病（小児 CKD）：小児の「腎機能障害の診断」と「腎機能評価」の手引き．11，2019 より一部改変．http://www.jspn.jp/guideline/pdf/20191003_01.pdf（2024/6/17 参照）〕

eGFR の計算は表 5 の推算式を用いますが，煩雑であることから，日本小児腎臓病学会が作成したアプリを用いるとよいです（図 2）．

表５　血清クレアチニンに基づく GFR 推算式

sCr＝血清クレアチニン［mg/dL］，Ht＝身長［m］
refCr＝身長から算出する血清クレアチニン基準値［mg/dL］

1）2 歳以上 19 歳未満：5 次式

eGFR［mL/min/1.73 m^2］＝**110.2 ×（refCr/sCr）＋ 2.93**

refCr（男児）＝－ 1.259 Ht^5 ＋ 7.815 Ht^4 － 18.75 Ht^3 ＋ 21.39 Ht^2 － 11.71 Ht ＋ 2.628

refCr（女児）＝－ 4.536 Ht^5 ＋ 27.16 Ht^4 － 63.47 Ht^3 ＋ 72.43 Ht^2 － 40.06 Ht ＋ 8.778

2）3 か月以上 2 歳未満：1）の 5 次式で算出した **eGFR** に
{0.107 × ln（Age［month］）＋ 0.656} をかける

〔日本腎臓学会：エビデンスに基づく CKD 診療ガイドライン 2023．東京医学社，208，2023 を一部改変〕

［小児 CKD-eGFR 計算］アプリ
小児腎臓病学会

eGFR：推算糸球体濾過量
(estimated glomerular filtration rate)

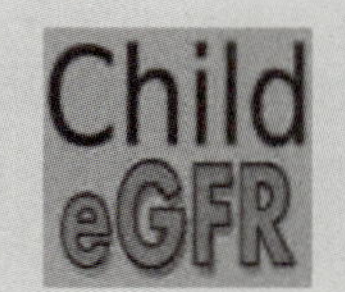

iOS版

図２　日本小児腎臓病学会作成の eGFR 計算アプリ

3 か月以上 2 歳未満の子どもでは，生理的な GFR が低いため，血清クレアチニン値によりステージ判定を行います（表６）．

表６　3 か月以上 12 歳未満（男女共通）
血清クレアチニンによる CKD ステージ判定表（mg/dL）

年齢	ステージ２	ステージ３	ステージ４	ステージ５
3〜5 か月	0.27〜	0.41〜	0.81〜	1.61〜
6〜8 か月	0.30〜	0.45〜	0.89〜	1.77〜
9〜11 か月	0.30〜	0.45〜	0.89〜	1.77〜
1 歳	0.31〜	0.47〜	0.93〜	1.85〜

〔日本腎臓学会：エビデンスに基づく CKD 診療ガイドライン 2023．東京医学社，207，2023 を抜粋〕

▶ 3 歳児検尿での専門施設紹介基準

CAKUT は胎児期や新生児期の超音波検査で発見されることも少なくありませんが，子どもの CKD の早期発見のためには，3 歳児検尿と学校検尿が重要です．

本項では，3 歳児検尿について概説をします．

① 早朝第一尿の尿試験紙が，尿蛋白が 3 ＋以上，and/or 肉眼的血尿を認める場合は，ただちに小児腎臓病専門施設（以下，専門施設）への紹介が必要です．

早朝第一尿の尿蛋白 / クレアチニン比（g/gCr）が，

0.15〜0.4 の場合は，6〜12 か月程度持続

0.5〜0.9 の場合は，3〜6 か月程度持続

1.0〜1.9 の場合は，1〜3 か月程度持続

する場合は，専門施設への紹介が必要です．

上記の尿蛋白 / クレアチニン比（g/gCr）の基準を満たさなくても，

a. 肉眼的血尿

b. 低アルブミン血症（< 3.0 g/dL）

c. 低補体血症（C3 < 73 mg/dL）

d. 高血圧（男児 107/62 mmHg，女児 108/66 mmHg 以上）

e. 血清クレアチニン高値（> 0.38 mg/dL）

がみられれば専門施設へ紹介をします．

② 白血球尿 50 個 / HPF 以上が 2 回以上連続

赤血球尿 50 個 / HPF 以上が 2 回以上連続

尿 β_2 ミクログロブリン / 尿クレアチニン比が 0.50 μg/mgCr 以上

のいずれかがみられれば専門施設へ紹介をします．

（大友義之）

2 身体機能の発達
10 内分泌・代謝系

● 胎児期から成人に至るまでの発育・発達の経過

胎児期の成長は遺伝因子，母体の栄養状態，胎盤機能の影響を受けます．内分泌機能としてはIGF-1（インスリン様成長因子-1：insulin-like growth factor-1），IGF-2, インスリンが作用します．出生後の成長はICP（infancy-childhood-puberty）モデルを用いて考えます[1)*1]．成長の段階ごとに作用するおもな要因が変化します（infancy－栄養，childhood－成長ホルモン，甲状腺ホルモン，puberty－性ホルモン）．

*1 Chapter 1-1 身体発育（p.2-11）参照．

成長ホルモンは乳児期後半から働きはじめます．成長ホルモンは直接的あるいはIGF-1を介して間接的に，軟骨細胞に作用して成長を促進させます．また，脂肪分解，蛋白合成，血糖維持にも働きます．甲状腺ホルモンは胎児期から幼児期前半の神経発達に特に重要ですが，軟骨細胞に直接作用することや下垂体からの成長ホルモン分泌に作用することで成長にも寄与します．性ホルモンは思春期とともに増加し，成長ホルモンの分泌を増加させることで身長の伸びを加速させるとともに，骨成熟が進みやがて骨端線が閉鎖して身長が伸びなくなります．

▶成長曲線を用いた身長・体重の評価

身長・体重の評価には成長曲線が有用です．成長曲線を作成する際は年齢，月齢，日齢を可能な限り正確にプロットすることが望まれます．身長・体重の標準範囲はSDスコアが± 2.0SDの範囲とします．母子健康手帳（以下，母子手帳）の「身体発育曲線」は3パーセンタイル（－1.88SD）から97パーセンタイル（＋1.88SD）を標準範囲として色分けされており，－2.0SDよりも狭い範囲に設定されています．乳幼児健診において，新たに成長曲線を用意して記録することは手間が増えますので，母子手帳の「身体発育曲線」を活用してください．

「学校保健安全法施行規則の一部を改正する省令（平成26年 文部科学省令第21号）」において学校健診でも成長曲線を積極的に活用することの重要性が示されています．

▶成長率

身長・体重が成長曲線の範囲内にあるだけでなく，成長率[*2]が低下/上昇していないかを確認することも大切です．標準的な成長に比べて成長率が乖離する場合は何らかの原因が潜んでいることを考慮します．なお，乳幼児の身長を正確に計測

*2 身長が1年間に何cm伸びたかを表す．率とよばれるが，割合ではない．同じ意味で成長速度と表現されることもある．健診，診療のときには数値として出すよりも，成長曲線上の身長の伸び具合が標準曲線と比べて大きい/同じ/小さいというように視覚的に判断する．

することは難しく，計測誤差が出ることが多々あります．そのため，1回の計測だけで異常かどうかを判断できず，数か月にわたる観察を要する場合もあります．

正常発育を得るための促進因子・抑制因子

成長は遺伝因子と環境因子で規定されます．環境因子としては，栄養バランスの取れた食事，適度な運動，睡眠が大切です．栄養障害，愛情遮断・虐待，過度の運動は成長を妨げるリスクがあります．

見逃してはいけない疾患

内分泌疾患を疑うきっかけとして，成長（身長・体重），外性器，二次性徴の変化に気づくことが大切です（図1）．これらの身体的変化は保護者や子ども自身おのおのに多様な価値観があり，医学的に問題とはならない場合であっても不安が強

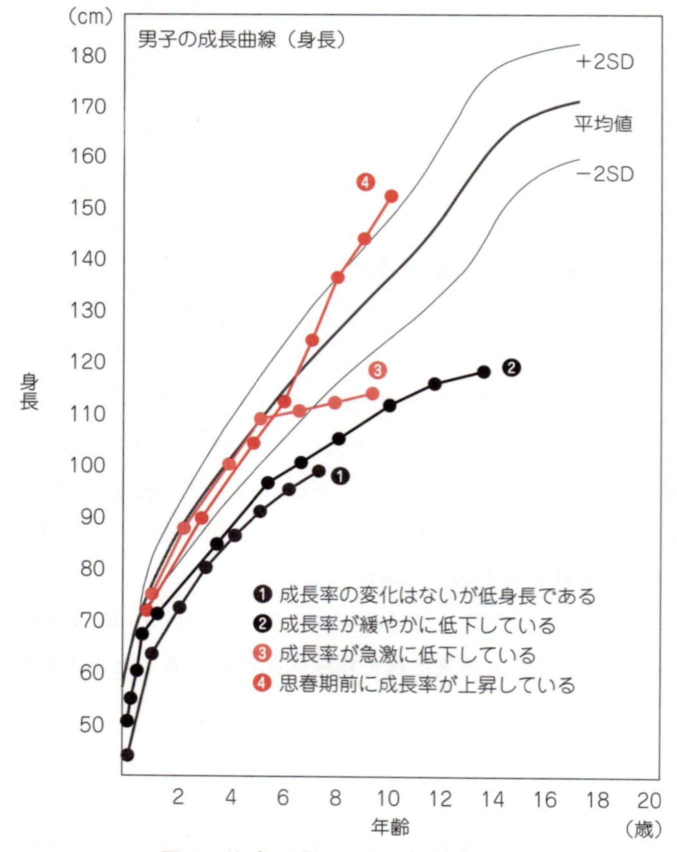

図1 注意を要する成長曲線の変化
〔小児成長研究会ホームページ（http://shouni-seicho.com/growth/）より改変〕

かったり，各自がもつ理想像との乖離に悩んだりすることも多く，丁寧な対応を要する場合もあります.

▶体重増加不良

体重増加不良は栄養摂取量不足に起因することが多いです．その背景には，授乳量 / 回数の不足，不適切な調乳方法，離乳食の不足，不適切なアレルギー除去食，家庭の貧困，虐待などさまざまな要因があげられます．低体重であっても標準曲線に沿うような増加が得られている場合には問題ないことがほとんどです．体重の増加率の低下がある場合には，丁寧な問診が大切になります.

▶低身長

身長 SD スコアが－2SD を下回る，成長率が低下する場合は精査を勧めてください．低身長の大部分は体質性低身長です．両親のどちらか，あるいは両方が小柄であるといった遺伝要因，食事摂取量が少ない・生活リズムが乱れているといった環境要因が考えられます.

低身長を呈する疾患は多岐にわたりますが，健診の場では，身長 SD スコアに加えて成長率の低下がないかに注目することで有効にスクリーニングを行うことができます．低身長に関しては特に 3 歳児健診での身長の評価が大切です．成長ホルモン分泌不全などによる成長率の低下が顕在化しはじめる頃であること，small for gestational age（SGA）性低身長症など 3 歳以降に治療適応となる疾患があること，3 歳児健診以降になると身長・体重を評価する健診を受ける機会が限られることが理由です.

▶外性器の異常

❶小陰茎

健診で陰茎が小さいと相談を受けることがありますが，陰茎が下腹部の皮下脂肪に埋没しているために小さく見えている見かけ上の小陰茎であることが多いです．陰茎は伸展陰茎長で評価します．非勃起時に包皮の先を引いて陰茎を伸展させた状態で恥骨結合から亀頭先端までの陰茎背面の長さを測定します．陰茎基部から恥骨結合には皮下脂肪があり，亀頭先端は包皮に包まれています．そのため，測定時には，陰茎基部を軽く圧迫して皮下脂肪の厚みで陰茎長が短くならないよう誤差を小さくする工夫と触診により包皮内の亀頭先端の位置をある程度推定することが必要となります．小陰茎と判断する目安は，新生児 2.4 cm 未満，6 か月児 2.6 cm 未満，1 歳 6 か月 2.8 cm 未満，3 歳 3.0 cm 未満とされています[2)]．真の小陰茎は胎生期の男性ホルモン作用不足の可能性があるため小児内分泌専門医へ紹介します.

❷停留精巣

一側のあるいは両側の精巣が陰嚢内に触知しない場合も，生後 6 か月頃までは自然下降することが多いですが，それ以降は下降する頻度が低下します．3～4 か月

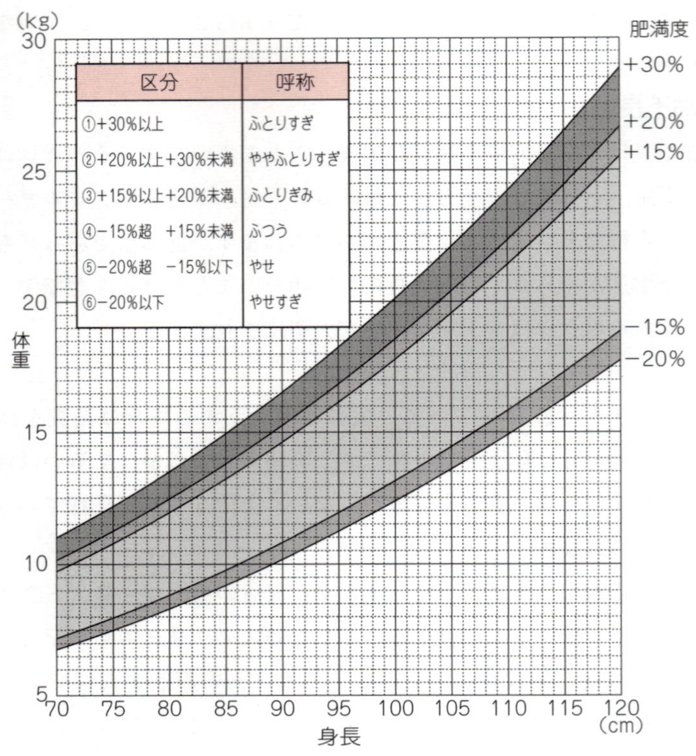

図 2 幼児の身長体重曲線(男)(平成 22 年調査)
〔母子健康手帳〕

児健診で停留精巣に気づいた場合は，保護者にその旨を伝え，6〜7 か月児健診で診察を受けるように助言します．6〜7 か月児健診以降で停留精巣を認めた場合は手術のできる小児外科あるいは小児泌尿器科に紹介します．

▶思春期早発症

7 歳 6 か月未満の女児に乳房発育が認められた場合は思春期早発症の可能性を考えます[3)]．したがって，乳幼児健診はもちろん，小学 2 年生までの学校健診で乳房発育を認めた場合は注意が必要です．乳房発育が進行性である場合，成長率の上昇がある場合，ほかの二次性徴がみられる場合は原因検索を含めた精査が必要です．

2 歳頃までの乳幼児では，乳房発育以外には成長率の上昇や陰毛発生・初経などのほかの二次性徴を伴わない場合が多く，思春期早発症とは区別して早発乳房とよばれます．ただし，はじめは早発乳房と考えられていても経過中に思春期早発症へ移行する症例もあり，定期的な経過観察が必要です．

男児の二次性徴は精巣容量の増大により評価しますが，学校健診で精巣の診察をする機会はなく，気づくことは困難です．成長曲線を用いて成長率の上昇に気づくことが重要です．

▶幼児肥満

肥満は成人の虚血性心疾患，糖尿病などのリスク因子となります．また，小児期の肥満は成人の肥満へ移行しやすいことがわかっています．学童期以降の対応だけでなく，生活習慣の改善に取り組みやすい幼児期からの介入が大切です[4)]．

❶肥満の判定

肥満度は（実測の体重－標準体重）÷標準体重×100で算出されます．計算するにはそれぞれの身長に対応した標準体重を参照する必要があり，簡単には求められませんが，肥満度判定曲線を用いることで，実測した身長・体重から肥満度を視覚的に捉えることができます．母子手帳には「幼児の身長体重曲線」として掲載されています（図2）．

❷乳幼児健診での指導

乳児期の肥満はその後の肥満との関連は強くなく，多くの場合，授乳の制限を要することはありません．体重の増加が成長曲線の標準曲線を逸脱する場合や著しい肥満の場合には，過剰な授乳行動がないか確認します．

幼児期の生活指導は，Chapter 2の各幼児期の健診を参照ください．

（松原洋平）

2 身体機能の発達

11 運動系

● 胎児期から成人に至るまでの発育・発達の経過

運動器の発育を中心に概説します．運動器とは，骨，関節，筋，神経，腱などの総称で，部位では腰，膝，肩などが代表となります．その「運動器」が障害され，移動機能が低下した状態が「ロコモティブシンドローム（ロコモ：運動器症候群）」*1 です．

*1　ロコモとは，運動器が障害され立ったり歩いたりするための身体能力（移動機能）が低下した状態であり，進行すると介護が必要になる危険性が高くなる．

成長期は身体が大きく変化する時期で，特に身長の伸びが顕著になります．成長期の骨の特徴は，骨端軟骨（成長軟骨）が存在することです[1]．骨（長管骨）は発達段階では軟骨（骨端線：成長軟骨，骨端軟骨：骨端核・骨化中心）があり，この部位での軟骨内骨化により長軸方向に成長します（図1）．さらに，骨膜での膜性骨化により横径方向に成長し太くなります．骨端は軟骨成分が多く未成熟のため，力学的ストレスに弱く，繰り返しの軽微な外力（反復ストレス）でも同部位の損傷をきたしやすくなります．また，身長（骨）の伸びに関与する成長軟骨（骨端線）

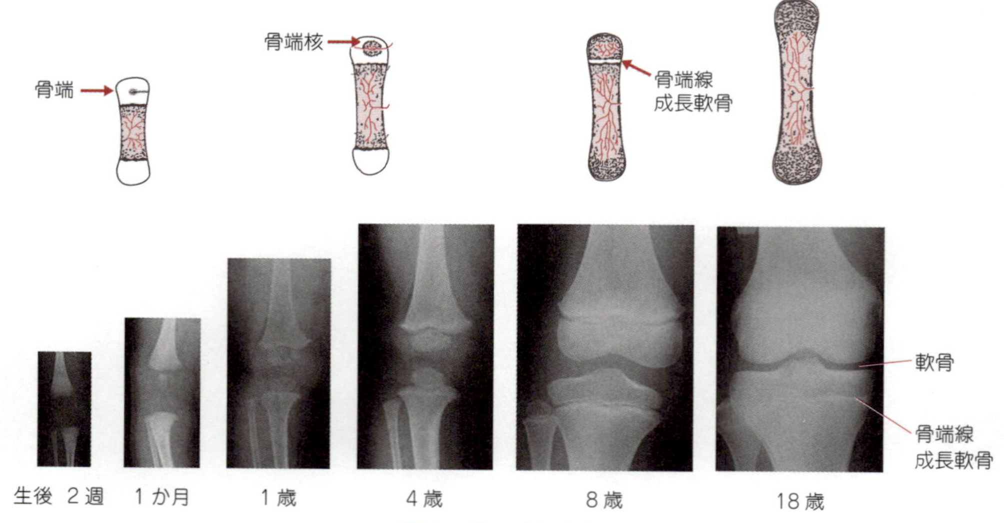

図1　骨の成長過程
身体の多くの骨は出生時には骨端核が未発生のため，骨端は軟骨成分のみである．その後骨端核が出現し成長することで骨端（骨）を形成する．骨端線（成長軟骨）は，長径成長に関与し，閉鎖すると身長（骨）の伸びが停止する．骨端軟骨の消失時期は骨の部位により差があり，一般には末梢側が早く中枢側が遅くなる．

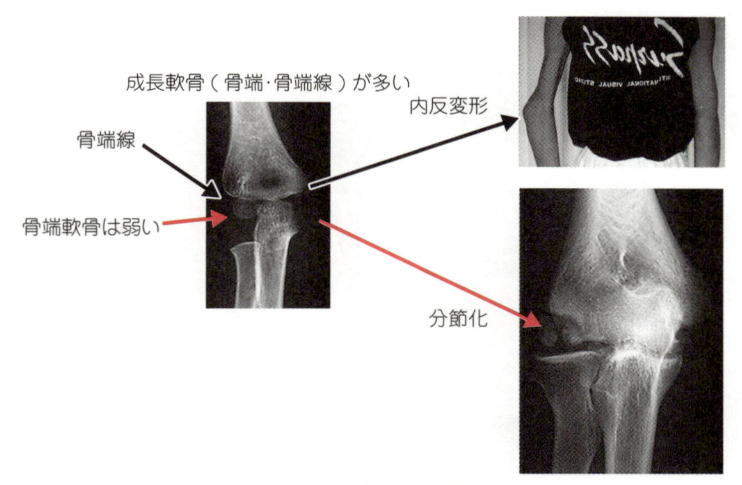

図 2　成長軟骨障害
成長軟骨のため，損傷すると変形や離断性骨軟骨炎をきたす．

も，外力に対する抵抗力が小さいため損傷を受けやすくなります（図 2）．一方，筋・腱は骨への起始と停止があり，筋・腱の長さは骨の成長に依存します．骨の伸びに比べ筋肉の発達は緩やかなため急激な骨の成長に筋肉や腱の成長が伴わない場合は柔軟性が低下し，成熟過程の筋・腱・付着部に障害をきたしやすくなります（図 3）．その代表がオスグッド（Osgood）病やシーバー（Sever）病です（図 3）．小学校高学年から中学生頃に柔軟性が低下するので，幼児・小児の頃からのストレッチング指導が重要になります．一方，骨端軟骨部の障害の代表が野球肘（離断性骨軟骨炎）です（図 2）．この野球肘は，繰り返す投球動作などで成長期の未成熟な骨（骨端軟骨）に損傷（離断性骨軟骨炎）が生じるとされています．したがって，成長期（乳幼児・児童・生徒）の発達段階（スキャモン〈Scammon〉の発育曲線）に応じ（図 4），心身の成長を育む規則的な運動を中心とした生活習慣の獲得が，必要不可欠となります．

正常発達を得るための促進因子

成長期には心身の成長を育む規則的な運動を中心とした生活習慣（学習：知識の習得，食事：よい栄養バランス，運動：適切な運動，睡眠：十分な休養・睡眠），すなわち「よく学び，よく食べ，よく動き，よく眠る」が大切です．

骨の成長には，成長ホルモンが重要で，他に甲状腺ホルモンや性ホルモンがかかわっています．成長ホルモンは睡眠時に多く分泌されるため，十分な睡眠をとるには適度な運動など規則正しい生活が大切です．甲状腺ホルモンは骨の成長，骨塩量の増加や骨のリモデリングに関与しています．また，性ホルモンは思春期の急激な

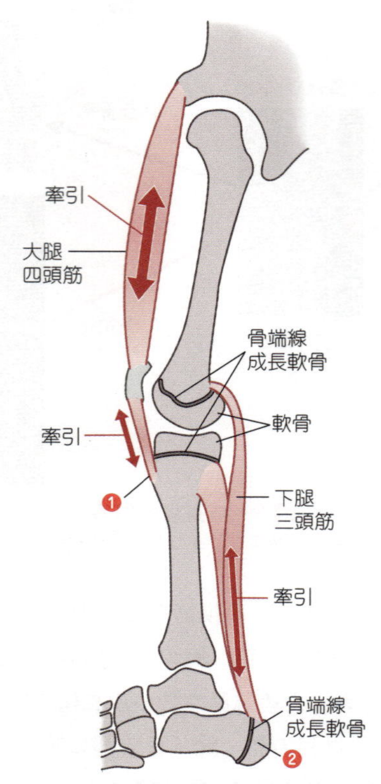

図3　骨端症の発症要因・好発部位
成人と比較して柔軟性は高いが，骨と比較して成長が緩やかなため相対的に筋肉・腱は短縮し緊張した状態．骨への付着部は軟骨成分が多いためこの部での損傷が多くなる．オスグッド病(❶)やシーバー病；踵骨骨端症（❷）などがある．

身長の伸びに関係しています．関節の成長には歩行開始など重力による荷重負荷が関与するとされています．しかし，軟骨成分の多い未熟な時期では，反復する負荷により離断性骨軟骨炎が発症するため，骨の成長を考慮した至適な負荷が重要となります．

したがって，正常発達を得るための促進因子の基本は，規則正しい生活習慣とスキャモンの発育曲線を考慮した運動となります[1〜3]．

▶スキャモンの発育曲線と成長速度曲線

スキャモンの発育曲線（図4）に示されるように，身体の発達は各器官により異なります．この曲線では，成長発育について，20歳のレベルを100%として，各体組織の発育の特徴を4型に分類しグラフ化してます（図4）．

❶一般型

一般型は身長・体重や肝臓，腎臓などの胸腹部臓器の発育を示します．特徴は，乳幼児期まで急速に発達し，その後は次第に緩やかになり，第二次性徴が出現しは

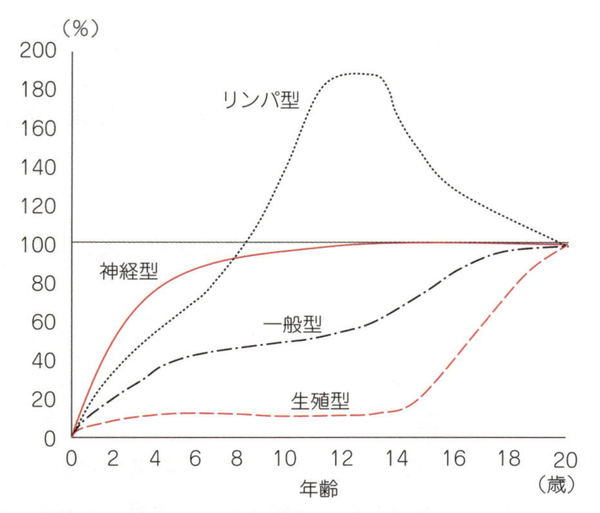

図4　スキャモンの発育曲線（Scammon, 1930）

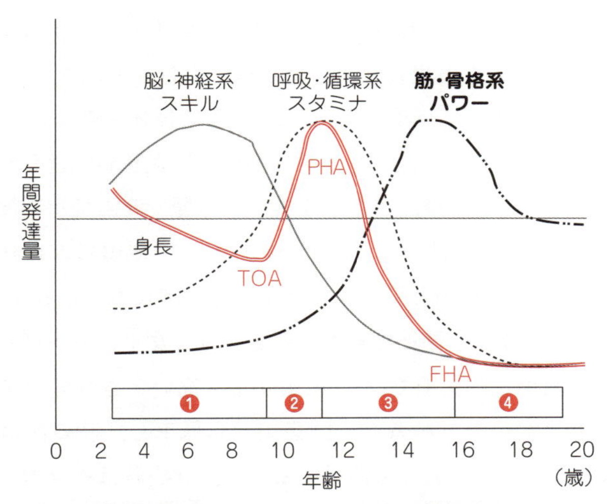

図5　成長速度曲線―スポーツ指導・障害の観点より―

❶ Phase1　身長促進現象の開始年齢以前（TOA：take off age）
❷ Phase2　身長最大発育年齢（peak height age：PHA）男子：12.8歳頃，女子：10.6歳頃まで
❸ Phase3　身長増加の終了年齢（final height age：FHA）まで
❹ Phase4　身長増加の終了以降
FHAまでの時期は骨，筋肉や腱の成長が不均衡なため運動器の障害が発生しやすい．
〔浅見俊雄（編）：ジュニア期の体力トレーニング．日本体育協会，13，1996より改変〕

じめる思春期以降に再び発育のスパートがみられ大人のレベルに達します．

骨の長径成長は第一次性徴（出生から3歳頃）と第二次性徴（思春期）のときに顕著に起こり，成長期の特徴として，身長最大発育年齢（peak height age：PHA）は，男子は12.8歳，女子では10.6歳頃に迎えます．その後，身長最終発育年齢（final height age：FHA，男子は17歳頃，女子は15歳頃）までの時期は，骨の長径成長速度が筋肉・腱などの周囲組織の成長速度より速く，骨・筋肉・腱の成長が不均衡になります（図 5）.

❷神経型

神経系は，出生直後から急激に発育し，4～5 歳までには成人の約 80%，6 歳で約 90% に達します.

❸リンパ型

リンパ組織は，生後から 12～13 歳までに急激に成長し大人のレベルを超えますが，思春期過ぎから大人のレベルに戻ります.

❹生殖型

生殖型は，14 歳頃から急激に発達します.

▶成長・発達における男女差

幼少期においては，成長・発達における男女差は顕著ではありません．ゴールデンエイジ：ジュニア前期（9～12 歳）からジュニア後期（12～14 歳）には，ホルモン（男性ホルモン：テストステロン・女性ホルモン：エストロゲン）の影響から男女差が現れます．骨の成長や神経伝導速度などの能力が向上する時期は，女子の方が男子より 2 年程度早く出現します．女子は，女性ホルモンの影響で 9 歳頃の急激な身長の伸びに関連して体重も増加し，12 歳頃は体脂肪率のピークと一致し女性らしい体格となります，男性ホルモン分泌低下により筋肉量や筋力に影響を与えます．成長期以降の男子では，男性ホルモンの影響で筋肉量が増加し体脂肪が減少します．女子では，体重増加のピークが 9 歳頃と 12 歳頃にみられます．身長最大発育年齢は，女子が 10 歳頃と男子より 2 年早く，身長の停止も女子が 15 歳頃で男子より 2 年早くなります．関節弛緩性に関しては，女子の方が高く，男子では年齢の増加とともに減少し，女子では 15 歳頃が最も高いとされています．また，筋柔軟性においても，女子の方が高く，12 歳頃から低下し，筋の種類によっても異なります．男女差に加え，個人差も関係するので，診療時は総合的に判断すべきです．したがって，成長速度曲線とスキャモンの発育曲線を考慮した運動指導が重要となります（図 5）.

❗見逃してはいけない疾患

新生児から乳幼児期の運動器疾患の場合，患児が疼痛を訴えないことが多いため注意が必要です[1)]．成長期に疼痛をきたす部位と疾患を図 6 に示します.

また，新生児から乳幼児期では運動器疾患に遭遇することはまれですが，先天性内反足，筋性斜頸，多・合指（趾）症などは，外見上で診断しやすい疾患です．一方，出生児の外見上で評価できない場合は特に注意を要します．たとえば，発育性股関節形成不全（以前の先天性股関節脱臼），脳性麻痺，ペルテス（Perthes）病，

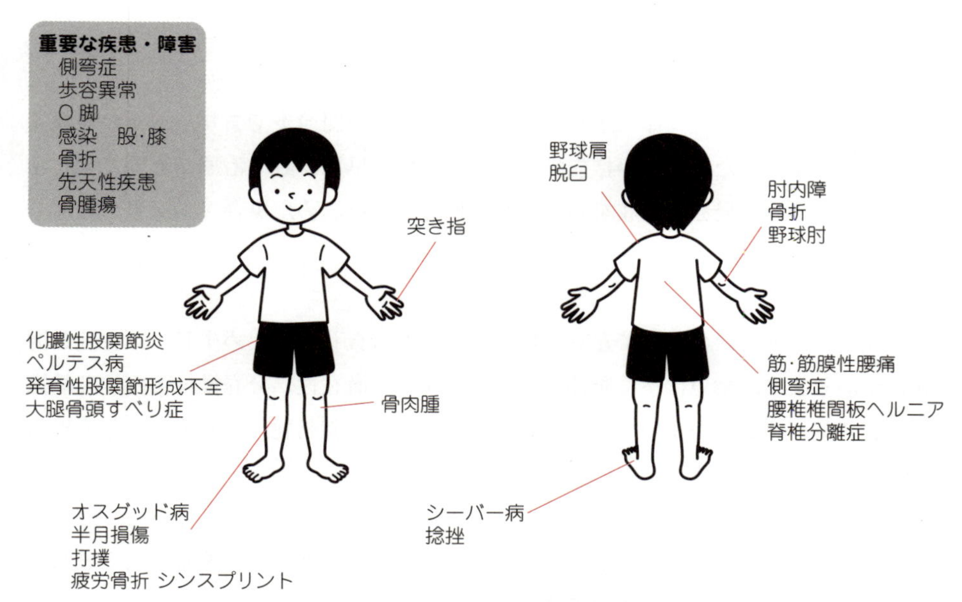

図 6　子どもの疼痛の部位と疾患

ブラント（Blount）病，化膿性関節炎，二分脊椎，先天性脛骨偽関節症などは，特に重度でない場合は見逃しやすく診断が遅れた場合は将来機能障害を残すため，注意深い診察が必要となります．

▶ 発育性股関節形成不全（以前の先天性股関節脱臼）

統計学的に最も見逃しやすい乳幼児期の運動器疾患の 1 つです．股関節の開排位（股の開き）が制限されている女児の場合は，特に本疾患を疑います．

▶ 脳性麻痺

受胎から新生児期までの間に生じた脳の非進行性病変による永続的で変化しうる運動機能障害です．明らかに四肢の不随意運動，筋緊張の異常，体幹の反り，てんかんやけいれん発作を認める場合は比較的診断しやすいですが，軽度の場合は，2 歳頃までの幼児で体幹保持や四肢の動き，歩容の異常がみられた場合，専門医を受診させます．

▶ ペルテス病

大腿骨近位骨端部が阻血性壊死をする疾患で，4 歳から 7 歳児の男児に多く，跛行で気づくことが多くなります．膝痛を訴えることもあり膝疾患と間違えないように注意します．

▶ O 脚変形

乳・幼児期は O 脚（生理的 O 脚）で，4 歳から 5 歳頃 X 脚になり，6 歳頃に正常のアライメント（軽度外反）になります．ブラント病は，脛骨近位内側の成長軟骨板の成長障害により脛骨内反をきたします．3 歳頃までに改善する O 脚が悪化した場合に本疾患を疑います．

▶化膿性関節炎

乳幼児の膝・股・足関節にまれにみられる化膿性の関節炎であり，診断の遅れにより関節破壊をきたし重度の機能障害を残すため，早期診断・治療が重要です．発熱，関節の腫脹，発赤や患肢を動かさない仮性麻痺を認めた場合，本疾患を鑑別します．

▶二分脊椎

妊娠初期の何らかの原因で左右の椎弓の骨核が癒合しないため生じ，顕在性と潜在性があります．女児に多く腰仙部に好発します．潜在性二分脊椎は，腰椎X線撮影により気づくことが多いです．症状は少なく，皮下脂肪腫，皮膚陥凹や色素異常等をみることがあります．

▶先天性下腿偽関節症

頻回な骨折を特徴とする脛骨（腓骨）の偽関節で，2歳以下で診断されるまれな疾患であり，難治性疾患の1つです．

▶軟骨無形成症

内軟骨性骨化が障害される代表的疾患であり，低身長（四肢短縮）と特徴的顔貌（大きな頭部，前額部突出し，顔面中央部低形成）を呈します．

▶骨形成不全症

膜性骨化が障害される代表的疾患であり，骨脆弱性のため易骨折性や骨格変形を呈します．

（帖佐悦男）

3 こころの発達

はじめに

心（こころ）の定義を心理学では明確に説明していません．しかし，私たちは日常生活のなかで，「心」ということばを何の躊躇もなく使っています．「こころ，心当たり，心がけ，心配り，心得る，心ばかり，心やすい，心憎い」多数のことばがあります．「心」は，「人間の精神作用のもとになるもの，またその作用」（広辞苑）とされ，感情，意志，知識，思いやり，情などを含んでいます．非常に多義的・抽象的な概念であり，文脈に応じて多様な意味をもちます．この，身近でかつ謎めいた「心」は，脳科学，心理学，哲学，宗教学など，最近はIT分野も含め研究者にとって最も魅力的な研究対象であり続け，そのなかで多く語られるのは「心と身体（脳）」の関係性です．

子どものこころの発達の定義づけもまた難しいですが，「子どもが成長のなかで得た経験をもとに周囲の環境に働きかけ，環境との相互作用を通じ，情緒や意欲，態度を身につけ，対応する能力を獲得する過程」と考えられています．身体的・情緒的・知的発達あるいは社会性の発達など，子どもの成長におけるさまざまな側面は，相互に関連しながら総合的に発達するのです．わが国における乳幼児の子育てを取り巻く状況にはさまざまな課題があります．文部科学省（文科省）は，乳幼児期における子どもの発達において重視すべき５つの課題をあげています[1]．①愛着の形成，②人に対する基本的信頼感の獲得，③基本的な生活習慣の形成，④十分な自己の発揮と他者の受容による自己肯定感の獲得，⑤道徳性や社会性の芽生えとなる遊びなどを通じた子ども同士の体験活動の充実，です．以上は，子どもと保護者を支援する立場の小児科医にとっても大切な課題です．本項では特に言語発達およびコミュニケーションの発達等について述べます．

胎児から乳幼児期に至るまでのこころの発育・発達の経過

▶胎児期～新生児期の感覚器の発達

もし，「心」が，脳の何らかの感覚と関連したものと考えれば，胎児期にはすでに「心」が芽生えているといえるでしょう．感覚とはいわゆる五感を意味し，胎児期に最初に機能しはじめる感覚器は触覚であり，その後聴覚，視覚，味覚，嗅覚の順に各器官は急速に発達形成されます[2)].

❶触覚の形成

手で子宮壁に触れる（胎生 8 週），口に手をもっていく（胎生 14 週），指を吸う（胎生 20 週）動作がみられます．胎生 18〜20 週頃にはじまる胎動も皮膚感覚による学習です．羊水の感触や温度を感じ（胎生 24〜25 週），痛覚ができます（胎生 26 週以降）.

❷視覚の形成[*1]

*1 Chapter 1-2 身体機能の発達：2）感覚器系：視機能（p.16-22）参照.

胎児の眼の形成は胎生 4 週頃からはじまり，眼胞から水晶体原基，網膜原基などの器官がつくられ視神経も形成します．眼瞼が開閉（胎生 26 週），光への反応がみられ，明暗を感じます（胎生 28 週）．睡眠周期がはじまり（胎生 29 週），胎生 30 週には睡眠周期が 40 分サイクルになります．出生時は視力 0.03〜0.05 程度です．新生児の眼球は構造上完成していますが，中心窩の完成は生後 4 か月です．乳幼児の屈折状態は遠視であり，3 か月で遠視が一時強くなり 1 歳で軽減します.

❸聴覚の形成[*2]

*2 Chapter 1-2 身体機能の発達：3）感覚器系：聴覚・平衡感覚（p.23-29）参照.

胎生 4〜5 週頃に耳の溝や隆起が起こり，内耳，中耳，外耳が形成されはじめます．三半規管が形成（胎生 8 週），中耳が形成（胎生 12 週），内耳と中耳がつながり（胎生 16 週），外耳が形成されます（胎生 20 週）．胎生 20 週頃には，すでに胎内で母体の血流音や心音が聞こえます．胎生 28〜30 週を過ぎると母体外の雑音や人の話し声が聞こえるようになり，高音・低音も聞き分ける能力をもちます．胎児がよく聞こえるのは高音なので，母親や女性，子どもの声に反応しやすいようです.

以上のように，胎児期にはすでに未熟であっても五感があり，環境との相互関係を感知できるという点において「心の準備」は出揃っているのです.

▶新生児期〜乳幼児期のこころの発達

新生児は，保護者と別人の顔を弁別，表情（笑顔）を認識，言語に必要な母音や子音，色も区別できます.

乳児は，周囲の環境との相互作用によってダイナミックなこころの発達を遂げます．保護者が世話をすることによって，視覚，聴覚，嗅覚などの感覚が刺激を受け，認知の発達が促されます．顔とことばの認識能力は同時並行で発達します[3)]．同時に乳児は，泣く，笑うなどの表情の変化や，からだの動き，喃語により，自分の欲求を表現します．この表現を受け取った保護者との継続的なかかわり，愛されること，大切にされることで，乳児は愛着が深まり情緒は安定し，他者への信頼感が育まれます．育児において，子どもを抱く，なでるなどスキンシップは愛着形成に欠かせません．それにより乳児は，安定した信頼感のもとで，身近な人に働きかけ，ハイハイや歩行の開始とともに行動範囲を広げていくことができます．

幼児に成長すると，言語能力が飛躍的に伸び，身近な人とのかかわりを深め，興味・関心の対象も広がります．ごっこ遊びなど子ども同士の交流のなかで，自己と他者の視点や違いに気がつき，時としてかんしゃくを生じたりトラブルはあるものの，安心できる保護的な環境で育まれることによって安定した心に成長します．乳幼児期の発達段階については，代表的な理論であるエリクソンの心理社会的発達理論の８段階説（**解説１**）およびピアジェの認知発達段階説（**解説２**）があります[4]．

解説１　エリクソンの心理社会的発達理論の「8段階説」（表１）

エリクソンは，人の精神発達過程を「乳児期」「幼児初期」「遊戯期」「学齢期」「青年期」「成年期初期」「成年期」「成熟期」の８つに分類し，それぞれの発達段階の課題を設定した．発達段階説は，人が生きていく際の普遍的な流れ，おおまかな目安と捉えるものである．発達課題と危機は「○○ vs. ××」というかたちで表現される．これは，向き合わなければならない課題とそれを失敗してしまったときに生じる危機との間に生じる葛藤を表現する．危機とは，どちらに傾くかではなく，矛盾と葛藤の状況を受け入れられるかどうか，ということである．危機を克服できなければ，葛藤は解消されず抑圧され不適応の原因になる．逆に危機を乗り越えれば，徳とよばれる成長へと至る，という理論である．

表１　エリクソンの８段階説（第１～第３段階）

	発達段階	発達過程	発達課題と危機
乳児期	0～1歳半	信頼感の獲得	基本的信頼 vs. 基本的不信
幼児初期	2～3歳	自律感の獲得	自律 vs. 恥・疑惑
遊戯期	4～5歳	自発性の獲得	自主性 vs. 罪悪感

〔エリク・H・エリクソン（著），西平　直，他（訳）：アイデンティティとライフサイクル，誠信書房，134-139，2011〕

①乳児期：未熟な状態であり，保護者や周りの大人から愛情を受け，身の回りのすべての世話を受けることで基本的な信頼が形成される．しかし，ネグレクトなど愛情を注がれず不適切な世話を受けた乳児は，不安や不信感，無力感を示し「希望」を得られない．

②幼児初期：保護者や周囲の大人の世話にならずとも身辺の世話を自分でできるようになり，何でも自分でしたいという挑戦欲や自律性が芽生える．挑戦しても非難や否定的な批判を受ければ，周囲が自分を信じてくれないという「恥・疑惑」が生まれる．

③遊戯期：遊びや関心があるものについての「自発性・積極性」が形成される．

さまざまな事柄の「目的」を知ることで目的意識が得られ，興味があることへの追及ができる．失敗経験に対して厳しく叱るような体験の繰り返しは，子どもに罪悪感を植えつけ，自発的活動を妨げる．

解説２　ピアジェの認知発達の４段階（表２）

ピアジェは，乳幼児期から成人期にかけて起こる認知発達の変化に関し以下のような認知発達モデルを提唱した．子どもの認知発達は，生得的能力（nature）と環境的影響（nurture）の相互作用から生じ，単に知識を習得することではなく，スキーマとよばれる世界のメンタルモデルを開発・構築する必要がある．認知発達を形成するうえで，積極的な探索と環境との相互作用の役割，心のスキーマを構築するうえで同化と適応の重要性が強調された．

表２　ピアジェの認知発達段階

０～２歳	感覚運動期	対象の永続性
２～７歳	前操作期	象徴的な思考
７～11歳	具体的操作期	論理的な思考
11歳以上	形式的操作期	科学的な推論

〔吉田敬子：０歳から10歳までの心の発達．齋藤万比古（編），子どもの心の診療入門．第３版，中山書店，16-24，2014より改変〕

「ピアジェの認知発達の４段階」は，子どもの言語，世界観，因果関係，数や量の概念などがどのように発達するかを理解するうえで参考になる．

①感覚運動期：乳児は感覚や行動[*3]を通して，世界について理解する．物体の永続性，自己認識[*4]，延滞模倣，表象遊びなどを学ぶ．生後８か月になると，幼児は物の永続性を理解し，物が見えなくても存在することを理解し，物が消えても探すようになる（オブジェクト・パーマネンス）[*5]．そのためには，対象物の心的表象（スキーマ）を形成する能力が必要である．

②前操作期：この段階では論理的な推論というよりも，物事の見え方によって思考が左右される．見た目が変わっても量が変わらないことを理解できない．子どもは自己中心的で，他人が自分と同じように世界を見ていると思い込んでいる．自分ではない人（スーパーヒーローや警察官など）になりすまし，現実の物を象徴する小道具を使ってその役を演じる．生きていない物体（おもちゃなど）にも生命があり，人間のような感情があると考える傾向（アニミズム的思考）を示す．前操作段階が発達するにつれて，自己中心性は低下し，子どもは自分の遊びに他の子どもが参加することを楽しむようになり，なりきり遊びがより重要になる．

*3　動き回り環境を探索すること．
*4　子どもが他人が自分とは別の存在であることに気づくこと．
*5　たとえ隠されたとしても，そのオブジェクトがまだ存在していることを知ること．

▶ 乳児の言語発達過程

乳児の言語発達の仕組みは複雑ですが，音のつながりから自分で単語を切り出して語彙を増やす能力があることがわかっています．話している人の表情，抑揚，しぐさなどの意味も理解します．語彙，発声，本人が「話したい」（伝えたい）という意識が総合して言語というかたちになって表出されるのです[5]．

乳児期の言語発達は，音韻と語彙の獲得が課題であり，その獲得過程には音声の知覚と産出の側面があります（図1）[6,7]．ヒトは胎児期にすでに他者の声を弁別して聴取する能力をもちます．新生児は，母親の声を聴いた際に，音韻情報の知覚を担う左半球が強く活動したのに対して，非母親女性の声には，おもに音声の韻律（プロソディー）の知覚処理を担う右半球が強く活動します．このような新生児期における母親の声に対する反応バイアスは，母胎内で母親の声を聴取する経験の蓄積によることが示唆されています．つまり，音声言語の感覚学習は胎児期からはじまっているのです．ヒトは，新生児～乳児期の前半では，母語に存在しないすべての音韻（たとえば，日本人であれば，英語，中国語，フランス語など）を弁別することができます．しかし，乳児期後半では，加齢に伴う脳構造や機能の発達によって，周囲の大人が話している言語に特化した音声のパターンを獲得します（知覚狭小化）（表3）．

発声による感覚運動学習は，生後すぐにみられる「泣き」が原初的なものです．泣き声にはいろいろな意味がありますが意味不明なことも多く，乳児にとって，最

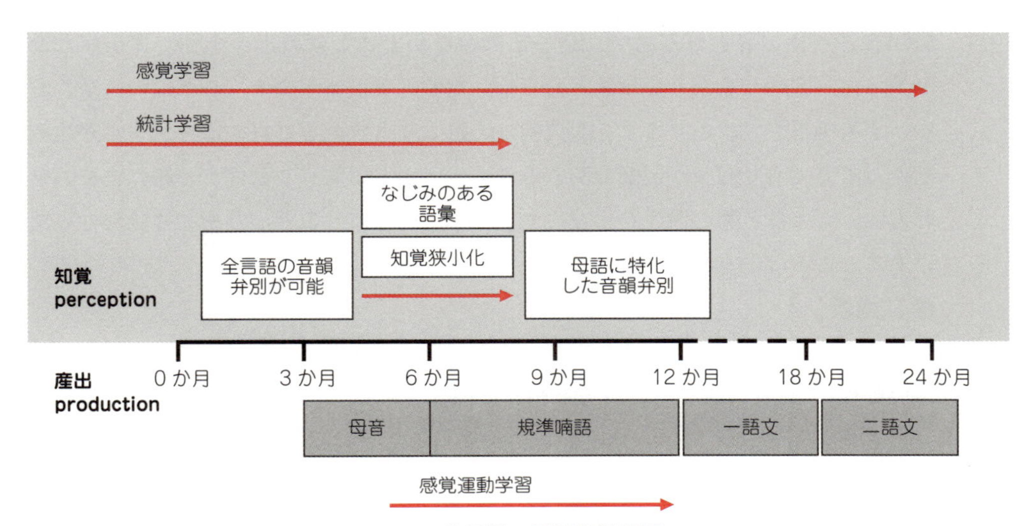

図1 乳児期の言語発達過程

〔Kuhl PK：Early language acquisition：Cracking the speech code. Nat Rev Neurosci 5：831-843, 2004 および今福理博：乳幼児における発話の視聴覚統合と言語発達―発達科学の立場から―. Japanese Psychological Review 62：166-178, 2019 より改変〕

表 3　音声言語の発達

3 か月	母語に存在する母音に類似した音声の産出
5 か月	母音を区別して発声
7 か月	子音・母音を含む規準喃語（バブリング）を発声
10 か月	母語に特化した音韻発声
12 か月	初語　一語文（わんわん，ぶーぶー，まんま）
18 か月	二語文（ままねんね，わんわんいた）

〔今福理博：乳幼児における発話の視聴覚統合と言語発達―発達科学の立場から―．Japanese Psychological Review 62：166-178, 2019 より改変〕

初の自己主張と捉えることもできます．新生児ではおもに不快な感覚があるときに泣くがその要求は多彩です（空腹，眠りたい，暑い，寒い，おむつが濡れている，お腹が痛い，など）．保護者は子どもの泣き声を手掛かりに要求に応えようとします．3～4 か月では，ぐずるように夕方泣く「たそがれ泣き」，6 か月頃からは，夜寝ているときに泣きだしてやまない「夜泣き」もはじまります．1 歳過ぎ頃からは，自分の思い通りにならないときや不安なときに泣き，泣く意味（子どもの意思表示）が理解しやすくなります．場合によっては，気をひくようなウソ泣きもみられ心の成長の証です．

▶幼児期の言語発達過程

❶ 1 歳半頃

意味のある 10 個程度の単語をいえるようになります．誰にも教わらないのに，ことばとその意味を学ぶことができるのです．その仕組みは複雑です．ことばを学ぶヒントは，子どもの周囲にあります．乳児は，音に対する感覚の特性があり，不協和音より協和音を好みます．話ことばのなかでことばのまとまり，休止などをヒントに，音のつながりを単語として拾いだすことができます．ことばのリズムやテンポも手掛かりになります．大人向けの歌よりも童謡を好むのは，テンポが比較的ゆっくりであり発音が明瞭で聞き取りやすいからです．ことばと一緒に物をさされると，ことばと物の関係を学びやすいです．同様に，ことばと一緒に動作や表情があるとことばの意味を理解しやすいでしょう．

❷ 2 歳頃

2 語以上のことばを使って文をつくれるようになります．身ぶりで話し（やりもらい動作），無意識のうちに自分と動作の関係を確認しています．性別による使い分けも出てきます．自分と相手の行動が異なることばは誤りを生じやすいです[*6]自分と相手の立場を離して考えること，相手の気持ちや論理を推測する能力が関係しているため，習得には個人差があります．

*6　例：行く⇔来る，あげる⇔もらう，売る⇔買う，渡す⇔受け取る．

❸ 3 歳頃

3 語以上のことばを使い文を操るようになります．過去，現在，単数，複数，色

表4 言語理解と発達の遅れの目安

	言語理解の遅れの目安	発語の遅れの目安
2歳	①身体部位の指さしがない ②絵本を見て動物や果物の指さしがない	①有意味語がなく，喃語が少ない ②有意味語はないが，喃語はよくでる ③有意義語を話すが2つ以下
3歳	①どっち？という質問の意味が理解できない ②誰が？何が？という質問の意味が理解できない	①単語しか話さない ②二語文までしか話さない

〔小枝達也：2～3歳頃 言葉が遅い．小枝達也（監修），秋山千枝子，他（編），「育てにくさ」に寄り添う支援マニュアル 子どもの育てにくさに困った親をどうサポートするべきか．診断と治療社，53，2009より改変〕

などの識別ができ，会話となってきます．ことばの表出は，個人差があります．ことばが出るまでに時間がかかっても，ひとたびことばが出はじめると，「ことばのダムの栓が抜けた」ようにお喋りになることはよくみられることです．幼児期のことばの発達に欠かせないのは，周囲の応答です．ことばはコミュニケーションの方法であり，乳児期の喃語の時期から周囲がことばで応えることで成長します．難聴はないのに言語理解や発語の遅れが気になる目安を表4に示します[8]．

正常発達を得るための促進因子・抑制因子

▶促進因子

❶乳幼児の愛着形成と信頼感の獲得

愛着とは，乳幼児と保護者との間に築かれる基本的な信頼感です．子どもは，すべての発達段階において，自分の発する言語的・非言語的なサインに注意を払います．それに適切に反応する保護者がいるとき信頼感を得て最適に成長すると考えられます．小児科医は，親子関係，心理社会的メカニズム（愛着，しつけ，モデリング，家族機能）と保護者の精神状態，本人の生物学的問題，社会資源などの関連性について意識をもって診療する必要があります．

ボウルビィは，愛着（アタッチメント）理論のなかで，4段階の発達を提示しました[9]．

第1段階（新生児～3か月まで）：識別のない段階での特定されないアタッチメント対象への定位・信号行動．

第2段階（生後6か月頃まで）：識別された特定のアタッチメント対象への定位[*7]・信号[*8]行動．

第3段階（生後6か月～3歳頃まで）：識別された特定のアタッチメント対象への近接・接近[*9]を維持する行動．

第4段階（3歳頃以降）：行動目標の修正と協調性の形成．

*7 保護者の姿を目で追ったり，声を聞こうとしたりする行動．

*8 人に注意を向けて泣く，微笑するなど合図する行動．

*9 吸う，しがみつく，後を追うなどの行動．

乳児が生得的にもつこのようなアタッチメント行動は，保護者の関心を引きつけ養育行動を生起させます．本能的な反応要素が保護者との相互作用を通して統合されて表現されます．

3歳を過ぎると，愛着対象との身体的な近接を必ずしも必要としなくなります．愛着は次第に内在化され，内的ワーキングモデル*10が形成されます．愛着パターンは，乳幼児期に形成される母親との愛着パターンが基本ですが，父親や他の保護者の間に別のパターンが形成されることもあります．また，幼児期以降の保護的体験のなかで，愛着パターンが修正されることもあります．

*10 外的世界を予測して行動を制御するシステム．

❷ことばの成長

基本的にことばは，子ども自身が周りの人が話すことを聞いて，その音のつながりのなかから，単語を切り出してことばとして修得するものです．そのため，ことばの成長を促すためには，あえてことばを教えようとする必要はなく，子どもが「話したい，伝えたい」という気持ちを伸ばすことが重要です．乳児期の喃語への応答，子どもの発声を大人が模倣する，動作の模倣，高めの声で語りかける，童謡を聞かせたり一緒に歌う，なども普段から行うことが大切です．多少ことばが出てきた幼児に対して，絵本の読み聞かせは有効です．その際，気をつけるべきことは，決して子どもに文字を読ませるために行うものではない，ということです．あくまでも，子どもが絵本に興味を示したら，親子で絵やことばを楽しむことが第一です．保護者も読むことの楽しさを十分に感じ取って，子どもとともに考え，ともに喜ぶ時間づくりとして絵本の読み聞かせを大切にするとよいでしょう．

❸道徳性や社会性の充実

道徳性や倫理性の発達も重要です．一般に，乳幼児期は，保護者による外面的な規律や統制を受けて道徳性を発達させ，成長とともに内面的で自律的に言動や行動を自己規制します．この移行を「道徳的内面化」といいます．精神分析理論では，4～5歳から，善悪の基準である良心は，保護者の価値観を同一視して自己に取り込むことによって獲得されます．社会的学習理論では，子どもの良心は，ある場面や反社会的な行為に条件づけられた不安反応とされます．ある行為の後に，叱責され，罰を受け，悪い行動とされると，その後，同様の行為は不安と連動し繰り返さなくなります．2～5歳では，規則の模倣はできますが自分に都合のよい解釈をしており，他とは共有できません．つまり，規則を守っているが外見だけ，でもそれは仕方ないことなのです．真に規則を尊重できるのは11歳過ぎです．

❹保護的小児期体験

逆境的小児期体験（adverse childhood experience：ACE）に対して，子どもの健全なこころの成長に影響を与えるという観点からは，保護的小児期体験（protective and compensatory experience：PACE）が注目されています[10]．PACEには，親からの無条件の愛，親友の存在，家族以外の大人からのサポート，社会集団の一員であることなど関係性のコンテクストと十分な食料，安全な家，学ぶ機会などの資源のコンテクストがあげられます．ACEを有していても，保護的体験を積むことにより，トラウマで傷ついた心の回復が認められるとされています．

▶抑制因子

❶逆境的小児期体験（ACE）

「マルトリートメント」とは，「大人からの子どもに対する不適切なかかわりや養育」であり，子どもの健全な発達を妨げます．「児童虐待」と近い概念ですが，より広範囲な不適切なかかわり全体を意味します．ACEは，小児期に経験した7項目の逆境的体験*11のスコアが高いほど将来成人になったときの疾患リスクと関連するとされます[11]．乳幼児期に受けたマルトリートメントは，言語の発達やコミュニケーションの発達に影響を及ぼし，なかには神経発達症の特性（自閉スペクトラム症〈ASD〉や注意欠如多動症〈ADHD〉など）に似る病態を示し，複雑性心的外傷後ストレス障害（complex post-traumatic stress disorder：CPTSD）（ICD-11，2019年）と診断される可能性があります．また，発達性トラウマ症という概念があります*12．

*11 心理的虐待，身体的虐待，性的虐待，家族の物質中毒，家族の精神疾患，母親（または義理母）への暴力，家族の犯罪行為．

*12 発達性トラウマ症[12]は，幼少時からの慢性的なトラウマ（家庭内での虐待，ネグレクト，いじめ，暴力などのトラウマ的な経験）によって起こる症状を包括的に捉える概念であり診断名でないことに留意を要する．複雑性PTSDよりも幅広い概念である．

【治療・介入】

子どもへのアプローチだけでは効果は十分ではありません．代表的な介入としては，① CARE（Child-Adult Relationship Enhancement）：保護者の子育てスキルや，子どもとの関係を改善するためのペアレンティングプログラム，② PCIT（parent-child interaction therapy）：2〜7歳の行動の問題がある子どもと，その保護者を対象に行動科学に基づく遊びを用いた心理療法，③ TF-CBT（trauma focused cognitive behavioral therapy）：子どものトラウマが強い場合に用いられる，などがあります．

❷養育環境の影響

乳児の言語発達を考えるうえでは，保護者の精神的健康についても考慮する必要があります．うつ病の保護者が養育した子どもの言語発達が遅れるという報告もあります．今後，保護者の育児ストレスや不安などに対するケアを含む，より臨床的な研究を進めていく必要があります．

❸早産の影響

生物学的リスクを抱える早産児では，言語発達や発話知覚に問題を抱える可能性があります．近年の研究では，在胎28〜31週で出生した超早産児は，正期産児に比べて，生後2年間に語彙の理解と産出の獲得が遅れるとの報告があります．

見逃してはいけない疾患

図2に，言語発達，コミュニケーション発達における乳幼児期に見逃してはいけない代表的な疾患を示しました．しかし，ASDやADHDなど神経発達症特性を有する子どもの多くは医療を必要とせず，その中核症状は豊かな個性として認められ適応していることにも理解が必要です．横断的な過剰診断とならないように留意する一方で，就学前には適応できていても就学後や思春期以降に不適応や併存症をきたすこともあります．また，限局性学習症（SLD）や発達性協調運動症は就学前に診断にはなりませんが，幼児期から他児と比較して学習や生活面の大変さを抱え，家族との摩擦につながっていることもあります．健診では，症状に対してではなく，不適応もしくはその懸念に対して支援につなげ，現在適応の問題がない場合も，何か心配があったときの相談先（たとえば地域の発達支援センターや教育センターなど）を伝えていただくとよいでしょう．

さらに，前述したように不安定な養育環境や保護者の精神疾患も言語発達やコミュニケーション発達に影響を与えることがわかっています．健診では子どもの気になるサインを通して保護者に支援の必要性がないか留意し，適宜保健師やその他行政と連携する必要があります．

神経発達症の診断は，DSM-5-TRに準じて記載しました[13]．

▶難聴

難聴の原因には先天性難聴，滲出性中耳炎，中耳奇形，中耳真珠腫などがあり，先天性難聴は1,000人に1人の確率で罹患します．新生児聴覚スクリーニングでパスしていても，聞こえやことばの遅れを認める場合は聴力検査を行います．聴力の

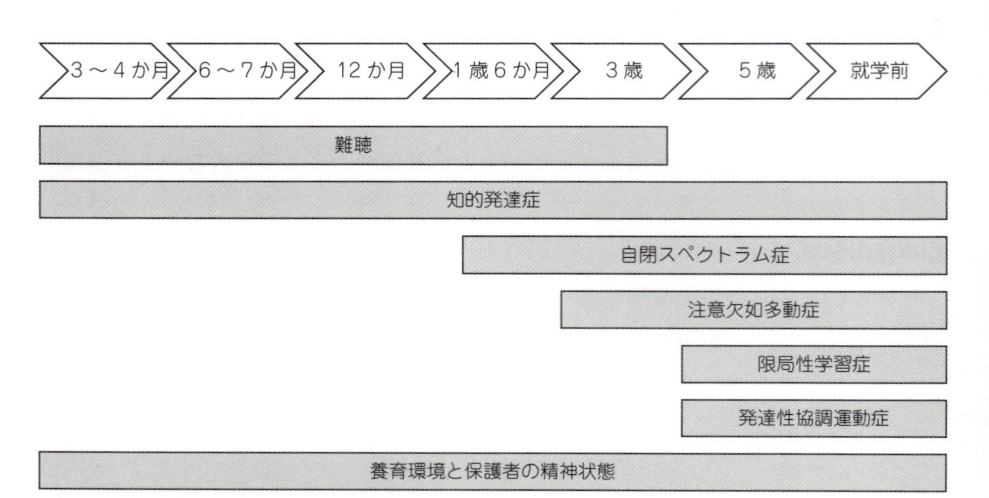

図2 こころの発達における各健診で注意する疾患と状態

問題のみであれば，視覚情報にはよく反応し，表情は豊かで共感性はあることも多いです[14)].

●乳幼児期に注意するポイント

- 4か月以降：音に反応しない，人の声に反応を示さない.
- 7か月以降：喃語は認めるものの広がりが少ない.
- 1歳6か月以降：ことばの遅れ，聞き返しが多い，テレビの音を大きくする.

▶知的発達症 / 知的能力障害（intellectual developmental disorder/intellectual disability：IDD/ID）

知的発達症は以下の3つを満たした場合に診断されます.

- 臨床的評価ないし標準化された知能検査によって測定された知的能力が明らかに遅れていること（平均が100，SD15の検査では2SD以下は70 ± 5以下となる).
- 日常生活の適応行動が年齢と比して明らかに遅れており，継続した支援を要する.
- 発達期に発症している.

DSM-5-TRでは重症度にIQ値を用いず，概念的，社会的，実用的領域状態によって判断するようになりましたが，参考になるIQは軽度（50-69〜75），中等度（35-49），重度（20-34），最重度（20未満）と考えます．また，知的発達症の診断には至らないですがIQ70-85は境界型知能とされ，状況によっては支援が必要です．知的発達症の有病率は1%，そのうち85%が軽度，中等度が10%，重度が3〜4%，最重度が1〜2%と考えられ，境界型知能は理論的には13%存在します.

重度では2歳までに運動，言語面の遅れが確認され，中等度では遅くとも就学前には診断や支援につながっていることも多いです．しかし，軽度や境界型知能では，健診では問題を指摘されず「幼い」と見過ごされ，学齢期以降，状況によっては青年期に不適応を起こしてはじめて診断されることも少なくありません．できれば就学前5歳時に拾い上げて，支援につなげられるとよいでしょう[15)]．また，言語表出のみ遅れ，言語理解はおおむね年齢相応（正常差異）ということも少なくないですが，少なくとも3歳の時点で発語が単語のみであれば経過観察とせずに何らかの支援につなげることが望ましいです.

●乳幼児期に注意するポイント

- 4か月：物も人も追視をしない，もしくは弱い.
- 7か月：おもちゃに合った反応を示さず，どんなおもちゃにも同じ反応，もしくは手を放してしまう.
- 1歳2か月：要求の指さしがない，動作模倣がみられない.
- 1歳6か月：応答の指さしがない，言語指示に対して一つの指示に応じない（ゴミをポイして).
- 2歳：有意語が出ない，身体部位（目，鼻，口）の理解がない.

- 3 歳：二語文が出ない，言語指示に対して二つの指示に応じない（パパにお茶をわたして）.
- 5 歳：左右弁別ができない，じゃんけんやしりとりのルール理解が難しい，幼稚園や保育所の組名やお友だちの名前がいえない，物の用途の説明ができない（時計は何をするものですか？）.

●外来で行える検査

- 日本版デンバー式発達スクリーニング検査

0～6 歳を対象，個人－社会，微細運動－適応，言語，粗大運動の領域について評価，75%，90% 通過率が一覧になっています.

- 遠城寺式乳幼児分析的発達検査法

0～4 歳 7 か月を対象，運動は移動運動，手の運動，社会性は基本的習慣，対人関係，言語は発語，言語理解，の 6 領域の評価を行います

- ほかに新版 K 式発達検査や，知能検査としては田中ビネー知能検査，ウェクスラー式知能検査（Wechsler Intelligence Scale for Children：WISC）などもありますが，心理士や言語聴覚士などの専門職が行うことが多いです.

▶自閉スペクトラム症（autism spectrum disorder : ASD）

ASD は，基準 A の持続した社会的コミュニケーションや対人的相互反応の障害（共同注視の乏しさによる著しいマイペースや他者への無関心，他者視点のもちにくさによる一方的なかかわり，言語で表現することの苦手さなど），および，基準 B の①情動的，反復的な言語や行動，②強いこだわりと弱い柔軟性，③強すぎる限定した興味，④感覚過敏もしくは鈍麻，のうち 2 つを認めます．これらの症状は幼児期早期から認められ，日々の生活に支障をきたしている場合に診断となります．症状は，典型的には 2 歳までに気づかれることが多いですが，より軽微である場合は学校不適応や併存しやすい不安症，抑うつ，ADHD 症状によって小学校高学年や成人になってから診断される場合も少なくありません．大人も子どもも含めた有病率は 1～2% とされ，子ども，成人サンプルでも同様のようです．知的発達症の併存があればより早期に診断され支援を受けますが，症状が軽度の場合は集団適応にエネルギーを要し，保育所では「よい子」，家庭では「かんしゃくもち」などと評されることもあります.

●乳幼児期に注意するポイント

ここでは，知的発達症併存がない場合を想定しています.

- 4 か月：物は追視するが人は目で追わない.
- 7 か月：呼びかけに反応しない，人見知りをしない，人見知りが強すぎる.
- 1 歳 2 か月：共感の指さしがない（あれみて），模倣が少ない.
- 1 歳 6 か月～2 歳：子どもへの関心が薄い，言語能力に見合わない指示の応じに

くさ，ごっこ遊びの少なさ，興味の幅が狭い，感覚過敏（睡眠や偏食の問題を含む），かんしゃく

- 3〜5歳：他児とかかわることに極端に不安をもつ，逆に非常に距離が近い，理解はよいがことばで表現することが極端に苦手，場面の切り替えが苦手（見通しがつきにくい），感覚過敏（睡眠や偏食の問題を含む），かんしゃく

●外来で行える検査

- 乳幼児自閉症チェックリスト（modified checklist for Autism in Toddlers：M-CHAT）

16〜30か月の幼児を対象とした保護者記入式の自閉スペクトラム症アセスメントツール，健診などの一次スクリーニングで使用されることが多いです．

- 親面接式自閉スペクトラム症評定尺度（PARS-TR：Parent-interview ASD Rating Scale – Text Revision）

3歳から成人を対象とした親面接による自閉スペクトラム症アセスメントツール．ASDが疑われる子どもに対してASD傾向を量的に測定することができるため医療機関や福祉機関で用いられることが多いです．

▶注意欠如多動症（attention-deficit/hyperactivity disorder：ADHD）

ADHDの基本的特徴は，年齢に比して不相応，および発達の妨げになるほどの不注意，多動－衝動性です．DSM-5から12歳以前にその症状が存在していれば診断できるようになりましたが，多くの保護者は幼児期早期から多動性を認識しています．しかし，4歳以前は正常範囲の行動から区別することは難しいともされるため，診断は早くとも4歳以降，多くは小学校年齢で行われます．就学前のおもな症状は多動であり，不注意（興味の有無による極端な集中の偏り）は小学校でより明らかになります．有病率は児童期で7.2%，男女比は児童期で2：1，成人で1.6：1，女性は男性よりも不注意の特徴を示します．ADHDの子どもたちは活発で好奇心旺盛，好きなことには没入できる豊かな感性をもっています．一方で，多動性から集団逸脱や注意対象になりやすく，さらに学業低下，仲間からの拒絶，いじめ経験，外傷，自尊心の低下と関連するため，周囲の理解や特性に合わせた環境調整は必須です．また，SLD，ASD，トゥレット症などの他の神経発達症や睡眠障害を併存しやすく過眠症が疑われるほどの日中の眠気を訴えることも少なくありません．年齢が上がるとインターネットゲーム行動症，反抗挑発症，素行症をはじめとしたさまざまな併存精神疾患を抱えやすいため，学童期早期の診断と薬物治療を含めた治療的介入が必要です．

●乳幼児期に注意するポイント

- 乳児期から幼児期早期：乳児期から多動，泣きが強い，睡眠リズムが整わない，

おもちゃの貸し借りができず他児と衝突する，など育児負担感が強い子もいれば，とてもおとなしい子もいる．

- 3歳から5歳：集団行動から逸脱するほどの多動，切り替え困難，情動制御困難に伴う他児とのトラブル，一斉指示の通りにくさ（不注意，反抗）．

●外来で行える検査

- ADHD評価スケール（ADHD-RS）

5～18歳を対象として，診断基準18項目を4件法のリッカートスケールで保護者や学校担当者が評価する質問紙．年齢区分ごと，男女別にカットオフ値が算出されています．ADHDのスクリーニングや治療成績評価に使用できます．

▶限局性学習症（specific learning disorder：SLD）

SLDは，知能が正常領域であるにもかかわらず基本的な学業的技能の使用に持続的（少なくとも6か月間）な困難さを示します．DSM-5における基本的な学業的技能とは，正確で流暢な読字，読解力，書字表出と綴字，数的概念と計算，数学的推論が含まれ，その困難さを示すSLDは①読字障害（ディスレクシア），②書字障害，③算数障害，の3つに分類されています．以下が一般的な症状です．

①読字障害：ひらがな，カタカナを正確に発音できない，単語を間違って，ゆっくり発音する，読んでいるものの理解が難しい，いわれれば理解する．

②書字障害：文字の誤り，スペリング（綴字）の誤り，文章のなかで句読点間違い，思考を文章で書くことの困難さがある．

③算数障害：数字の大小や関係性を理解することが難しい，計算が苦手，数学的推論が難しく応用問題ができない．

日本ではもう1つ教育用語として文部科学省が定義した「学習障害」もあり，そちらは「聞く，話す，読む，書く，計算するまたは推論する」が含まれ，教育領域の観点からより広い学習能力に関心が寄せられています．

SLDで最も一般的な徴候は読字障害（ディスレクシア）であり，ディスレクシアは書字障害を伴うことから発達性読み書き障害ともいわれます．読字，書字，算数を合わせたSLDの有病率は海外で5～15%とされ，わが国では小学生，中学生ともに6%という報告や[16]，担任評価による小学生の読み能力のつまずきは0.7～2.2%という報告があります[16]．男子に多く（男女比2：1），ADHD併存が多いです．SLDのADHD併存は50%とも報告され，逆にADHDのSLD併存は25～40%と考えられています．SLDの同定は就学後が多いですが，就学前でも徴候はみられます．ADHDの併存も多いため，激しい行動面に目がいきやすいですが，文字学習への強い抵抗は，子どもの負担感を表しているかもしれません．

●幼児期に注意するポイント

- 3歳：ことばの遅れ，数概念が身につかない，多動．

- 5歳：手先の不器用さ，言語理解はよいが文字学習（本）への無関心・拒否（自分の名前が読めない），計算への無関心，多動.

▶発達性協調運動症（developmental coordination disorder：DCD）

協調運動技能の獲得・遂行が劣っているため，不器用，運動の苦手さにつながります. 5〜11歳の有病率は5〜8%であり，男児が2〜7倍多いです. SLD, ADHDの併存が多くADHDの併存は50%とされます. 5歳前に診断されることは典型的ではありませんが，SLD同様に幼児期から徴候を認めます.

●幼児期に注意するポイント

- 3歳：ピース・指3本の指まねができない，スプーンがうまく使えない，両足ジャンプが難しい.
- 4歳：ハサミが使えない，ボタンがはめられない，片足ケンケンが難しい.
- 5歳：ハサミを使って形が切れない，ボールキャッチが難しい.

（作田亮一，大谷良子）

Column　極低出生体重児＆早産児の発育

小児科外来で診察していると，子どもの頭の形や体形をみて，「あ，早産の子だな！」とピンとくることがあります．面長な顔つき，前後に長い頭，さらに低身長気味でやせ型だと，まずは間違いありません．

思わず，すぐに妊娠週数と出生体重を確認して，週数相当の体重であればよいですが，それより小さければ，子宮内発育不全を想定して，どれだけ小さいかをまず確認し，出生後の成長曲線に沿って，身長，体重，頭囲がすべてキャッチアップしているのか？それとも遅れているのか？をチェックしたくなります．体重のSD（パーセンタイル）だけが小さい場合ならまだしも，身長のSD（パーセンタイル），さらに頭囲のSD（パーセンタイル）まで小さくなっていると，その身体の発達だけでなく，精神発達まで心配になってきます．いわば，元新生児科医としての心配性とでもいえるでしょうか？

ひと昔前，「超低出生体重児を助けたって，どうせ脳性麻痺児になるだけだろ！」と社会から揶揄され，それでも何とか在胎24週児を助けようとチャレンジしていた時代に比べ，近年では，生存限界とされる22週で生まれた子どもをも多くのNICUで助けようとしています．そのような医療技術の進歩によって，当然後遺症なき生存も多くなり，われわれが脳裏に描く早産児の生後の発達過程もそろそろ変更しなければならないでしょう．

全国の周産期センターのほとんどが参加する新生児研究ネットワーク（Neonatal Research Network of Japan：NRNJ）の2003〜2015年における5万件近い巨大データベース[1)]の解析を垣間みると，次のようになっています．

3歳時の出生体重ごとの死亡率

1,000〜1,500 g以下　8.1%（NICU死亡7.5%，退院後死亡0.6%）
1,000 g以下　13.9%（NICU死亡13.2%，退院後死亡0.7%）

3歳時の出生体重ごとの神経学的予後

1,000〜1,500 g　脳性麻痺率4.8%，失明/弱視率1.2%，発達指数（DQ）＜70率10.2%
1,000 g以下　脳性麻痺率9.2%，失明/弱視率3.6%，発達指数（DQ）＜70率23.6%

以上の日本での出生体重1,500 g以下の予後成績を世界的に比較するiNEO（International Network for Evaluating Outcomes）[2)]の俎上に載せても，上述のNRNJが示す症例数が最も多く，また，他国に比べ，死亡率も神経学的予後も含めた複合的予後の標準化率比較においても非常に優秀であることが明らかになってきています（図1）．

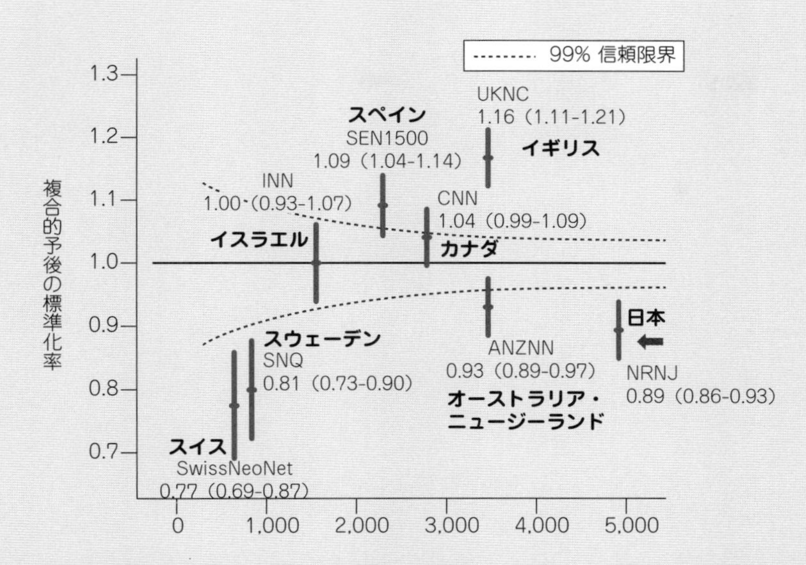

図1　超～極早産児の複合的予後に関する国際比較（N ＝ 58,004，在胎 24 ～ 31 週）
〔Shah PS, et al.: Neonatal Outcomes of Very Low Birth Weight and Very Preterm Neonates: An International Comparison. J Pediatr 177: 144-152, 2016〕

さらに，かつて倫理的に「救命すべきか否か？」と議論されていた 18 トリソミーおよび 13 トリソミーの先天性心疾患にまで，出生後早期に心臓血管手術を積極的に行っている施設も散見されるようになってきました[3)].

一般的に，NICU での早産児の長期人工換気による気管支肺異形成症（bronchopulmonary dysplasia：BPD）などの慢性肺疾患は日常生活に影響はなく，約 1 割で退院早期に在宅酸素療法が必要だとしても，多くの場合 1 歳あたりで離脱していくことが多くなります[4)]．一方，学童期に入った元早産児の学校での不得意科目は，算数や国語などのなかで抽象的な概念がかかわるもの，さらに読みの流暢性も問題が指摘されています[5)].

現在，もはや新生児の救命をコスト・ベネフットの天秤にかけるような時期は過ぎ，たとえ障害があってもその天寿がまっとうできるよう支えるべき時代に突入しています[6)]．このように，世界に冠たる素晴らしい早産児の予後を示してくれた日本の新生児科医たちから受け継いだバトンを，たとえ医療的ケアを必要とする重度の障害がある子どもであったとしても，地域でその健康と安全を支えていくことこそが，小児科医として保つべき矜持であろうと，あらためて考える今日この頃です[7)].

（江原伯陽）

Chapter 2

乳幼児の健診

2 週間児健診

この健診での着目点

2 週間児健診で最も重要なのは，早期介入により子どもの養育環境を整備することです．授乳状況の確認，体重増加のチェック，重篤な身体疾患の早期発見に加え，保護者の心身の健康状態や家庭での生活状況の確認，虐待やマルトリートメントのリスク要因など，「健康を決定する社会的要因」の評価が必要です．

2 週間児健診は，親子との出逢いの機会であるとともに，その後の「切れ目ない伴走支援」の起点でもあります．保護者の育児不安が強い時期であり，健診が相談支援の契機となり，安心して子育てができる環境整備につながることが期待されています．

2 週間児健診の時点では，産科分娩施設や行政からリスク情報が得られていないこともあるため，母子健康手帳（以下，母子手帳），問診票からの情報収集，産後うつ病スクリーニング，医師やメディカルスタッフによる丁寧な問診，親子関係を含めた子どもと保護者の観察が重要になります．支援や介入が必要と判断した場合には，行政や児童相談所など多くの機関と連携し，継続したフォローアップを行うようにします．「社会的処方」[*1]の提供が行えるよう，あらかじめ地域資源について情報収集をしておくとよいでしょう．

*1　社会的困難を抱え孤立した患者に対して，健康を維持・改善するために非医療的サービスである第三者機関に紹介すること．

健康な 2 週間児の発育・発達

● **哺乳と体重増加**

授乳・哺乳回数は，1 日 8～12 回．体重増加は，産科退院からおおむね 1 日 20 g 以上が目安です．

● **運動**

手足を活発に動かします．原始反射を認めます．

● **認知**

保護者の顔を短時間固視します．

● **社会情動**

抱っこや保護者の声に反応し，落ち着きます．

● **睡眠**

昼夜の区別がなく，短い周期で眠ります．

発育・発達の評価

▶ 体重増加不良

産科からの退院直後であり，十分な体重増加がみられないこともあります．子どもの全身状態，活気や筋緊張，排尿や排便の状況などから，総合的に異常がないかを判断します．

▶ 身体診察項目（必要に応じて介入）

- 表情，四肢の動き，活気
- 外表奇形
- 皮膚色（黄疸，貧血など）
- 母斑，湿疹
- 心雑音の有無
- 臍（出血，肉芽など）
- 向きぐせ（後述「赤ちゃんのケア」（p.92）に対応を記載），股関節の開排制限
- その他：頭血腫，眼脂など

▶ 特にスクリーニングすべき疾患・状態

- 先天性心疾患
- 胆汁うっ滞性肝疾患：胆道閉鎖症をはじめとする胆汁うっ滞性肝疾患の見落としがないように留意します．便色カードで1～3番の場合は，すみやかに専門医に紹介します．血液検査では，総ビリルビン値に関係なく直接ビリルビンが1.5 mg/dL以上，または総ビリルビン値に占める直接ビリルビン値が15%以上であれば，精密検査を行います．

  この時期の黄疸の大部分は母乳性黄疸で，間接型高ビリルビン血症です．総ビリルビン値18 mg/dL以下で，体重増加が良好な場合には，母乳を中止せず経過を観察します．母乳性黄疸を疑う場合にも必要に応じて検査を行い，1～2週間後に必ず再評価します．遷延性黄疸であっても，核黄疸発症の危険性がないとはいいきれないので，治療開始基準レベルを超えている場合（神戸大学の基準では18 mg/dL以上）は，光線療法などの治療介入を考慮します[1～3]．
- 症候性先天性サイトメガロウイルス感染症：新生児聴覚スクリーニング検査異

常の見落としがないよう留意します.

- 虐待, マルトリートメントが疑われる所見：衣服の汚れ, 外傷など

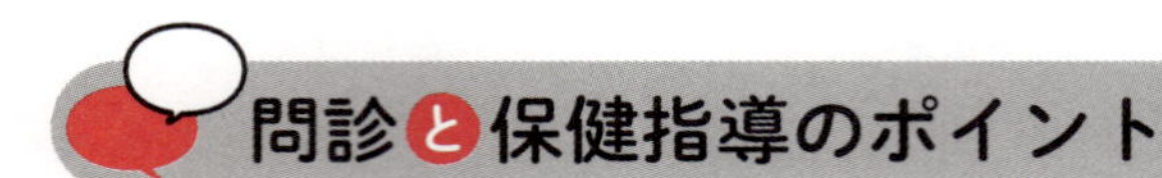

問診と保健指導のポイント

▶母子手帳, 問診票（図1）の確認

- 妊娠・分娩の状態, 早期新生児期の経過, 母体合併症や感染症などの情報を確認します.
- 母親の年齢や配偶者（パートナー）の有無, 職業, 母親の精神疾患を含む既往歴, 服薬状況, 妊婦健診の受診回数（極端に少ない場合は要注意）などの情報に留意します.
- ビタミンK_2内服状況, 便色カード, 新生児聴覚スクリーニング検査, 新生児マススクリーニング検査の結果と対応を確認します. 妊娠初期の母親の風疹抗体価と予防接種歴を確認し, 予防接種の要否を判断します

▶親子関係の観察・養育環境のリスクスクリーニング

- 保護者の表情, 赤ちゃんへの声がけや, 赤ちゃんをあやす様子を観察します.
- 配偶者（パートナー）が一緒であれば, 母親へのサポートの状況や育児へのかかわりについて聴取します.
- 子どもに対する過度の不安や無関心, 衣服やおむつの清潔が保たれていない, 外傷痕があるなど, 虐待やマルトリートメントが疑われる所見には, 特に注意を払うようにします.

保護者への質問

▶育児全般

- 赤ちゃんとの生活はいかがですか？
- 赤ちゃんの様子で気になることはありますか？
- 授乳のことで困っていることはありますか？

▶母親の心身の健康状況

- 赤ちゃんのことやお母さん自身のことで, 不安なこと, 困っていることはありますか？
- お母さん自身の体調はいかがですか？

▶養育環境

- パートナーとの関係は順調ですか？
- 育児のお手伝いをしてくれる人はいますか. 相談できる人はいますか？

現在の栄養を選んでください．	□ 母乳のみ	□ 混合	□ 粉ミルクのみ
授乳・哺乳の回数を教えてください．	母　乳（　　　）回/日　（　　）分/回		
	粉ミルク（　　　）回/日　（　　）分/回		
お子さんの寝ている場所はどこですか？	□ ベビーベッド　□ 親と一緒の布団	□ 赤ちゃん専用布団　□ 兄弟姉妹と一緒の布団	

元気に泣きますか	□ はい	□ いいえ
母乳やミルクの飲みはよいですか	□ はい	□ いいえ
噴水みたいに吐くことがありますか	□ はい	□ いいえ
手足をよく動かしますか	□ はい	□ いいえ
お母さんの顔をじっと見ますか	□ はい	□ いいえ
目の動きはよいですか	□ はい	□ いいえ
大きな音にびっくりしますか	□ はい	□ いいえ
母乳やミルクを飲むときや泣いたときに唇の色は青くなることがありますか	□ はい	□ いいえ
赤ちゃんはどちらか一方を向きやすいですか	□ はい	□ いいえ
うつぶせで寝かせないようにしていますか	□ はい	□ いいえ
赤ちゃんの布団の周りは整理されていますか	□ はい	□ いいえ
ベッドから落ちたり，窒息しそうになったり，その他事故を起こしそうになったことがありますか	□ はい	□ いいえ
授乳中にテレビやビデオ，スマートフォンなどを見ないように心がけていますか	□ はい	□ いいえ
お子さんのお世話をパートナーと分担していますか？	□ はい	□ いいえ
「一人だけで子育てしている」と感じることはありますか？	□ はい	□ いいえ
あなたや同居している家族の中で，たばこを吸う人はいますか？	□ はい	□ いいえ
あなたや同居している家族の中で，お酒の問題がある人はいますか？	□ はい	□ いいえ
あなたや同居している家族の中で，違法薬物・危険ドラッグを使う人はいますか？	□ はい	□ いいえ
パートナー（お子さんのもう一人の親）は治療が必要な，からだの病気・こころの不調はありますか？	□ はい	□ いいえ
お子さんに対して，イライラすることはありますか？	□ はい	□ いいえ
子育てにおいて「もう無理」「誰か助けて」と感じたことはありますか？	□ はい	□ いいえ
生活や子育てに必要な物，衣類，食料を買う際，金銭的な心配はありますか？	□ はい	□ いいえ
この1か月で，あなたに以下のようなことがありましたか？		
気分が沈んだり，ゆううつな気持ちになったりすることがよくありましたか？	□ はい	□ いいえ
物事に対して興味がわかない，あるいは心から楽しめない感じがよくありましたか？	□ はい	□ いいえ
本日の健診（問診）でたずねたいこと，話したいことはありますか？		

図1　生後2週間健診問診票
〔宇部市生後2週間健診問診票より一部改変〕

- 赤ちゃんを預ける場所（人）はありますか？
- 子育てに必要なものを準備する際に，金銭的に困ることはありましたか？
- あなたや同居の家族はたばこを吸いますか？お酒の問題がありますか？
- 復職（復学）の予定はありますか？

▶栄養

母乳栄養を希望する母親が，安心して母乳で育てられるよう支援します．人工乳を選択している場合でも，支持的な対応を心がけるようにします．

赤ちゃんが泣くまで待たないで，空腹のサイン*2にあわせて授乳しているかを確認します．母乳栄養の場合，5分飲ませて反対側を飲ませる「切り替え授乳」では，授乳の後半に出てくる栄養価の高い「後乳」を飲むことができません．片方の乳房を赤ちゃんが吸うのをやめるまで時間の制限をせず飲ませ，片方の乳房だけで授乳を終えた場合には，次回は反対側から飲ませるよう伝えます．

生後6か月以前の赤ちゃんには，果汁を飲ませないよう伝えます．

*2 空腹のサイン[4)]
- 見つめる
- 口に手をもっていく
- 探索しようとする
- 四肢を曲げ，手をこぶしにして活動が増す
- ぐずぐずする
- 啼泣（空腹の最後のサイン）

▶母親のメンタルヘルス支援

エジンバラ産後うつ病質問票（Edinburgh Postnatal Depression Scale：EPDS），Whooleyの二項目質問法などの産後うつ病スクリーニングを実施します．EPDSで9点以上の高得点者，項目10の希死念慮が陽性の場合には，具体的にどのような気持ち，状態であるかを確認します．EPDSはあくまでスクリーニングツールですので，総得点の高さだけに捉われず，EPDSを話のきっかけとして活用し，表情や言動などから総合的に母親の精神状態を評価するようにします．自殺などのリスクが考えられる緊急性が高いケースでは，行政や精神科に情報提供を行い，治療介入につなげます．緊急性は少ないものの，何らかの継続的な支援が必要と考えられるケースでは，保健師による家庭訪問を依頼するなど，行政機関と連携して，見守りを継続するようにします．

【スクリーニングで産後うつが疑われる際の質問例】

- 症状が続いていますか？どういう状況ですか？
- 今も不安な気持ちですか？
- 自分自身を傷つける，について話してもらえますか？
- つらい気持ちになったとき，誰かに相談しましたか？

▶赤ちゃんのケア

- 位置的頭蓋変形，発育性股関節形成不全や臼蓋形成不全のリスク因子となる向きぐせについての情報提供を，あらかじめ行っておくようにします．この時期はみずから頭を動かすことが少なく，同一姿勢をとりがちになります．授乳ごとに頭の向きを変えるなど，頭の同じ部分に重力がかからないよう指導します．ドーナツ枕に関しては，頸部の前屈につながるため，使用は勧めないようにします．
- へその緒が取れた際には，自然に乾燥させます．出血など心配なことがあれば，

医師に相談するよう伝えます．
- ビタミンK_2は，生後3か月まで1週おきに服用を続けるよう伝えます．
- 母乳栄養の場合には，ビタミンDの服用を勧めます[5]．

▶養育環境

- SIDS予防のため，あおむけで寝かせるようにします．寝具は顔にかぶらないようにし，口や鼻を覆ったり，首に巻きついたりするものを置かないように伝えます．
- 自動車のチャイルドシートは後部座席に後ろ向きに取りつけ，必ずハーネスを留めるようにします．また，チャイルドシートを助手席に設置しないように伝えます．
- 授乳の際に，母親がテレビや動画を見たり，スマートフォンを操作することはしないように伝えます．
- きょうだいがいる場合，お兄ちゃん，お姉ちゃんとだけ過ごす時間をもつようにアドバイスします．
- 復職（復学）の予定があれば，準備を早めにしておくように勧めます．
- パートナー（父親）には，なるべく育児休暇を取るよう勧めます．
- 救急の際の受診のタイミングや受診先の医療機関，＃8000（子ども医療電話相談事業），オンライン相談などの情報提供を行っておくようにします．
- 産後ケア，育児サークルなどの社会資源を必要に応じて紹介します．

保護者からよく聞かれる質問

Q 肌にブツブツができました．薬をつけたほうがよいでしょうか．

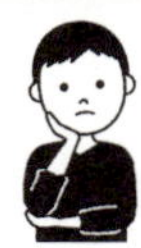

A 新生児痤瘡，乳児脂漏性皮膚炎など皮膚のトラブルが生じやすい時期です．皮膚のバリア機能を健常に保つことがアトピー性皮膚炎の発症を抑制し，経皮的な食物抗原による感作を防ぐことで，食物アレルギーの発症を予防する可能性があるといわれています[6]．乾燥や発赤がみられるときは，外用薬や保湿剤を使用して，スキンケアを行うようにします．

Q **赤ちゃんが泣くとき，どうしたらよいでしょう？ 抱きぐせが気になります．**

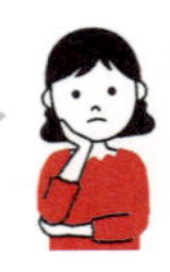

A 抱っこは赤ちゃんに安心感を与え，親子の絆を深めます．抱きぐせを気にせず，たくさん抱っこしてあげましょう．赤ちゃんが泣いているのは，お母さん，お父さんのせいではありません．泣きやまなくてイライラするときは，深呼吸をして赤ちゃんを安全なところにひとまず寝かせ，いったんその場を離れましょう．イライラする気持ちを赤ちゃんにぶつけて，激しく揺さぶったりしないでください．あまり泣かない赤ちゃんもいますが，泣かないからといって放っておかず，起きているときは抱っこして話しかけてみましょう．

（金子淳子）

1か月児健診 公費（基礎自治体事業）

この健診での着目点

満期で元気に生まれて母子で退院後の1か月児健診は，子どもが適切にケアされて，順調に発育しているか，今後もそうなるであろうと期待できるだろうかというところが一番の着目点です．と同時に，産科と小児科の切れ目ができやすく，保護者は不安が強く心身の不調，産後うつ病も多い時期になりますので，注意が必要です[1]．

身長・体重・頭囲を正確に測定して，順調な発育があるかを確認します．必ず，母子健康手帳（以下，母子手帳）の成長曲線に現段階の成長を書きこみます．出生時・生理的体重減少の時期・（2週間児健診や新生児訪問も参考に）1か月児健診，と生まれて1か月でも，順調なスタートがきれていることを一緒に確認していきます．

1か月児健診では，質問に答えると同時に，保護者の表情や雰囲気，話し方にも注意を向けること，できていることをほめて，よくがんばっていることをねぎらい，否定せずに提案するかたちでよりよい方法を示します．最初からできる保護者はほとんどいないし，ゆっくりでいい，育てていく力があるのだと伝えます．しっかり休息をとることを勧め，傾聴することが大事です．

健康な1か月児の発育・発達

● 体重・身長・頭囲

1～2か月未満児の身長・頭囲の50パーセンタイル値

身長（cm）		頭囲（cm）	
男子	女子	男子	女子
56.2	54.8	38.0	37.1

〔厚生労働省：平成12年乳幼児身体発育調査報告書．2001〕

体重増加は1日20～50 g，出生時から約1 kg増加，屈曲位（WMの姿勢）．

筋緊張が正常で原始反射がみられます，吸啜反射がありしっかり授乳できていれば，体重増加も良好で排尿も十分みられます（1日14～15回）．

1か月は1か月0日から1か月29日まであり，人生2か月の半分をいっしょに1か月児とすると，とてもおおまかな数値といえると思います．人生の半分とすると，5歳と10歳を一緒にするようなものだからです．

そう考えると，体重の50パーセンタイル値というのは，あまり意味がないと考えます．

あくまでも参考にするもので，やはり子どもの全身状態と，体重増加の様子を成長曲線に必ず書き入れ経過をみていくのがいいと思います．

発育・発達の評価

第一印象で，活気があるか，WMの姿勢（図1）か，筋緊張，顔色がいいかをまず観察します．診察は，泣く前に呼吸音や心音をまず聴診します[*1]．続いて，頭部，頸部，腹部所見・臍の乾燥・皮膚の状態・外陰部・股関節・筋緊張・原始反射，うつぶせにして背部・仙骨部，口腔内・全身の小奇形などを確認します．

*1 Chapter 1-2 身体機能の発達：5）呼吸・循環系（p.33-36）参照．

便や尿の回数や色調・性状を確認し，順調な体重の増加があることを，前回の体重から確認します．1日当たりの増加は20gはほしい時期です．個人差は大きいですが，成長曲線のどこにあるかを見きわめ，順調でないときは，授乳の負担になる原疾患がないかを探します．母乳育児やミルクの足し方の課題がないかも調べます．

▶皮膚

黄疸に注意し，便の色を母子手帳にある便色カードを示して確認し，今後1～2か月ほどは注意するようにいいます．しばしば湿疹がみられ，まだ母体からの性ホルモン移行があり，思春期のような脂性の汚れが目立つ時期ですので，その場合は，脂漏性湿疹に注意して洗浄剤を使うことを勧めます．首や腋窩，関節部は洗い残し

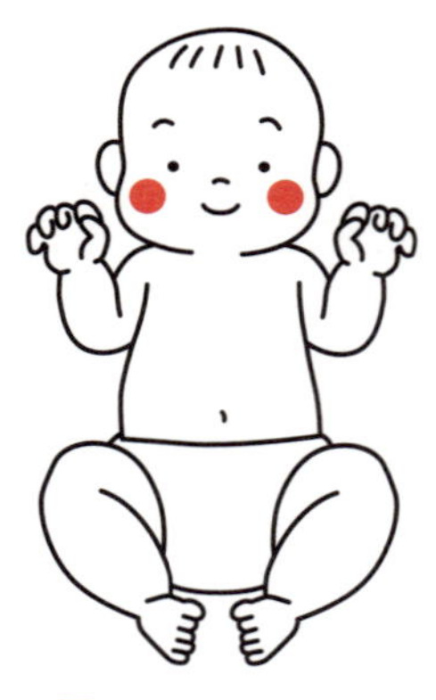

図1 WMの姿勢

の多い部分です．

血管腫や母斑で早めに治療した方がよいものや，成育過程で機能的な支障をきたす可能性のあるものは，専門医に紹介します．

▶頭部

大泉門や頭血腫などを確認します．向きぐせがある場合は，向きぐせによる頭の形のゆがみの予防のために，身体に負担にならない抱き方やタミータイムについても伝えます．早いほど，向きぐせの予防は有効です[*2]．

*2 Chapter 3-3 頭の形・タミータイム（p.184-185）参照．

▶目・耳

目は，じっと光を見る，抱いているとじっと目を合わせるなどができます．耳も大きな音にびっくりするそぶりもみせますが，ABR（auditory brainstem response）の結果が「異常なし」であるか確認をします．

▶その他身体所見

続いて以下の身体所見について確認します．

- 頸部：腫瘤（筋性斜頸等）がないか．
- 腹部：肝腫大がないか，腹部腫瘤がないか，異常な腹部膨満がないか．
  臍が乾燥しているか，肉芽ができていないか（臍ヘルニアは近年綿球などによる圧迫法がなされることも多いです）．
- 外陰部：外性器異常，停留精巣や移動性精巣，陰嚢水腫，鼠径ヘルニアなどがないか．
- 殿部：肛門周囲膿瘍がないか，お尻が異常に赤くないか（便回数が多い時期なのでびらん状になっていないか）．おむつ皮膚炎などがないか．
- 股関節：開排制限がないか確認し，股関節によい赤ちゃんの抱き方のポイントを伝えます[*3]．開排位（M字型）にして，動きを妨げないことにも注意します．発育性股関節形成不全のリスク5項目（女児，骨盤位分娩，家族歴，皮膚溝左右差，開排制限）の複数項目に合致する場合は，早めに整形外科医の紹介とします[2)]．
- 反射・筋緊張：原始反射の確認を行い，筋緊張や筋力低下がないか，特にモロー反射は左右差がないか．
- 背部・仙骨部：うつぶせにして，脊椎や仙骨部を確認し，腰仙部に皮下脂肪腫・血管腫・毛髪・皮膚洞を認める場合は専門医に紹介します．
- 口腔内に先天性の異常がないか：舌小帯短縮症はしばしばみられますが，早期に手術の対象になることはまれです．著しい哺乳障害があるときのみ，小児外科専門医に紹介します．

*3 Chapter 3-2 抱っこ（p.182-183）参照．

問診と保健指導のポイント

保護者への質問

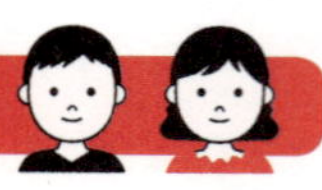

- 栄養法（母乳・ミルク・混合），1日の授乳回数を教えてください．
- 排尿・排便の回数を教えてください．便の色はどうですか？
- 育児をサポートしてくれる人（配偶者，祖父母など）はいますか？
- きょうだいの様子はいかがですか？
- ケイツーシロップは服用していますか？
- お母さんの体調はどうですか？食欲はありますか？睡眠はとれていますか？
- お母さんの気持ちはどうですか？

保健指導

▶母乳・ミルク

母乳育児に意欲的な場合で母乳育児が順調でないときは，母乳は簡単にあきらめなくてもいいことと，母乳のみでなくても長く続けることに意味があり，続けることは可能であること，場合によっては母乳のみになっていくこともあると伝えます．母乳分泌はあるのに有効に飲めていない場合もあるので，適切な姿勢や乳首のくわえ方などがチェックできるのが望ましいです．落ち着いて授乳できるスペースを提供して哺乳量測定（どれだけ飲めているか測定する）もできると安心ですし，助産師がアドバイスできる体制が望まれます．医師も母乳育児について勉強して，母親が不安にならないようにアドバイスできることが望まれます．母親の負担にならないように気をつけつつ，ほしがるままにあげてもいい時期であるということを伝えます．また，痛みがなく負担にならない授乳の方法を伝えます[*4]．

ミルクの足し方を調整した場合1〜2週間で再診察と計測をして，アドバイスが正しかったかを確認すると安心できます[*4]．

産後ケアを紹介することもいいでしょう．

*4 Chapter 3-1 おっぱい・ミルク（p.180-181）参照．

▶誰にでも起こりうる産後うつ

1か月児健診の時期は，だんだん母親の日常がはじまっていく頃，里帰りの人は自宅に戻ったり，育休取得していた配偶者（パートナー）が職場に戻って人手が足りなくなったりという変化もあるかもしれません．

家庭に赤ちゃんを迎えるのは，大きな変化です．母親は出産という大きな経験をした直後からわが子を守るのに必死で，慣れないことやわからないこと，悩むことも多いかもしれませんし，体調や睡眠不足とともに，心の不調も起こってくるかもしれません．

産後うつ病は，だれにでも起こりうるものと認識していないといけません．赤ちゃんへの気持ち質問票（図2）やエジンバラ産後うつ病質問票（Edinburgh Postnatal Depression Scale：EPDS）（図3）でスクリーニングすることはよく知られています[3)]．

几帳面で真面目である人だけでなく，おおらかな人でもなることがあります．年齢も問わず，さらには父親に起こることもあります．その背景は，自身の体調不良や待ったなしの慣れない育児での疲労や緊張，睡眠不足，赤ちゃんの病気や個性，兄姉の赤ちゃん返り，夫婦や家族の関係性，経済的な困難や職場の問題など多岐にわたります．

産後うつ病の話題を出し，もちろん健診の場でもいいですし，家族・かかりつけ医・保健所・子育て支援センター・産後ケア事業所・訪問助産師など相談しやすいところ，話しやすい人でいいので，SOSを出してほしいことを伝えます．

育児情報をインターネットに求める保護者が多くみられます．完璧な育児を目指すのではなく，ほどほどでよい加減を目指し，十分な休息をとるよう伝えるとよいでしょう．

▶家族の問題

夫婦の問題が，産後に起こってくることも少なくありません．

産後すぐから子育てがはじまり，先に上手になっていく母親，やることが多くて疲れても休めない母親が，少し引いていたり，手伝っている気になっている父親にイライラしているパターンが少なくありません．

具体的にやってほしいことを伝えるように（「これをいつまでにしてくれると私は助かる」とIメッセージで伝える），お互いにきちんと感謝を伝えましょう，とお話ししています．

父親には，母親を一生懸命支えてほしい，「こうするべき」「この方がいい」という正論をいうのでなく，まずは話を聞いてあげてほしいと伝えます．

上の子どものことが赤ちゃんよりも気になるという方も多いです．当たり前のことですし，上の子のことをしっかり考えてあげると赤ちゃん返りも落ち着きやすいように思います．

▶産後ケア

多職種連携は，産婦人科医・精神科医・保健師・助産師・保育士・理学療法士などがかかわり，地域の連携も，今後より重要になってきます．子育てに悩み孤立する人をすくいあげるセーフティネットが大事であり，気になる人は，継続的につながること（再診や予防接種などで），そのうえで経過を注意してみつつ，保護者の状況・子どもの状況によっては保健センターに報告することも検討します．

名前＿＿＿＿＿＿＿＿＿ ［記入日］＿＿年＿＿月＿＿日

［出産日］＿＿年＿＿月＿＿日

あなたの赤ちゃんについてどのように感じていますか？
下にあげているそれぞれについて，いまのあなたの気持ちにいちばん近いと感じられる表現に○をつけて下さい．

	ほとんどいつも強くそう感じる	たまに強くそう感じる	たまに少しそう感じる	全然そう感じない
1 赤ちゃんをいとしいと感じる	（ ）	（ ）	（ ）	（ ）
2 赤ちゃんのためにしないといけないことがあるのに，おろおろしてどうしていいかわからない時がある	（ ）	（ ）	（ ）	（ ）
3 赤ちゃんのことが腹立たしくいやになる	（ ）	（ ）	（ ）	（ ）
4 赤ちゃんに対して何も特別な気持ちがわかない	（ ）	（ ）	（ ）	（ ）
5 赤ちゃんに対して怒りがこみあげる	（ ）	（ ）	（ ）	（ ）
6 赤ちゃんの世話を楽しみながらしている	（ ）	（ ）	（ ）	（ ）
7 こんな子でなかったらなあと思う	（ ）	（ ）	（ ）	（ ）
8 赤ちゃんを守ってあげたいと感じる	（ ）	（ ）	（ ）	（ ）
9 この子がいなかったらなあと思う	（ ）	（ ）	（ ）	（ ）
10 赤ちゃんをとても身近に感じる	（ ）	（ ）	（ ）	（ ）

図2 赤ちゃんへの気持ち質問表（ボンディング）
〔鈴宮寛子，他：出産後の母親にみられる抑うつ感情とボンディング障害．精神科診断学 14：49-57，2003〕

名前＿＿＿＿＿＿＿＿＿［記入日］＿＿＿年＿＿＿月＿＿＿日

［出産日］＿＿＿年＿＿＿月＿＿＿日

産後の気分についておたずねします．あなたも赤ちゃんもお元気ですか．
最近のあなたの気分をチェックしてみましょう．今日だけではなく，過去 7 日間にあなたが感じたことに最も近い答えに○をつけて下さい．必ず 10 項目全部に答えて下さい．

1　笑うことができたし，
　　物事のおもしろい面もわかった
（　）いつもと同様にできた
（　）あまりできなかった
（　）明らかにできなかった
（　）全くできなかった

2　物事を楽しみにして待った
（　）いつもと同様にできた
（　）あまりできなかった
（　）明らかにできなかった
（　）ほとんどできなかった

3　物事がうまくいかない時，
　　自分を不必要に責めた
（　）はい，たいていそうだった
（　）はい，時々そうだった
（　）いいえ，あまり度々ではなかった
（　）いいえ，全くなかった

4　はっきりした理由もないのに
　　不安になったり，心配したりした．
（　）いいえ，そうではなかった
（　）ほとんどそうではなかった
（　）はい，時々あった
（　）はい，しょっちゅうあった

5　はっきりした理由もないのに
　　恐怖に襲われた
（　）はい，しょっちゅうあった
（　）はい，時々あった
（　）いいえ，めったになかった
（　）いいえ，全くなかった

6　することがたくさんあって大変だった
（　）はい，たいてい対処できなかった
（　）はい，いつものようにはうまく
　　対処できなかった
（　）いいえ，たいていうまく対処した
（　）いいえ，普段通りに対処した

7　不幸せな気分なので，眠りにくかった
（　）はい，ほとんどいつもそうだった
（　）はい，時々そうだった
（　）いいえ，あまり度々ではなかった
（　）いいえ，全くなかった

8　悲しくなったり，惨めになったりした
（　）はい，たいていそうだった
（　）はい，かなりしばしばそうだった
（　）いいえ，あまり度々ではなかった
（　）いいえ，全くそうではなかった

9　不幸せな気分だったので，泣いていた
（　）はい，たいていそうだった
（　）はい，かなりしばしばそうだった
（　）ほんの時々あった
（　）いいえ，全くそうではなかった

10 自分自身を傷つけるという
　　考えが浮かんできた
（　）はい，かなりしばしばそうだった
（　）時々そうだった
（　）めったになかった
（　）全くなかった

図 3　エジンバラ産後うつ病質問票（EPDS）

〔Cox JL, et al.: Detection of postnatal depression. Deveiopment of the 10-item Edinburgh Postnatal Depression Scale. Br J Psychiarty 150: 782-786. 1987,［日本語版］岡野禎治，他：日本版エジンバラ産後うつ病自己評価票（EPDS）の信頼性と妥当性．精神科診断学 7：525-533，1996〕

産後ケアという，産後の母子を見守り支援する場が全国的に増えています．2021年度から，国が予算化して自治体の努力義務としています．

産後ケアは医療であり，母子や助産師の安心のために小児科医がかかわっていくことが望まれます．切れ目なく母子の健康を支援することは成育医療ともいえ，伴走型の支援に積極的に携わっていくことが，少子化の日本の小児科医の仕事になっていくと考えます．

子どもを産み育てている人を小児医療で応援していること，孤立しないでいろいろな支援を受けることを伝えます．保護者は，かかわっているすべての人々・地域・社会から応援され支えられて当たり前の存在ですし，小児科医はその一員です．

▶事故予防

転落は，寝返りもしない赤ちゃんだから起きないとはいえません．足の力で移動することも可能ですし，目を離したときにソファやベッドから落ちてしまうという事故が起こっています．

抱っこ紐からの転落事故もありますので，正しい装着でゆるみがないように注意します[*5]．横抱きのスリングは，股関節に望ましくない抱き方や，首が前屈位になりやすく，縦抱きにすることをお勧めします．

*5 Chapter 3-5 抱っこ紐・ベビーカー（p.188-189）参照．

突然死は乳児期のなかでも，6か月までの赤ちゃんに多く，原因は不明ながら危険因子がはっきりしていますので，特に家族の禁煙を促し，うつ伏せで眠らないように注意をします．

揺さぶられ症候群については，首のすわっていない時期に泣き止まない赤ちゃんを感情的に強く揺さぶることによって起きるので，イライラが募るときは，泣いていても安全な場所に置いて離れていいこと，同時に支援の場所（産後ケアや産後ヘルパーなど地域によって違いますが）を案内します[4]．

▶予防接種

2か月からはじまる予防接種の意味を伝え，同時接種することを勧めます．接種しないと予防できない命と健康に影響する病気があることと，接種時期が決まっていること，時期が遅れると接種できないもの（ロタウイルスワクチン）もあること，早くスタートするのがよいことを説明します．また，一般的には発熱も少ない時期ではありますが，感染症がないということはなく，兄姉からもらって風邪をひくこともありますし，重症な感染症もまれにはあるので，予防接種が進む前の3か月までの発熱は早めの受診が必要なことも伝えます．

▶その他確認したいこと

ケイツーシロップは，週に1回，合計10回投与する3か月法が勧められています．1か月児健診の後からでも3か月法にしていくことが望ましいです[5]．

新生児マススクリーニング，拡大マススクリーニング検査（自治体により助成の有無は異なる）の結果も必ず確認して，母子手帳にしっかり貼るようにします．

保護者からよく聞かれる質問

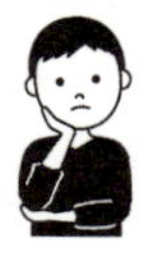

Q　泣いてばかりいてつらいです．抱っこをずっとしています．

A　泣いてばかりの時間帯と寝ている時間帯が分かれてきていませんか？ 1か月の頃は，起きている時間帯はぐずりやすいかもしれません．

きちんと飲んでもぐずりがちなのは昼間で，きちんと飲んだら寝てくれる（3時間程度でしょうが）のが夜なのだと考えています．まだまだ，赤ちゃんはこの世に慣れていないのかもしれません．抱きぐせということばも今はあまりいわれていないし，抱っこしてゆっくり揺らしてあげると泣き止んで安心しているようです．疲れすぎてしまわないように，お母さんが楽で腰や手首が痛くなりにくい抱っこができるようにしましょう[*6]．

赤ちゃんは泣いて自分の要求を伝えます．泣き声で，眠いか空腹かおしっこかうんちかとわかることは，この時期は無理だと思います．わからなくても，どうしたの？何が嫌なの？と対応してあげることこそが大事なのです．それにより，赤ちゃんは，不快を泣いて伝えたら応えてもらえるという経験を積みます．それが，自分は大事な存在なんだと思う中心になる，信頼を築いていくもとになり，そんな毎日が他者への愛着をつくっていくのではないかと思います．

（佐山圭子）

*6　くわしい抱っこの仕方はChapter 3-2 抱っこ（p.182-183）参照．

2か月児健診

この健診での着目点

2か月児健診においては，1か月児健診と同様に，疾病および異常を早期に発見し，適切な指導を行うことはもとより，子どもの健康に関与しうる社会的な要因についても評価します．特に，愛着の対象となる保護者のウェルビーイングが適切に支援されているか把握することはとても重要です．

妊産婦のメンタルヘルスに関する調査研究によると，産後2〜8週の期間に感じた不安や負担に「妊娠・出産・育児による疲れ」「十分な睡眠がとれない」「自分の体のトラブル」「家事が思うようにできない」「自分の時間がない」等があり[1]，同期間の不安を解消するために必要なサービスとして「育児の相談」「子どもの発達・発育チェック」「自分の体のトラブルへの助言」「悩み相談などや精神的支援」「外出時のサポート」等があげられています[1]．

愛着の対象となる保護者が子どもの育ちに強く影響を与えることから，保護者自身のウェルビーイングを高めることは欠かせません[2]．生後2か月の頃は，乳児のいるすべての家庭を訪問する「乳児家庭全戸訪問事業」のみならず，乳児に対する健診の機会においても，子どもおよび保護者の身体的，精神的および社会的な状態が把握され，親子のウェルビーイングの向上が図られることが望ましいでしょう．

健康な2か月児の発育・発達

● 身長・体重・頭囲

2〜3か月未満児の身長・体重・頭囲の50パーセンタイル値

身長（cm）		体重（kg）		頭囲（cm）	
男子	女子	男子	女子	男子	女子
59.9	58.4	5.97	5.57	39.8	38.8

〔厚生労働省：平成12年乳幼児身体発育調査報告書．2001〕

体重増加には個人差があり，0〜3か月は25〜30 g/日[3]，母乳だけで育つ子どもの体重増加は生後6か月までは1週間に100〜200 g[4]等の目安があります．体重増加が不良の場合は，医療機関を受診するよう伝えます．

● **発達**

仰臥位にして追視の様子を観察します．ほとんどの2か月児は，片側から正中線までは追視できます．一部の2か月児は，正中線を超えて追視できるようになります[*1]．

腹臥位にすると，ほとんどの2か月児は，一瞬頭部を挙上させることができます．床面から45°の角度まで数秒間頭部を挙上させることができる2か月児もいます．

*1　Chapter 2-4　3～4か月児健診の図2（p.111）も参照．

発育・発達の評価

追視，腹臥位での頭部挙上，クーイング等を観察します．子どもの90%が達成できる月齢は，正中線を超えて追視する：2.5月，頭を上げる：1.5月，「アー」「ウー」などの声を発する：2.8月となっています[5]．

問診と保健指導のポイント

保護者への質問

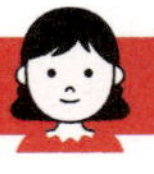

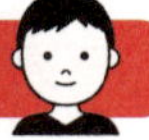

母子健康手帳（以下，母子手帳）の各月齢年齢ごとの保護者の記録ページ，こども家庭庁が定めた「1か月児健康診査問診票」「3～4か月児健康診査問診票」，日本小児科医会が作成した「子育て支援のための問診票（乳児期前半用）」[6]をもとに作成した2か月児健康診査問診票（表1）を参考にして問診を行いましょう．

保健指導

▶2か月児の身体疾患（表1 質問1～4）

妊婦健診における胎児エコー検査や出生時の診察，1か月児健診の際にすでに疾病がみつかっている場合，療養に関する不安や心配事がないか確認しましょう．既往歴が明らかにされていなくても，通常乳児期に発見されうる身体疾患がないか確認しましょう．

▶発達（表1 質問5）

問診で追視の評価はある程度できますが，追視の範囲を評価する際に目の異常がないか確認しましょう．

表1　2か月児健康診査問診票

	質問	回答
1	生まれつきの病気はありますか	（いいえ）（はい）
2	お乳をよく飲みますか	（はい）（いいえ）
3	お乳を飲む時や泣いた時に唇が紫色になることがありますか	（いいえ）（はい）
4	からだが特に柔らかいとか硬いとか感じたことがありますか	（いいえ）（はい）
5	目を動かして物を追って見ますか	（はい）（いいえ）
6	現在，お子さんのお母さんは喫煙をしていますか	（いいえ）（はい（1日__本））
7	現在，お子さんのお父さん（パートナー）は喫煙をしていますか	（いいえ）（はい（1日__本））
8	寝かせるときは，あお向けに寝かせていますか	（はい）（いいえ）
9	ソファやベッド，抱っこひもなどから転落，もしくは隙間に挟まってしまわないよう工夫をしていますか	（はい）（いいえ）
10	自動車に乗るとき，チャイルドシートを使用していますか	（はい）（いいえ）
11	あなたはゆったりとした気分でお子さんと過ごせる時間がありますか	（はい）（いいえ）（何ともいえない）
12	赤ちゃんをいとおしいと感じますか	（はい）（いいえ）（何ともいえない）
13	あなたは，お子さんに対して，育てにくさを感じていますか	（感じない）（時々感じる）（いつも感じる）
14	育児は楽しいですか	（はい）（どちらともいえない）（いいえ）
15	育児は疲れますか	（疲れない）（どちらともいえない）（疲れる）
16	お子さんのお母さんとお父さん（パートナー）は，協力し合って家事・育児をしていますか	（そう思う）（どちらかといえばそう思う）（どちらかといえばそう思わない）（そう思わない）
17	子育てについて気軽に相談できる人はいますか	（はい）（いいえ）
18	子育てについて不安や困難を感じることはありますか	（いいえ）（はい）（何ともいえない）
19	授乳について相談したいことはありますか	（いいえ）（はい）（何ともいえない）
20	お子さんが泣き止まない時などに，どう対処したらよいかわからなくなってしまったことがありますか	（いいえ）（はい）
21	（きょうだいがいらっしゃる方へ）きょうだいのことで相談したいことはありますか.	（いいえ）（はい）
22	現在の暮らしの経済的状況を総合的にみて，どう感じていますか	（大変ゆとりがある）（ややゆとりがある）（普通）（やや苦しい）（大変苦しい）
23	あなたの最近の心身の調子はいかがですか	（良好）（やや良好）（どちらともいえない）（ややよくない）（よくない）
24	気分が沈んだり，憂うつな気持ちになったりすることがよくありましたか	（いいえ）（はい）
25	物事に対して興味がわかない，あるいは心から楽しめない感じがよくありましたか	（いいえ）（はい）
26	保護者ご自身の睡眠で困っていることはありますか	（いいえ）（はい）
27	保護者ご自身の食欲や食事バランスについて心配なことはありますか	（いいえ）（はい）（何ともいえない）
28	あなたは，ときどきご自身の時間をもつことはできていますか	（はい）（いいえ）

▶事故予防等（表1 質問6〜10）

保護者が喫煙している場合は，子どものたばこ誤飲防止対策を説明する必要があることから，喫煙の有無について把握することは大切です．あわせて喫煙と健康リスクについても説明するとよいでしょう．

乳幼児突然死症候群のリスクを減らすために仰臥位で寝かせているか，睡眠中の窒息を防止するために，枕ややわらかい敷布団に顔が埋もれることのないようかための布団等を使っているか，布団の上に乳児の呼吸を妨害するような物が置いていないか確認しましょう．大人用ベッド，ソファ，ベビーベッド，おむつ替えのときの台，抱っこ紐（スリング），ベビーカー，クーハン等を使用する際，どういうときに転落することがありえるか，健診で情報を共有しましょう．

乳児のチャイルドシート使用率は92.0%と他の年齢層よりは使用率が高いものの，チャイルドシートを適切に自動車に取りつけることができていたのは67.3%，適切に着座させることができていたのは50.7%と報告されています[7)]．適切な使用方法について健診で情報を共有しましょう．

▶子育て（表1 質問11〜22）

健診においては，保護者の子育てについて，否定せずしっかりと話をうかがい，これまでの苦労をねぎらいましょう．

家事や子育てを一緒にする人がいるか確認することは大切です．月齢が進むにつれ，祖父母による支援の頻度が減ったり，父親の育休期間が終わったり等，家事や子育てを担当する人数が減ることがしばしばあります．また，きょうだいの有無や年齢を把握して，保護者1人当たりが養育する子どもの人数を確認しましょう．家事や子育ての負担を軽減させるために，産後ケア事業，子育て短期支援事業，養育支援訪問事業，地域子育て支援拠点事業，一時預かり事業，病児保育事業，子育て援助活動支援事業，子育て世帯訪問支援事業等の「公的な仕組み」を必要に応じて紹介するとよいでしょう．

子育てについて気軽に相談できる人がいるかどうかも確認しましょう．相談相手は夫・パートナーや実母，友人が多い[1)]ですが，「いない」場合，子育てについて不安や困難を感じることがないか尋ねてみましょう．

2か月児健診においては，哺乳量が適切か，しばしば質問を受けます．前述の体重増加の目安の下限の場合，哺乳量低下や体重増加不全をきたす疾患にかかっておらず，頭囲や身長は増加して，追視や頭部挙上等の発達に遅れがないことを確認し，それらに問題がなければその旨を保護者に伝えましょう．

赤ちゃんの泣きは生後1〜2か月にピークがあります．哺乳，おむつ交換，抱っこ等をしても泣き止まない場合は，「赤ちゃんを安全な場所に寝かせてその場を離れ，保護者自身がリラックスし，少ししたら戻って赤ちゃんの様子を確認する[8)]」

という方法があることを紹介し，泣き止まずにイライラして赤ちゃんを激しく揺さぶると脳の損傷をきたすことがあることも必要に応じて説明しましょう．

産後2〜8週の産婦の26.4%に，上の子についての相談・支援のニーズがあることが報告されています[1]．2か月児の育児が優先されてしまうことで，そのきょうだいが寂しい思いを抱くこともある[9]ことから，健診では複数の子どもの養育を担っている保護者をねぎらい，「きょうだいの様子」や「家事・育児に関する家族の役割分担の状況」についてうかがい，きょうだいと保護者がふれあう時間を十分に確保できるよう，必要に応じて上記の公的な仕組みの活用等の助言をするとよいでしょう．

▶保護者（表1 質問23〜28）

子どもは，乳幼児期の安定した愛着によりもたらされる安心感のもとで外の世界への挑戦を重ねていくことができますが，愛着の対象となる保護者が子どもの育ちに強く影響を与えることから，保護者のウェルビーイングを高めることは欠かせません[2]．健診においては，保護者の身体的，精神的および社会的な状態を必ず把握しましょう．

二質問法（質問24，25）や，入眠困難，中途覚醒，早朝覚醒などの睡眠障害，食欲低下等から産後のうつ状態の評価を行い，必要に応じて精神科等の受診を勧めましょう．

授乳婦は妊娠前に比べて余分にエネルギーを摂る必要があり，ビタミン，ミネラルが不足しないよう乳製品や緑黄色野菜，豆類，小魚の摂取を含め，バランスのよい食事が重要[10]であることを健診にて説明しましょう．

保護者からよく聞かれる質問

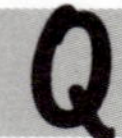

Q 哺乳量が足りているか，心配です．

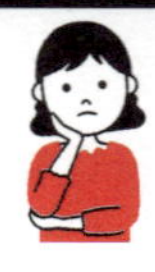

A (前述の体重増加の目安の下限の場合，哺乳量低下や体重増加不全をきたす疾患にかかっておらず，頭囲や身長は増加していて，追視や頭部挙上等の発達に遅れがないことを確認したうえで）一般的にいわれている体重増加の目安の範囲内ですので，これまでの授乳方法で問題ありません．

（三平　元）

3～4 か月児健診 公費（基礎自治体事業）

この健診での着目点

首がしっかりとすわり，視線が合い，あやすと笑うなど周囲とのかかわりをもてるようになってくる時期です．姿勢や筋緊張の異常のチェックとともに，保護者に愛着形成の大切さを伝えることが重要です．

この頃になると，少しずつ睡眠のリズムも整い夜間まとまって眠れるようになってきます[*1]．赤ちゃんが，あやすと笑い，「あー，あー」「うー，うー」と声を出しておしゃべりできるようになるので，多くの保護者が育児を楽しめるようになってくる時期でもあります．保護者から乳児への「応答のあるかかわり」が大切で，そのやり取りのなかで赤ちゃんの運動・言語・社会面の発達が促され，心の土台といえる「基本的信頼感」（愛着）が育っていきます．

順調な体重増加，音に対する反応と眼位のチェック，股関節の開排制限の有無などを見落とさないようにするとともに，保護者の不安や心配事に耳を傾け，適切なアドバイスをしてあげるように心がけましょう．また，事故，乳幼児突然死症候群（sudden infant death syndrome：SIDS），乳幼児揺さぶられ症候群（shaken baby syndrome：SBS）の予防に関する指導も大切です．

[*1] Chapter 3-4 生活リズム～生後 3～4 か月頃には睡眠覚醒リズムの確立を目標に～（p.186-187）参照．

健康な 3～4 か月児の発育・発達

● **身長・体重・頭囲**

3～4 か月未満児の身長・体重・頭囲の 50 パーセンタイル値

身長（cm）		体重（kg）		頭囲（cm）	
男子	女子	男子	女子	男子	女子
62.9	61.4	6.78	6.24	41.3	40.1

〔厚生労働省：平成 12 年乳幼児身体発育調査報告書．2001〕

成長曲線に身長・体重・頭囲を記入し，カーブに沿って成長しているかのチェックを行います．体格の個人差が大きくなってくる時期です．頭囲が体重や身長と比べて著しくバランスが悪い場合や，月齢相当の値が 3～97 パーセンタイル枠から外れる場合，生後 2 か月以降体重増加のスピードが低下している場合は，授乳回数や時間の確認とともに，母乳の場合は母親の乳房トラブルがないかなどの原因検索を試みます．

● 身体所見

- 心雑音の有無
- 筋性斜頸の有無
- 股関節の開排制限（早期発見のポイント：図 1）[1]
- 臍ヘルニアの有無
- 外陰部の異常（男児：陰嚢水腫，停留精巣，埋没陰茎など , 女児：陰唇癒着など）
- 頭蓋形状の異常，顔貌異常，仙骨部の陥凹の有無，皮膚病変（皮疹や外傷など）

● 発達

首がしっかりすわり（定頸），四肢を活発に動かし，腹臥位にすると，頭・胸をもち上げられるようになります．診察者と目が合い，あやすと笑うように

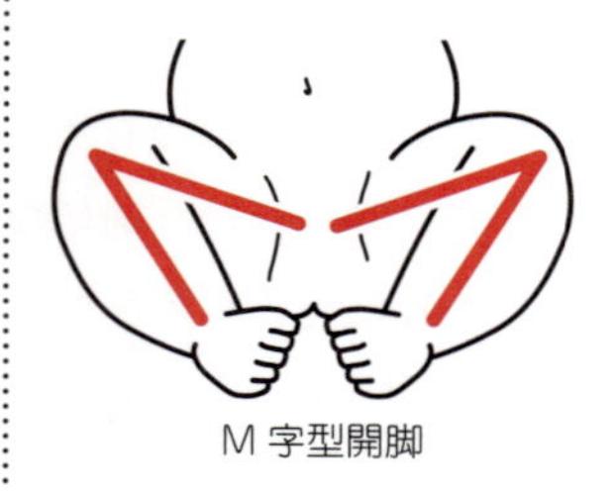

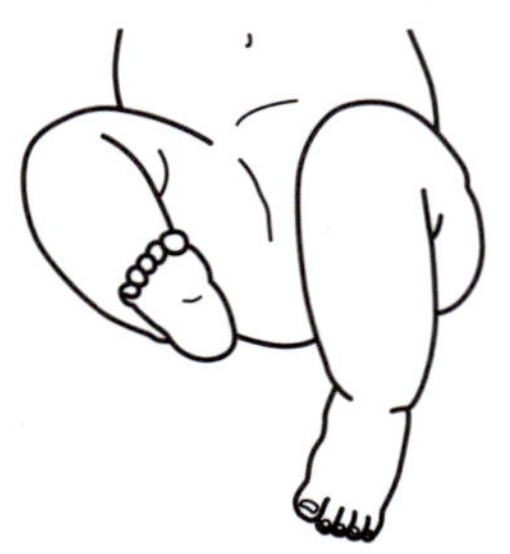

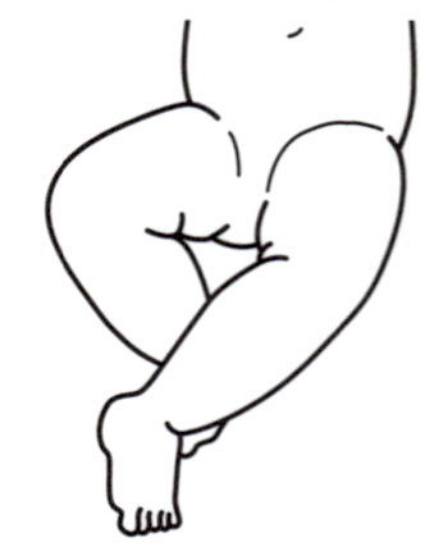

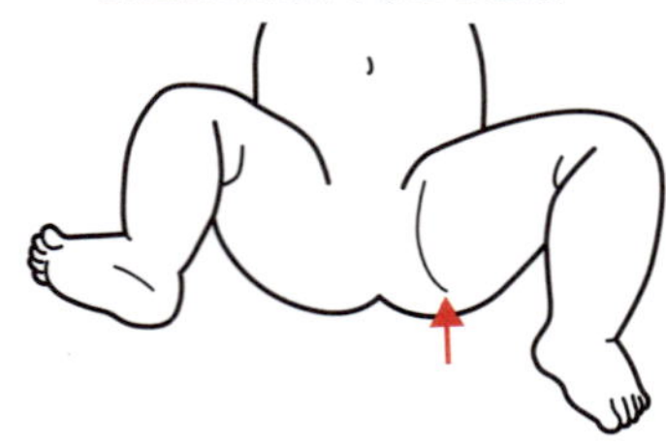

図 1　股関節開排制限の早期発見のポイント
〔研究者代表者　岡　明，分担執筆者　朝貝芳美：先天性股関節脱臼予防と早期発見の手引き～赤ちゃんの健やかな成長のために～．平成 28 年度日本医療研究開発機構研究費成育疾患克服等総合研究事業乳幼児の疾患疫学を踏まえたスクリーニング等の効果的実施に関する研究．6，2016 より作成〕

なります．じっと見つめることができるようになり（固視），目で物や人を追えるようになります（追視，図 2）．他者からの働きかけや環境の変化を認知できるとともに，快・不快の感情を表すようになるため泣き方にも変化が出てきます．「あー，あー」「うー，うー」と声を出すようになり（クーイング），自発的に笑う「社会的微笑み」もみられるようになります．また，この時期にはモロー反射などの原始反射は消失します．

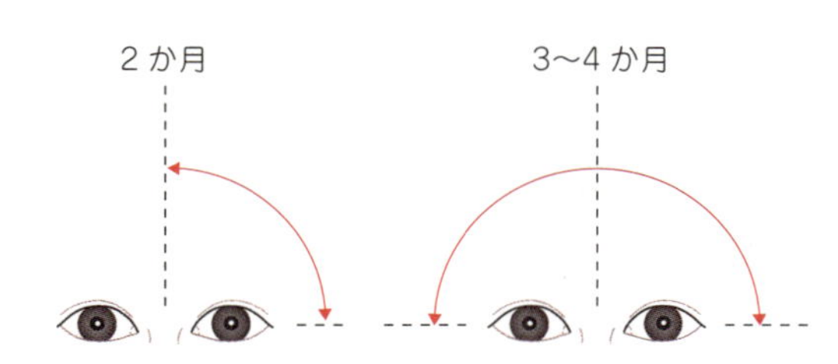

図 2　2 か月児と 3〜4 か月児の追視のちがい
追視の範囲は，3〜4 か月頃には，両眼視の発達により正中を超えて追えるようになり，上下左右両方向へ拡がる．

発育・発達の評価

▶姿勢の観察

背臥位で，下肢は左右対称に屈曲している状態，上肢は左右異なった肢位が多く，手は開いていることが多くなってきます．腹臥位にすると，頭・胸をもち上げられるようになります．

▶眼位と追視のチェック

30 cm 離れた距離からペンライトを照らし，角膜反射を確認する（図 3）とともに追視テストをします．明らかな眼球運動の異常や追視がない場合は，精査が必要になります．

▶引き起こし反応

診察者は両手の母指を赤ちゃんに握らせて，他の 4 指で赤ちゃんの手を包み込むように持ち，ゆっくり引き上げていきます．引き起こしで頭・肩が一緒に動くこと（45° 引き起こされたところで，頸が体幹と平行になるか）を確認します．60° まで引き起こしても頭部が前屈せず，頭が後屈したままであれば異常と判断します．筋緊張が低下している場合は，頭の挙上が遅れます（head lag）（図 4）．逆に筋緊張亢進の場合は，棒のように立ってくることがあります．このような場合は，経過をみて必要ならば小児神経専門医に紹介しましょう．

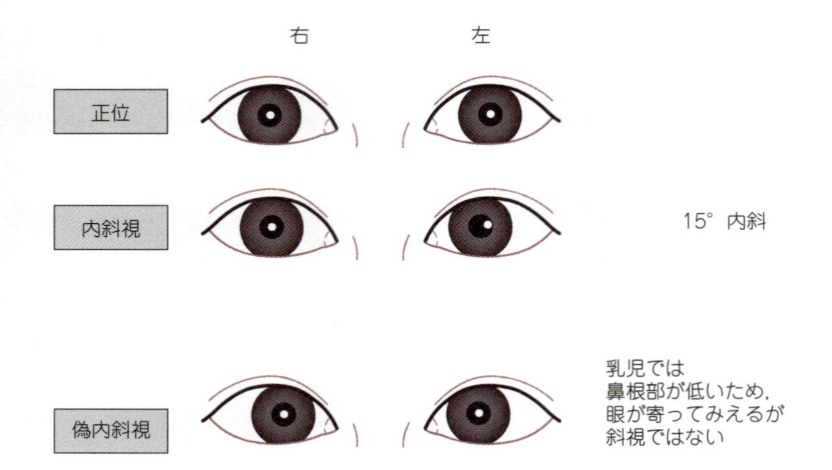

図3　ペンライトによる角膜反射
ペンライトを正面から見つめさせ，角膜反射（瞳の中の白い光点）の位置から，斜視の有無を判断する．

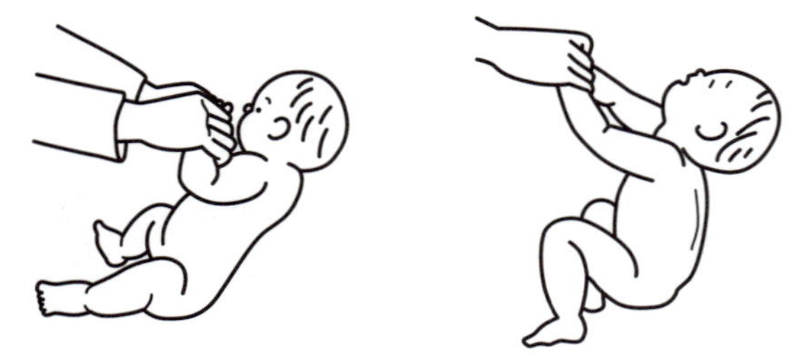

図4　筋緊張低下による引き起こし反応の異常
非常に低緊張で頭部が後ろに残るhead lagが強い場合は，引き起こしは途中で中止する．

▶首のすわり

座位の状態で，腰を支え前後に軽く揺すってみます．このとき，首が揺れて立ち直れないときは，定頸はまだと判断します．引き起こし反応で頭をもち上げられない場合でも，腹臥位にすると頭を挙上できるようなら定頸していることが多いですが，姿勢や筋緊張，深部反射などと合わせて総合的に判断することが推奨されています．

▶座位の観察

腰を支えると座れるかどうかをみます．そのままで体幹を前後左右に傾けた際，頭部が後屈するときは筋緊張低下または亢進が考えられます．

▶垂直吊り下げテスト

腋窩を支えて立位にし，足を床につかせてピョンピョンさせて足のつっぱりを観察します．下肢のつっぱりが強く，両側足指が互いに接触する，下肢がX状に交差する等の状態は，筋緊張が亢進している状態です．また，垂直抱きの際，赤ちゃんの手は開いているのが正常で，固く握りしめているときは異常と判断します．

▶手指の動き

近くのものは自分から手を伸ばそうとし，手に触れたものは自分で握ることができるようになります．両手を顔の前にもってきて遊ぶことも多くなります．

問診と保健指導

保護者への質問

▶家族の健康と役割分担

- 体調はどうですか？　よく眠れていますか？　気持ちの面で困っていることはありませんか？
- パートナーとの関係は良好ですか？
- 赤ちゃんのお世話をだれか手伝ってくれますか？
- 自分だけの時間をとることができていますか？
- 上のお子さんとの時間がとれていますか？（きょうだいがいる場合）
- 子育てについて，気軽に相談できる人がいますか？

▶行動と発達

- 最近の赤ちゃんとお母さんの1日の流れはどんな感じですか？
- 夜は，どのくらいまとまって眠るようになってきましたか？
- 赤ちゃんの機嫌が悪いとき，どのように対応していますか？
- お子さんの発達で何か気になることがありますか？

▶栄養状態と成長

- 最近の授乳について教えてください．母乳ですか？ミルクですか？
- どのくらいの間隔で授乳していますか？
- 母乳・ミルク以外のものを与えたことがありますか？
- 離乳食について何か不安がありますか？

▶歯・口腔のケア

- 家族は，毎日歯みがきをしていますか？
- 赤ちゃんはよだれをたらしますか？

▶予防接種

- お子さんの予防接種は順調に進んでいますか？

▶メディア

- お子さんにテレビ，DVD，ビデオ，動画を見せることがありますか？
- 授乳中に，テレビやスマートフォンの視聴をすることがありますか？

▶事故防止

- ベビーベッドの柵は上げていますか？
- 自動車に乗せるときはチャイルドシートを使用していますか？
- あおむけで寝かせていますか？
- 赤ちゃんの過ごす部屋は，安全ですか？
- 赤ちゃんが泣き止まないとき，激しく体を揺さぶってはいけないことを知っていますか？

授乳・睡眠・排泄に関しての情報共有は，保健指導や支援のスタートにつながります．

赤ちゃん自身の問題以外に，「産後うつ病」など母親の精神状態のチェックも重要です[*2]．

[*2] Chapter 2-2 1か月児健診（p.95-103）参照．

また，心の土台となる愛着形成，基本的信頼感の確立へつながる親子関係が育つためのアドバイスも欠かせません．保護者が身体的・精神的負担感をどれだけ感じているか，問題解決能力の程度，育児の相談者や協力者はいるのか，子どもをどう受け止めているのかなどの情報は，保護者を理解し支援するうえでとても重要です．

▶「基本的信頼感」を確立させましょう

「泣いたらあやす」そんな当たり前の積み重ねが，心の土台をつくります．お腹が空いて泣けば，授乳してくれる，うんちが出て気持ち悪くて泣けばおむつを替えてくれる，「不快」の感情を「快」の感情に変えてくれるいつもそばにいてくれる人が母親（保護者）です．記憶に残らないこの何百回，何千回と繰り返される「応答のあるかかわり」が，心の土台をつくります．特に，授乳は五感を使って行われる母子相互作用によって基本的信頼感が培われる大切な行為です．スマートフォンやテレビ視聴しながらの授乳の問題点を話しつつ「授乳タイムは大切な時間」であると伝えていく必要があります．

▶環境を整えましょう

室内は最低限の清潔な環境を整えます．空調は，外気温との差を5℃以内程度に，湿度も50〜60％程度を目安にし，直接風が子どもにあたらないようにします．天気のいい日には，お散歩やひなたぼっこ等の外気浴を心がけるよう伝えます[*3]．

[*3] 特に母乳栄養児では，くる病予防のためビタミンDをサプリメントとして補充することもある．

▶赤ちゃんを観察し，生活のリズムを整えましょう

赤ちゃんの泣き方や表情から，何を伝えようとしているのか（空腹？排泄後の不

快？痛い？など）読み取れないか，試みてみるよう伝えます．理由がわからないことも多いですが，抱っこして外の空気に触れさせる等すると，気を紛らわせることができるかもしれません．昼と夜の区別がつくようになるので，昼は外気浴，夜は照度を落として静かな環境を心がけ授乳，昼寝，お風呂など毎日のスケジュールをできるだけ決まった時間帯に設定するなど生活リズムを整えることを説明します．

▶栄養状態を確認しましょう

現在の授乳状況のみならず，離乳開始に向けた準備の期間であることを念頭にアドバイスします．まとまって眠れるようになり，授乳回数も 6〜7 回ほどになります．赤ちゃんは，空腹・満腹を表現できるようになるので，赤ちゃんに合わせ落ち着いた気分で授乳するよう伝えます．体重は 1 週間で 200 g 程度ずつ増えます．成長曲線にプロットし発育ペースから母乳・ミルクの回数，時間を確認します．

離乳の開始前は，母乳・ミルク以外の飲み物は不要です．入浴後の水分補給も母乳やミルクで十分です．イオン飲料は，医師の指示があったときのみとし，発熱や嘔吐後のイオン飲料の摂取の習慣化に注意することが必要です．

▶離乳食の準備をしましょう

離乳食は，生後 5 か月後半〜6 か月ではじめるよう伝えます．授乳のリズムをつくることから生活リズムを整え，離乳開始に備えるとともに，家族の楽しい食事場面を見せてあげることも大切です*4．もうすぐ歯が生えてくる場合もあります．う歯を防ぐために，保護者自身が歯のケアを行う必要があります．むし歯菌の感染を防ぐためにスプーンやコップの共有を避けるようにとの情報が拡がっていますが，最近の研究で，食器共有の起こる離乳食開始以前の生後 4 か月から，保護者から子どもへの口腔細菌感染は成立していることがわかりました[2)]．日々の親子のスキンシップを通して子どもは保護者の唾液に接触しますし，う蝕は砂糖摂取や歯みがきなどさまざまな要因で起こるため，食器共有を避けることを気にしすぎる必要はないことも伝えましょう．「薄味を基本とし，甘党に育てない」ことを意識して離乳食を進めていくことの方が大切です．

離乳は，体調のいいときに開始し，決して焦らないように伝えます．ベビーフードの利点と留意点を説明し，食物アレルギーの不安については，正しい理解と判断のもと，医師の指示に従い勝手に不要な除去や導入遅延をすることがないようにアドバイスします．

▶予防接種の進み具合を確認しましょう

ヒブ，肺炎球菌，四種混合，B 型肝炎ワクチンの接種状況を確認します．BCG 接種を含む今後のワクチン接種スケジュールを提案しましょう．

▶電子メディアとの距離を保ちましょう

赤ちゃんにはテレビや DVD，スマートフォンの動画を見せないようにしましょ

*4 Chapter 3-7 離乳食：1）初期食（5〜6 か月頃）（p.192-193）参照．

う．泣き止まないときに動画を見せるのは止めましょう．授乳中に保護者がテレビやスマートフォン等での動画を観ることは避けましょう．

授乳中は，赤ちゃんの目を見て，優しい声をかけながら，授乳に集中することを勧めます．授乳タイムは，親子の愛着形成にとても大切な時間です．電子メディア接触時間が親子のふれあい等大切な時間を奪うばかりでなく，言語発達の遅れや生活リズムの乱れなどにつながる可能性や，視力や睡眠に影響する可能性があること等を説明し，理解を促します．

▶事故を予防しましょう

動きが活発になってくる時期なので事故予防も大切です．赤ちゃんを抱っこしたまま，熱い飲み物や食べ物を摂るのは危険です．不意な動きでやけどをさせる可能性があるので注意するよう伝えます．SIDS 予防のためにあおむけで寝かせます．硬敷きのマットに寝かせ，周囲にやわらかいクッションや枕，重い掛け布団がないようにし，窒息を防ぐようにします．また，寝返りなど急にできるようになる時期ですので，ベッドやソファからの転落にも気をつけるよう伝えます．

抱っこ紐で抱っこやおんぶをして保護者が自転車に乗るのは危険です．自動車のチャイルドシートは，取り扱い説明書に従い後部座席に後ろ向きに正しく取りつけるようにアドバイスします．

また，泣き止まないからといって，赤ちゃんを抱きながら体を激しく揺さぶってはいけません．乳幼児揺さぶられ症候群（shaken baby syndrome：SBS）[*5] を起こす危険性があることも伝えましょう．

[*5] 赤ちゃんを強く揺さぶったことで，表面的には外傷はないものの赤ちゃんの脳に重度の損傷が生じる．死亡率，後遺症合併も高いことが問題となっている．

保護者からよく聞かれる質問

Q お風呂上がりには，白湯や果汁を飲ませた方がいいですか？

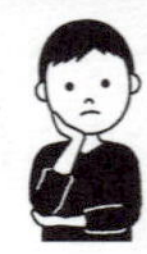

A 離乳の開始前は，水分補給としては母乳やミルクだけで十分です．乳児用の麦茶等が市販されていますが，この時期は母乳やミルク以外の飲み物を与える必要はありません．不要な水分の摂取（特に糖分の多い果汁やイオン飲料は食欲に影響が出やすい）で哺乳量が減ってしまう可能性があります．

（糸数智美）

5 6～7 か月児健診 公費（基礎自治体事業）

この健診での着目点

手で支えて座ることができ，ほしいものがあると声を出し，手を伸ばして物をつかみます．離乳食の飲み込みが上手になり，夜の睡眠時間が長くなり，生活リズムの形成がはじまります．運動，知能の発達の異常を発見しやすい重要な月齢です．

寝返り，お座りなど動きが活発になり，体重増加も落ち着いてきます．周りの人や食べ物に興味を示し，喃語による話しかけや，離乳食が進み，育児の楽しさも増えてきます．家族と他の人を区別できるようになり，人見知りがはじまるかもしれません．夜泣きや，離乳食の進み方などの相談も増えてきます．ほしいものがあると声を出し，手を伸ばして口にもっていったりしますので，少し目を離すと，転倒や，誤飲の危険も増え，配慮が必要となります．また母体からの免疫がなくなり，家族以外の人と会う機会も増えるため，はじめての発熱にも注意が必要です．

健康な 6～7 か月児の発育・発達

● 身長・体重・頭囲

6～7 か月未満児の身長・体重・頭囲の 50 パーセンタイル値

身長（cm）		体重（kg）		頭囲（cm）	
男子	女子	男子	女子	男子	女子
68.5	66.9	8.16	7.54	43.7	42.6

〔厚生労働省：平成 12 年乳幼児身体発育調査報告書．2001〕

発育を評価するうえで体重は重要な指標の 1 つで，1 日当たりの体重増加は 6～12 か月で 10～15 g/ 日です．しかし，乳児の発育は，出生体重や出生週数，栄養法，子どもの状態によって変わってきます．早産児の場合は，修正月齢を用いて判定することになっています．母子健康手帳（以下，母子手帳）の発育曲線にはパーセンタイル曲線がないものが多いですが，おおまかな評価は可能です．詳細な判断が必要なときは，乳児身体発育曲線[1)]を参考に載せますので使用してください（p.119，120 参照）．

● **視覚**

正常な乳児でも一過性の内斜視を呈することはありますが，生後 4 か月で約 85%，生後 6 か月になると 95% 以上が正位となります．固視検査，眼位検査により，眼球の異常や斜視が疑われる場合は，できるだけ小児眼科を専門とする医療機関を紹介してください（日本眼科学会，日本弱視斜視学会のホームページ参照）．

● **聴覚**

「聴覚発達チェックリスト」（表 1）[2]に基づいてチェックし，聴覚の異常の疑いに該当する場合や，聴覚に対する不安がある場合は，精密聴覚検査機関（日本耳鼻咽喉科学会のホームページに公開）へ紹介してください．

表 1　聴覚発達チェックリスト

6 か月頃
（　）話しかけたり歌をうたってやるとじっと顔をみている
（　）父母や人の声をよく聞き分ける
（　）ラジオやテレビの音に敏感に振り向く
7 か月頃
（　）隣の部屋の物音や，外の動物の鳴き声に振り向く
（　）話しかけたり歌ってやると，じっと口元を見つめ，時に声を出して応える
（　）テレビやコマーシャルや番組の変わり目にパッと振り向く
（　）叱った声（メッ，コラなど）や近くでなる突然の音に驚く（または泣き出す）

〔田中美郷，他：乳児の聴覚発達検査とその臨床および難聴児早期スクリーニングへの応用．Audiology Japan 21：52-73，1978 より一部抜粋〕

● **発達**

6 か月になると手で支えて座れるようになり，7 か月になると手を使わずに座り，背中もまっすぐ伸ばした姿勢になります．前方に手を伸ばして，おもちゃを取ることができるようになり，ブロックを手でつかみ，じっと眺めたり口に入れたり振ってみたり，落としてみたりするようになります．

6 か月児は，保護者と目と目を合わせ，微笑み，喃語で話しかけてきます．母親とそれ以外の人を区別できるようになり，人見知りがはじまります．食べ物にも興味を示すようになり，乳汁を吸う哺乳反射が消失し，口に入ったものを舌で前から後ろへ送り込むことができるようになり，離乳食が進みます．昼と夜の概日リズムの形成がはじまり，夜にまとまって寝るようになってきます．食事や生活リズムの形成に重要な時期で，情緒的，社会的に発達する時期です．スマートフォンの画面にも興味を示しますが，ぜひ保護者自身と子どものかかわりを大切にするよう伝えましょう．

発育・発達の評価

発達の目安には，日本版デンバー式発達スクリーニング検査（増補版）がよく用いられています．乳児身体発育曲線を図 1，2 に示しますので，これも参考にしてください．発達のマイルストーンとしては，「寝返りをする，お座りができる，物に手を伸ばし指で物をつかむ，声の方向を振り向く」などがあげられます．

以下の観察や診察を行い，姿勢や四肢の動きで発達の遅れがあると判断したときは，１か月間隔で経過観察を行い，改善がみられない場合や左右差がある場合は，専門家への受診を勧めてください．家族への喃語がなく，前に置かれている積み木などをつかもうとせずじっと見つめているだけの場合や，相手の目を見つめたり，微笑みがない場合は，発達の専門家による経過観察が必要です．

▶ 姿勢，四肢の動き

頸が安定しており，顔は正面を向き，肘や膝は軽く曲げ，手指は半ば開いているか，軽く握った状態で，手足をさかんに動かします．

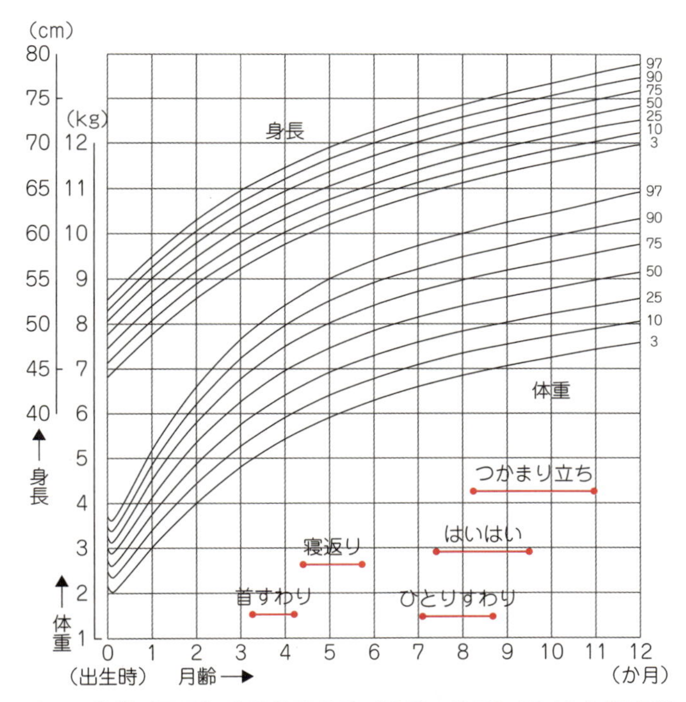

図 1　乳児（男子）身体発育曲線（身長，体重）2010 年調査値
〔こども家庭庁：乳幼児身体発育評価マニュアル．令和 3 年 3 月改訂 https://www.cfa.go.jp/policies/boshihoken/hatsuiku/（2024/1/14 参照）〕

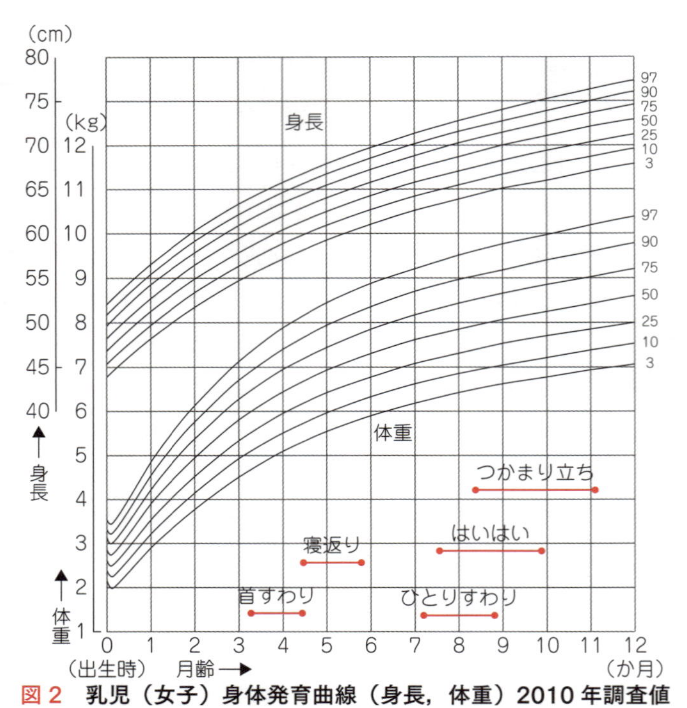

図2 乳児（女子）身体発育曲線（身長，体重）2010年調査値
〔こども家庭庁：乳幼児身体発育評価マニュアル．令和3年3月改訂 https://www.cfa.go.jp/policies/boshihoken/hatsuiku/（2024/1/14参照）〕

▶顔に布をかけるテスト

あおむけで子どもの顔面に少し厚手のハンカチの布をかけて両目を覆うと，6か月では両手で取るか，両手をもっていくが片手で取り除きます．精神発達に遅れがあると取り除くのに時間がかかります．1側の上肢を抑えて他側の上肢で布を取ることができるかをチェックすれば，片麻痺の有無を確認できます（図3）.

▶引き起こし反射

引き起こし反射で，7か月児は四肢を屈曲させ，頭部は体幹よりわずかに前屈させます．45°くらいの角度で静止させた場合，頭部が支えきれず後ろに残ったり，上肢が伸展したしたままの場合は異常を疑います[*1].

*1 Chapter 2-4 3～4か月児健診の図4（p.112）参照.

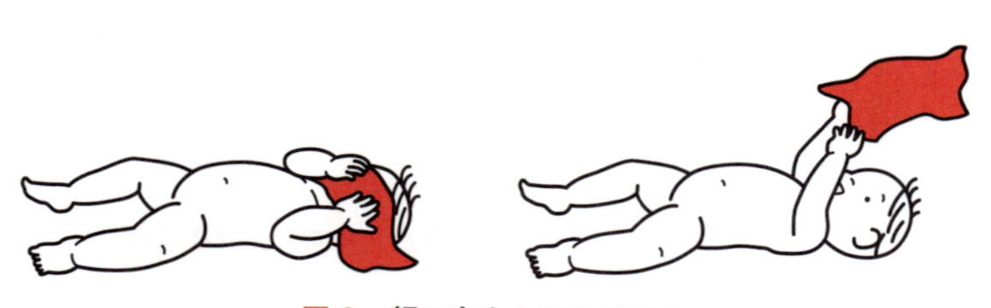

図3 顔に布をかけるテスト

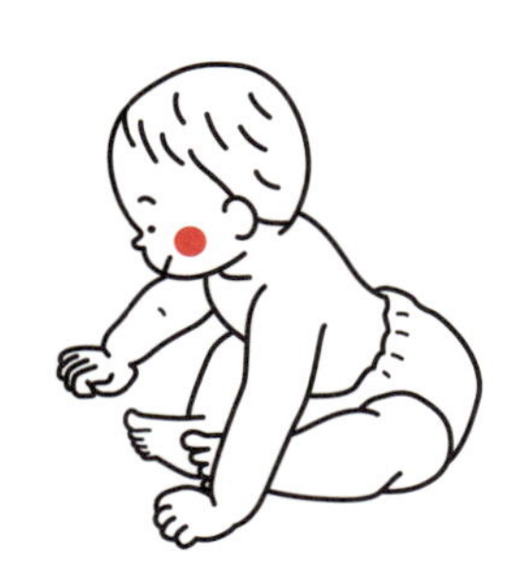

6 か月
背中を丸くして両手をつけて座る

7 か月
支えなしでしっかり座れる

図 4　座位の状態

▶座位の状態

6 か月では手をついて体を支え，7 か月になると手をはなして背を伸ばして座れるようになります．座位で前後左右にゆっくり倒すと，上肢を伸ばして体を支えるパラシュート反射が現われ，前方に手を伸ばしておもちゃを取ることができるようになります（図 4）．

▶物のつかみ方

7 か月になると親指を含め指でつかむようになります．つかんだ物を口にもっていったり他方の手に持ち替えたりします．

問診と保健指導のポイント

保護者への質問

こども家庭庁，母子手帳の様式より省令様式【(令和 5 年 4 月 1 日施行)】[3)]の「保護者の記録」【6～7 か月頃】を示します（表 2）．

①～④は発達，⑤は聴覚，⑦は視覚，⑧は危険への回避，⑥と⑨は食事・睡眠などの生活リズムの形成，⑨～⑬は保護者の様子に関する質問になっています．保護者が困っていること，また気づいていないことがあるか等の保健指導の参考になりますので，記録していない保護者には，待ち時間に記録するように促してください．これらを確認後，さらに質問が必要と判断したときは以下を参考にしてください．

▶前回の健診後に子どもや家族に起こったエピソード

- ご家族に変化はありましたか？
- 今までに何か事故を起こしたことはありますか？

表 2　保護者の記録【6～7か月頃】

①　寝返りをしたのはいつですか　（　月　日頃）
②　ひとりすわりをしたのはいつですか　（　月　日頃）
　（「ひとりすわり」とは，支えなくてもすわれることをいいます）
③　からだのそばにあるおもちゃに手をのばしてつかみますか　はい いいえ
④　家族といっしょにいるとき，話しかけるような声を出しますか　はい いいえ
⑤　テレビやラジオの音がしはじめると，すぐそちらを見ますか　はい いいえ
⑥　離乳食を始めましたか　はい いいえ
　（離乳食を始めて1か月位したら1日2回食にし，食品の種類をふやしていきましょう．7，8か月頃から舌でつぶせる固さにします）
⑦　ひとみが白く見えたり，黄緑色に光って見えたり することがありますか
　※　いいえ はい
⑧　自動車に乗るとき，チャイルドシートを使用していますか　はい　いいえ
⑨　お子さんの睡眠で困っていることはありますか　はい　いいえ
⑩　保護者ご自身の睡眠で困っていることはありますか　はい　いいえ
⑪　子育てについて気軽に相談できる人はいますか　はい いいえ
⑫　子育てについて不安や困難を感じることはありますか
　いいえ はい 何ともいえない
⑬　成長の様子，育児の心配，かかった病気，離乳食の心配，感想などを自由に記入しましょう
※ひとみが白く見えたり，黄緑色に光って見えたりするときは眼の病気の心配があります．すぐに眼科医の診察を受けましょう

〔こども家庭庁：母子健康手帳の様式【省令様式（令和5年4月1日施行）】より一部改変〕

- ひきつけを起こしたことはありますか？
- 食物アレルギーといわれたことはありますか？

▶保護者自身の様子

- 育児は楽しいですか？
- 最近よく疲れますか？
- 気分が落ち込むことがありますか？
- 食欲はありますか？

保健指導

▶離乳食

生後5～6か月頃には，首のすわりがしっかりして，寝返りができ，お座りができるようになります．口唇を閉じて，捕食や嚥下ができるようになり，口に入ったものを舌で前から後ろへ送り込むことができるようになり，食べ物に興味を示すようになりますので，離乳食の開始となります[*2]．

離乳食を食べようとしない場合は，進み方には個人差があり無理強いする必要がないことを説明し，楽しく食事ができる環境づくりをすることの方が重要であることを伝え，保護者を安心させることが大切です．しかし，こだわりが強くどうしても離乳食が進まず体重増加もみられない場合，身長の伸びが悪く，両親の身長から説明できないほどの低身長のとき，育児過誤，児童虐待等が疑われる場合は内分泌

*2　離乳食の進め方の詳細は，Chapter 3-7　離乳食：1）初期食（p.192-193），2）中期食（p.194-195）を参照．

を専門とする小児科医や児童相談所等へ相談してください.

母乳育児の場合，生後6か月の時点で，ヘモグロビン濃度が低く，鉄欠乏を生じやすく，ビタミンD欠乏による「くる病」の増加も指摘されています．離乳を開始し，鉄やビタミンDの供給源となる食品を積極的に摂取する一方，それらの含有量が母乳より多い育児用ミルク，フォローアップミルクを，料理の素材として適宜使用することも有効です.

▶日光浴

紫外線予防も大切ですが，この時期はビタミンD欠乏症になりやすい時期ですので適度な日光浴の必要性も説明してください．また，昼の時間帯に日光を浴びることは，昼と夜の概日リズム形成にも大切です.

日本小児内分泌学会ホームページの「ビタミンD欠乏性くる病」[4]によると，ビタミンDは，食事などの栄養として摂取するものと，紫外線にあたることで皮膚で合成されるものがあります．紫外線の少ない時期には，食事や乳幼児ミルクからビタミンDを積極的にとること，適度な日光浴を勧めます．日光浴の時間は，季節・緯度*3によってかなり異なりますが，日焼けする量の数分の1程度でよく，過度に浴びる必要はありません．紫外線の安全性が心配なときは，乳児のビタミンDサプリメントで補充することをお勧めします.

▶危険に関して

寝返りをし，早い子はハイハイで移動するようになり，手を伸ばして物を取ったり，口に入れたりするようになります．そのため誤飲や転倒の危険が増えてきます．台所や階段へ行けないように柵を設けたり，大人の薬やボタン電池は手の届かないところにしまうなど，周囲の安全を確保し，事故の予防への配慮が必要です*4．また車に乗せるときはお座りができるようになったらチャイルドシートを必ず使用するよう勧めてください.

*3 国立環境研究所の報告によると，緯度の高い札幌市では，紫外線の弱い冬場は，つくば市の3倍以上の日光浴をしないと必要量のビタミンDが産生しないことがわかっている．冬に外出が難しい地域では，窓際で日光を浴びて，赤ちゃんの目を見つめながら，ゆっくり話しかけるように勧める.

*4 この時期の事故防止のために Chapter 3-9 事故予防：1）誤飲・誤嚥（p.200-201）も参照.

保護者からよく聞かれる質問

Q 子どもの夜泣きがひどいのですが，どうしたらよいですか？

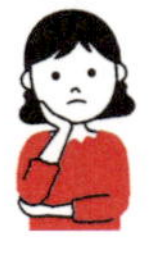

A 生後3～4か月までは昼夜の区別なく短い睡眠を繰り返しますが，体内時計の重要な調整ホルモンであるメラトニンの分泌が乳児期にはじまり，1歳頃までに急速にその分泌量は増加していき，睡眠・覚醒パターン（昼夜の生活リズム・概日リズム）の形成が行われ，夜にま

とまって寝るようになってきます．

夜泣きは，保護者の睡眠時間，育児へのストレスと大いに関連します．「夜泣きは病気ではなく，発達の一過程です．夜泣きをするのはあなたの子どもだけではないし，いずれなくなるから」と保護者を安心させるのが一番肝心です．対応の一策として，こども家庭庁の動画「赤ちゃんが泣き止まない〜泣きへの理解と対処のために」のガイドブック[5)]の要旨を以下に記載します．

まず，赤ちゃんがほしがっていると思うものをいろいろ確認してみましょう．ミルクをあげたり，おむつを替えたり，抱っこをしたり，赤ちゃんが暑がっていないかなど，思いつくものを確かめてみましょう．それでも泣き続けていても問題はありません． 次に，たとえば赤ちゃんがお腹にいたときの状態を思い出させてあげましょう． おくるみでくるんであげたり，胎内にいたときの血管の音に近い「シー」という音を聞かせたり，ビニールをくしゃくしゃさせたときに出る音を聞かせたり，掃除機の音を聞かせるなどです．その他にドライブに行くなど，心地よい振動で泣き止むこともあります．いろいろ試してみましょう． それでも泣き続けていることも多いでしょう．でも問題ありません．そのときは，自分がイライラする前に，赤ちゃんをベビーベッドなど，安全な所に寝かせて，その場を離れてもかまいません．まず，自分がリラックスしましょう．その場を離れる場所がない，という場合は，廊下でも，トイレでもかまいません．その間，メールをしたり，雑誌を読んだり，音楽を聴いたり，電話で相談したりするのもいいでしょう．少ししたら，戻って様子を確認してください．高熱が出ていたり，心配であれば，医療機関を受診しましょう．

（小池明美）

9〜10 か月児健診 公費(基礎自治体事業)

この健診での着目点

法定健診以外に市町村で実施される健診のうち，9〜10 か月児健診は 3〜4 か月児健診に次いで多く実施されています．大きな異常はこの時期までに明らかになっていることが多いため，軽度の異常を見落とさず，疑わしければ経過を観察します．

9〜10 か月児は，座位が安定し，ハイハイやつかまり立ち，伝い歩きができるようになります．手先も器用になり，小さな物をつまんだり，持ち替えたりすることも可能になります．さまざまなものに興味を示すようになり，喃語を発したり，まねをしたりします．

発達の個人差，バリエーションが大きい時期でもあります．人見知りをして泣き，十分な診察ができないこともあります．少しでも異常が疑われる場合は経過観察とし，フォローアップすることが大切です．

健康な 9〜10 か月児の発育・発達

● 身長・体重・頭囲

9〜10 か月未満児の身長・体重・頭囲の 50 パーセンタイル値

身長（cm）		体重（kg）		頭囲（cm）	
男子	女子	男子	女子	男子	女子
72.0	70.5	8.93	8.26	45.3	44.0

〔厚生労働省：平成 12 年乳幼児身体発育調査報告書．2001〕

体格はカウプ指数で表します[*1]．BMI は体重（kg）を身長（m）の二乗で割って求めた値ですが，乳幼児期は月齢・年齢とともに大きく変動するため，BMI パーセンタイル曲線を用いて評価します．

*1 BMI，カウプ指数の解説は Chapter 1-1 身体発育（p.2-11）参照．

● 歯

日本人小児の乳歯の標準萌出時期は，下の前歯は生後 5〜9 か月頃，上の前歯は生後 7〜11 か月頃です[1)]．乳歯の生えはじめる時期にはかなりの個人差があり，未萌出のこともあります．

● **発達**

座位が安定し，座位のまま長時間遊ぶことができるようになります（図 1）．ハイハイやつかまり立ち，伝い歩きがはじまり，行動範囲が広がります．手先が器用になり，小さな物をつまんだり，片方の手で持った物を反対の手に持ち替えたりすることもできます（図 2）．呼びかけに応じて視線が合い，さまざまなものに興味を示すようになります．喃語をさかんに発し，バイバイやおててパチパチなどのまねをします．表情は豊かになり，人見知りをして健診時に泣く子どももいます．

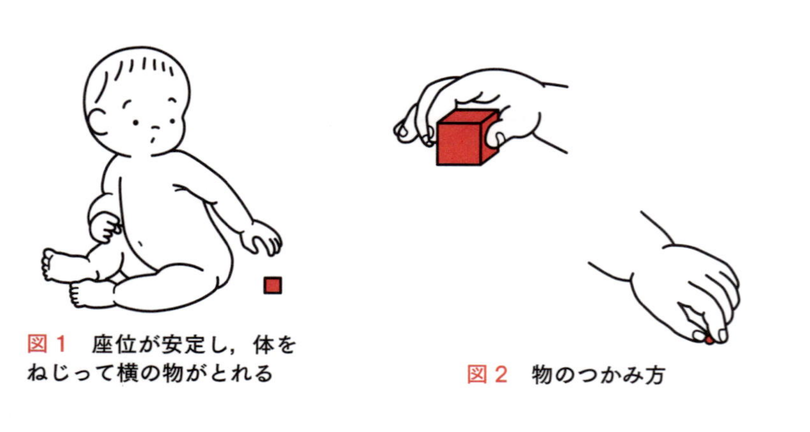

図 1 座位が安定し，体をねじって横の物がとれる

図 2 物のつかみ方

発育・発達の評価

母子健康手帳（以下，母子手帳）や，各市区町村で定められた健診票をもとに診察を行います．参考として，東京都医師会が公表している診察手順の例をあげます（図 3）．人見知りをして泣く子どもも多くいるため，おもちゃで気を引いたり，あやしたり，嫌がること（口の中をみる，診察台に寝かせる）は最後にするなど，泣かせない工夫が必要となります．

9〜10 か月には姿勢の変化による重心移動に対して姿勢を保つ平衡反応が出現します．パラシュート反射が確立し，安定した座位，四つ這い，つかまり立ちが可能となり，多様でなめらかな運動がみられます．

呼びかけに応じない，喃語が出ない，まねをしない，人見知りをしない，周囲に無関心な場合には精神発達の異常および聴力や視力の異常を疑います．座位ができなければ運動発達に明らかに問題があります．懸垂姿勢にして立たせようとしても

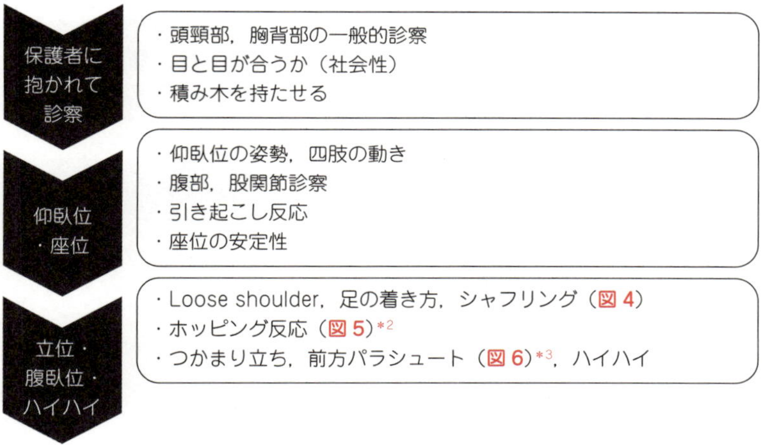

保護者に抱かれて診察	・頭頸部，胸背部の一般的診察 ・目と目が合うか（社会性） ・積み木を持たせる
仰臥位・座位	・仰臥位の姿勢，四肢の動き ・腹部，股関節診察 ・引き起こし反応 ・座位の安定性
立位・腹臥位・ハイハイ	・Loose shoulder，足の着き方，シャフリング（図4） ・ホッピング反応（図5）*2 ・つかまり立ち，前方パラシュート（図6）*3，ハイハイ

図3 東京都医師会 9〜10 か月健診 診察手順の例
〔https://www.tokyo.med.or.jp/wp-content/uploads/health_of_infants/application/pdf/9-10months.pdf〕

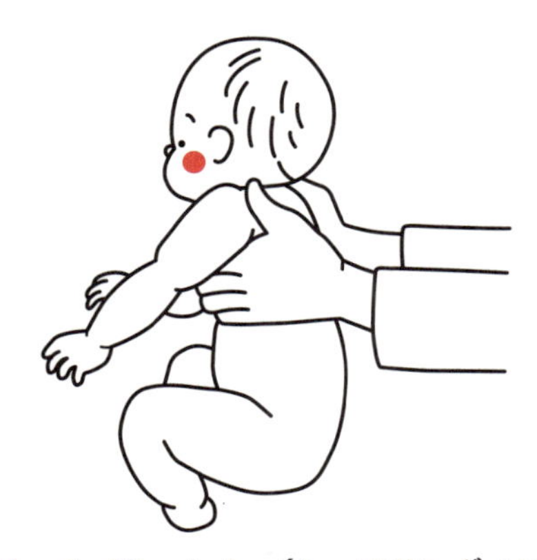

図4 shuffling baby（シャフリングベビー）

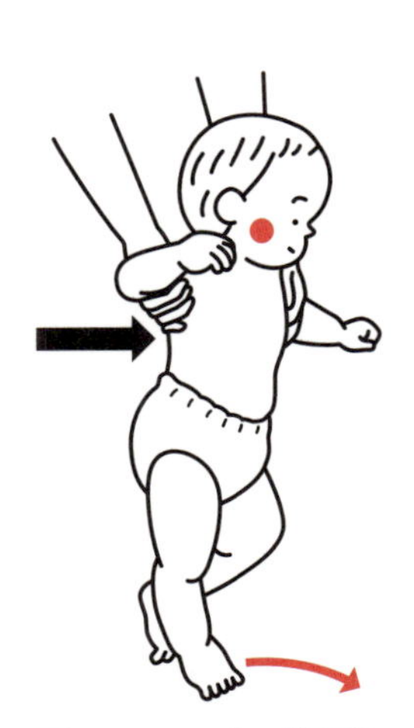

図5 ホッピング反応

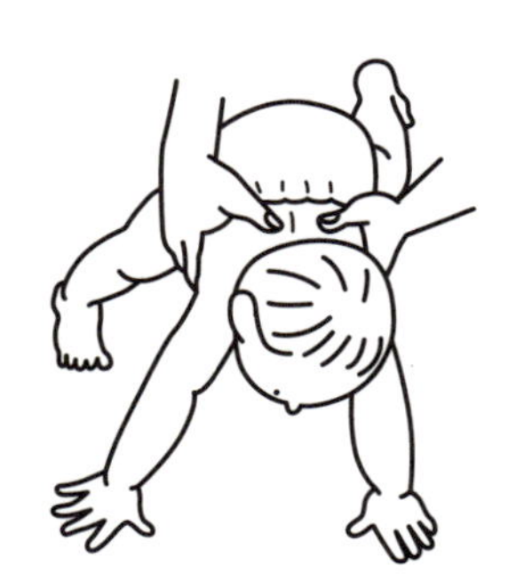

図6 前方パラシュート反応

*2 支えて立たせた状態で体を前後左右に倒すと倒れないように足を踏み出す反応をいう．つかまり立ちをする頃から不完全ながら出現し，1歳5〜6か月頃にはすべての方向に出現する．

*3 躯幹を支えて抱き上げ上体を頭から落下させるようにすると両上肢を伸展させ両手，指を開いて体を支えようとする．10か月でみられないもの，左右差のあるもの，手の開きの悪いものは異常だが，診察時の子どもの状態に左右されることも多く，判定が困難な場合には1か月程度の経過観察とする．

下肢を引いて屈曲させ，足を床につけたがらない児（shuffling baby：シャフリングベビー*4，図4）がいますが，それまでの発達が正常であれば経過観察とします．

*4 四つ這いをせず，座位のまま下肢でこぐように移動する，いわゆる“いざり移動”をする子どもをいう．腹臥位を嫌い，うつぶせにしてもすぐに背臥位や座位の姿勢になり，ハイハイをしないままつかまり立ちをすることも多く，歩きはじめが遅れることもある．

問診と保健指導のポイント

保護者への質問

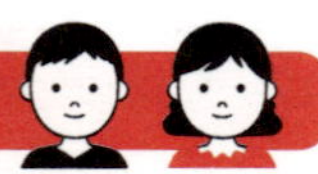

母子手帳や健診票を参照しながら，保護者へ質問します．

- ハイハイをしたのはいつですか？
- つかまり立ちをしたのはいつですか？
- 指で小さい物をつまみますか？
- 離乳は順調にすすんでいますか？*5
- そっと近づいて，ささやき声で呼びかけると振り向きますか？
- 後追いをしますか？
- 歯の生え方，形，色，歯肉などについて，気になることがありますか？
- 自動車に乗るとき，チャイルドシートを使用していますか？
- お子さんの睡眠で困っていることはありますか？
- 保護者ご自身の睡眠で困っていることはありますか？
- 子育てについて気軽に相談できる人はいますか？
- 子育てについて不安や困難を感じることはありますか？

*5 体重増加が少ない場合には，離乳食の進み方を確認し，適切な指導を行う．

保健指導

▶たくさん遊んであげましょう

保護者と視線があう，大人のすることをまねする，保護者の後追いをするなどがみられます．いないいないばあや模倣遊びなどでやり取りを楽しみます．親子が集える場などの地域の子育て支援サービスや，困ったときの相談先として保健センターなどの社会資源についての情報提供があるとよいでしょう．

▶食事や生活のリズムを整えましょう

食生活では，離乳食は3回食へ進めます*6．1日の食事リズムをつくり，母乳や育児用ミルクの回数を徐々に減らし，食事を中心とします．この時期の子どもは歯茎でつぶせるかたさのものが食べられるようになります．調味料を使用する場合は薄味とし，油脂類の使用は少量にします．焦らず，無理強いはしないようにしましょう．手づかみ食べにより，自分で食べる意欲や，目・手・口の協調運動を育てます．手づかみ食べのできる食事，汚れてもよい環境をつくります．フードモデル

*6 Chapter 3-7 離乳食：3）後期食（9～11か月頃）（p.196-197）参照．

やパンフレットを用いて指導するとわかりやすいでしょう．

1 日の睡眠時間は，WHO ではお昼寝を含めて 12～16 時間とることを推奨しています[2)]．昼間はお散歩や室内でたっぷり遊び，午後 8 時頃までには寝るように生活環境を整えます．夜まとまって寝る時間が長くなります．午睡は 1～2 時間程度にし，午睡が夕方になって睡眠に影響が出ることがないようにします．また，テレビやビデオの視聴は控えるように促しましょう．

▶（歯が生えたら）歯みがきをはじめましょう

生後 5～9 か月頃から乳前歯が生えてきます．歯の生え方，形，色などは個人差があり，まだ生えていなくても心配ないことを伝えます．歯みがきは，汚れを落とすことよりも，習慣づけを目的とします．親子で楽しむ時間となるよう，濡れたガーゼで拭き取ったり歯ブラシの感触に慣れさせたりする程度で，無理せず短時間で終わらせるようにします．終わったらほめてあげるよう伝えましょう．う蝕予防のため，水分摂取に甘いものは用いないようにします．

▶事故を予防しましょう

子どもは運動機能の発達とともに，いろいろなことができるようになります．その一方で，さまざまな事故に遭うおそれがあり，発達段階に応じて予防する必要があります．

この時期の子どもは何でも口に入れるため，誤飲や窒息に注意します．ボタン電池や磁石を誤飲した際は急いで処置をする必要があり特に注意が必要です．危ないものは手の届かないところに保管します．食事中に食べ物で窒息する危険もあります．離乳食の形態は歯茎でつぶせるかたさが目安となります．喉を潤し一口の量を多くせず，座って食べさせるようにしましょう．また，テーブルクロスなどを引っ張って，その上に載った容器が倒れやけどの原因になることがあります．はいはいやつかまり立ちなど行動範囲が広がるため，転落ややけど，指詰めなどの防止策を考えるよう伝えましょう[3)]．

保護者からよく聞かれる質問

Q　**そろそろフォローアップミルクを飲ませた方がよいですか？**

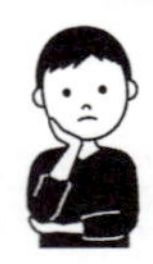

A　フォローアップミルクは育児用ミルクと異なり，母乳の代わりではなく，牛乳の代わりとして用いられるものです．したがって1日3回食となる生後9か月より前には与えません．離乳が順調に進んでいれば摂取する必要はありません．離乳が順調に進まず鉄欠乏のリスクが高い場合や，適当な体重増加がみられない場合には，医師に相談のうえで活用することも検討されます[4)]．

（佐藤英子）

7 12か月児健診

この健診での着目点

12か月は発達のkey ageではありませんが，ご家族にとっては1歳という大切な節目です（図1）．多くは独り立ちをしていますが，発達には大きな個人差がありますので，健診では部分に捉われすぎず，子どもの全体像を診て総合的に判断します．

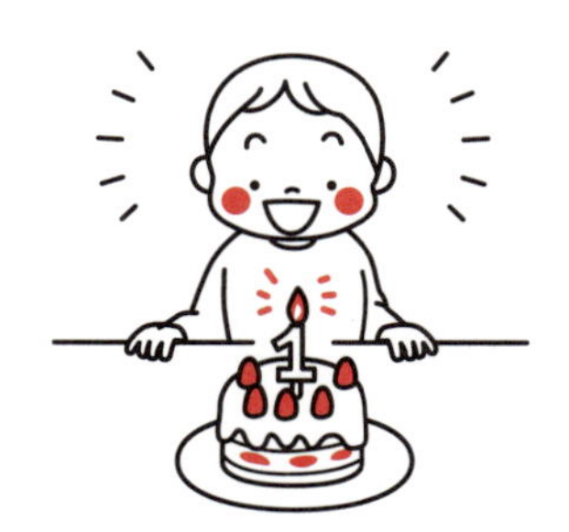

図1　1歳のお誕生日

睡眠，離乳食3回と母乳・ミルク，遊びや入浴などの生活リズムがある程度整い，運動発達も進んで伝い歩きや独り立ちをし，早い子では歩きはじめています．また，小さな物を指でつまんで持つこともできます．自分で自由に動けるようになり，小さな物もつまめるようになったことで，家庭内での転落，溺水，熱傷や誤飲・誤嚥などの事故につながることがありますので，保護者は子どもを危険から守る手立てを学んでおかなければなりません．

健康な12か月児の発育・発達

● 身長・体重・頭囲

1歳0～1か月未満児の身長・体重・頭囲の50パーセンタイル値

身長（cm）		体重（kg）		頭囲（cm）	
男子	女子	男子	女子	男子	女子
75.4	73.8	9.51	8.88	46.2	45.0

〔厚生労働省：平成12年乳幼児身体発育調査報告書．2001〕

早産児の場合は修正月齢で評価します.

● **栄養**

離乳食 3 回と母乳やミルクがおもな栄養源です. また卒乳の時期に決まりはなく, 子どもと保護者のペースで無理のないタイミングを選ぶようにします.

● **睡眠**

総睡眠時間は 11～14 時間[1), 夜の睡眠とともにまだ午睡も必要です. 寝る前の静かな時間, 音楽やお気に入りおもちゃなどの入眠儀式により寝つきがよくなることがあります.

● **歯**

乳歯がおおむね 8 本（上下各 4 本）生えていますが, 歯の生え方には個人差があります. もし 1 歳を過ぎて 1 本も生えてこない場合は小児歯科への受診を勧めます.

● **視力**

視力はまだ 0.2 くらい, 5 歳で 8 割の子が 1.0 になるといわれています. 屋内や屋外でたくさんのものに接して両目同時に網膜に鮮明な像が映ることで視力の発達が促されます. 健診では, ペンライトを使って, 固視・追視や斜視・眼振の有無などをチェックします.

● **聴力**

胎児期から聴力発達は進み, 12 か月児では大人のことばを聞いてまねようとしたり, 意味のあることばではないにしてもさかんにおしゃべりをするようになります[*1]. 健診では, 視界の外からの音に反応して振り向くかどうかをチェックすることである程度判断できます.

● **発達**

粗大運動では, お座り, ハイハイ, つかまり立ち, 伝い歩きや独り立ちをし, 早い子では歩きはじめています. 微細運動では, 小さな物を 2 本の指でつまんで持つことができます. 大人が道具を使っているのをみてほしがり, それを与えると使うまねをしたり, 鉛筆でなぐり書きをしたり, 鏡を見て遊んだりもします. 「マンマ」「パパ」などの音も出しはじめますが, 必ずしも意味を伴っているわけではありません. また, やさしく抱かれたり遊んでもらったりすることを好み, 保護者など身近に接している特別な人に対して後追い行動がみられます.

*1 Chapter 1-2 身体機能の発達：3）感覚器系：聴覚・平衡感覚（p.23-29）参照.

発育・発達の評価

▶粗大運動発達

多くは独り立ちをしていますし，早い子はすでに歩きはじめています．一方で，まだ独り立ちができなくても，伝い歩きまで可能で他の気になる所見もなければ経過観察を行い，1歳6か月までには歩きはじめていることを確認します．また運動発達の早い・遅い以外にも，通常の発達とは異なる道筋をたどる子もいます．お座りをした後，下肢をつかず，腹這いも嫌がり，いざって移動するシャフリングベビー（shuffling baby）[*2]とよばれる子どもたちで，歩行開始が遅れる傾向にあります．

[*2] Chapter 2-6 9～10か月児健診（p.125-130）で解説．

▶微細運動発達

2本の指で小さい物を持つようになりますが，少なくともはさみ持ちまでできていることを確認します．物をつかむときに，まだ手掌全体でつかむ，あるいはつかみ方がぎこちないなどがあるなら，知的発達の遅れ，あるいは軽症脳性麻痺などの可能性も考えます．

▶知的発達など

保護者など特別な人の後追いをします（愛着行動）．拍手やバイバイなどものまねをします（模倣）．「ダメ」と言われるとちょっと手を引っ込めて大人の顔を見たりします（社会的参照）．大人が指さした方向を一緒に見たり，自分が見てほしいものを指さしたりします（共同注意）．落とした物を探します．この時期になると「マンマ」「パパ」などと声を出すようになりますが，必ずしも特定の物や人を指しているわけではなく，意味のある単語が言えなくてもすぐに異常とはいえません．

これらの発達には大きな個人差がありますので，たとえ健診で気になる所見があっても，他が順調なら，保護者に不安を与えないように配慮しながら，次回の受診日を提案し確実に経過をみるようにします．

問診と保健指導のポイント

待合室や診察室での親子の様子を観察します．保護者がどのように子どもとかかわり合っているか，子どもの行動や表情はどうか，保護者自身の様子はどうかなどを判断して，保護者への質問や保健指導に活かします．以下のすべての項目を使用する必要はなく，担当者が内容を取捨選択してください．

保護者への質問

▶前回の健診から今回までの間に子ども自身やご家族に起こったエピソード

- 病気や事故など特別なことはありましたか？
- ご家族に変化はありましたか（誕生，離別・死別など）？

▶子どもとの生活で感じる保護者（おもに母親）の気持ち

- 子どもはかわいいですか．かわいく思えない，あるいは逃げ出したいと思うことはありますか？
- 子育ては楽しいですか，それともつらいことが多いですか？

▶子どもの発育や発達

- 体重の増え方などについて気になることはありますか？
- お座り，ハイハイ，つかまり立ちや歩きはじめなどについて気になることはありますか？
- 一緒に遊ぶとキャッキャと喜んだり，保護者がいなくなると後追いしたりしますか？

▶子どもの危険

- 家庭内外で「あっ，子どもが危ない！」という場面がありましたか．あったとすれば，どのようなことでしたか？

▶家庭内での困難

- 経済的に苦しい，あるいはことばの暴力や身体的暴力などがありますか？
- もしあれば，あなたがつらいことを相談できる人が近くにいますか？

保健指導

▶子育て・遊び

- 母親も父親も同じように子どもと向き合い，ふたりで子育てをするよう伝えます．近年父親の育休取得率が増加していることもあり，これまでのように母親だけに子育てが偏るのではなく，ふだんから協力して育児にあたることが大切です．
- 子どもが興味をもったものに大人が共感して一緒に遊ぶことは，子どもの発達を促し，心も豊かにしてくれます．できるだけたくさん遊ぶように助言します．

▶生活習慣の確立

- 身体の成長に伴い，離乳食は 3 回食が必要になります．調理形態は歯ぐきでつぶせる硬さが目安ですが，食べる量や種類は無理強いしないようにします．子ども自身の意欲を尊重して楽しい食事時間にすることが大切です．手づかみ食べは自分で食べるための準備段階ですから歓迎することを伝えます．卒乳時期は状況が許せば急がず，無理のないタイミングを選びます．

- 睡眠時間は十分に確保します．まだ午睡も必要です．
- う歯予防のために，毎日の歯みがき習慣をつけるよう伝えます．しっかりみがくことよりも，楽しく歯みがき習慣をつけることとだらだら食べをしないことの方が大切です．

▶ 事故予防

- 自動車のチャイルドシートは後部座席に設置します．
- 自転車については，2023年4月からすべての利用者に乗車用ヘルメット着用の努力義務が課されるようになりました．同年に，自転車に同乗する1歳未満の子どものヘルメット着用試験が行われ，安全性が確保できないとの結論が出たことから，1歳未満の子どもでは自転車以外の別の移動方法を検討することが推奨されています[2)]．1歳を過ぎて自転車に乗せる場合でも，ヘルメット着用はもちろんのこと，保護者は常に安全を心がけなければなりません[*3]（子どもの自転車への同乗については都道府県公安委員会規則において規定された条件下で認められており，首のすわった月齢4か月以降の子どもはおんぶして同乗させることが可能です．しかし，子どもの安全という観点からはお勧めできません）．
- 窓や階段などからの転落を防ぐために，あらかじめ家具の配置を工夫したりベビーゲートを設置したりするように伝えます．つかまり立ちができるようになってから慌てて準備するのでは遅すぎます．
- 乳幼児の溺水は家庭内で起こることが多いことから，浴槽などの水は使い終わったらすぐに抜いておくように伝えます．

*3 Chapter 3-9 事故予防：4）交通事故・自転車（p.206-207）参照.

▶ スマートフォンやテレビ等の利用

保護者は，子どもといるときには，できるだけスマートフォンやテレビ等を使わないように伝えます．また，子ども自身がデジタル機器に触れる機会も減らします．子どもの年齢が小さければ小さいほど，現実世界での人との直接の触れあいやさまざまな実体験をすることが大切です．

▶ 予防接種歴の確認

0歳のうちに受けるワクチンと，1歳から受けられるMR（麻疹風疹混合）ワクチンなどを済ませているか確認します．まだ受けていないものがあれば，できるだけ早く受けるように伝えます．

保護者からよく聞かれる質問

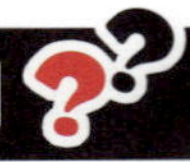

Q なかなか食べてくれないのですが，どうしたらいいでしょうか？

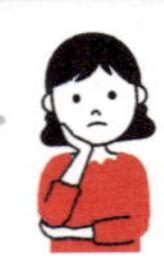

A まず，母乳やミルクが大好きで飲み過ぎていないかどうかを確認してみましょう．たくさん飲んでいるとお腹がすかず，食べる方に気が向きません．また，昼間外出して身体をよく動かすと食べるようになることがあります．大人と一緒に楽しく食事をすること，甘い食べ物や飲み物を避けることも大切です．

（増田英子）

1 歳 6 か月児健診 法定健診

この健診での着目点

単語を話せるようになり，身長・体重の増え方はゆるやかになるものの機能が発達します．目が合い，物の受け渡しや自発的な指さしをするようになります．こういったことばの理解，身体発育，社会性など人としての基本的な機能ができる時期です．

母子保健法により，市町村は「満一歳六ヶ月を超え満二歳に達しない幼児」に 1 歳 6 か月児健診を行います．令和 3 年度は 80 万人あまりの子どもが受診し，受診率は 95.2%，全国の 1,739 の市町村で実施され，1,531 が集団，53 が個別で行われました（残りは一部個別，無回答）[1]．成長発達のマイルストーンになる年齢であり，定期予防接種も一段落することから接種もれがないかもあわせて確認します．子どもの社会性だけでなく保護者の社会活動に困難があると，次回の健診は 3 歳まで間隔があくため，再診させたり行政とつなげたりする必要があります．

健康な 1 歳 6 か月児の発育・発達

● 身長・体重・頭囲

1 歳 6〜7 か月未満児の身長・体重・頭囲の 50 パーセンタイル値

身長（cm）		体重（kg）		頭囲（cm）	
男子	女子	男子	女子	男子	女子
81.1	80.0	10.59	10.04	47.5	46.5

〔厚生労働省：平成 12 年乳幼児身体発育調査報告書．2001〕

1 歳を過ぎると身長と体重の伸び方が緩やかになります．標準成長曲線に記入し，標準に沿った成長であるかを確認します．判定基準として，低身長は身長 3 パーセンタイル未満，やせは体重 3 パーセンタイル未満または肥満度－20% 以下，体重増加不良は体重増加パーセンタイル曲線を 2 本下降，肥満は肥満度 30% 以上，頭囲拡大は頭囲 97 パーセンタイル以上または急な拡大です．

● **歯**

上下4本前後に加え，犬歯や臼歯も生えてきます．乳歯の形態や色調の変化，噛み合わせを確認します．間食に甘いものをあげたら，歯をみがくよう伝えます．1歳6か月児健診ではやはり公費で1,642の市町村が歯科健診を行っています．ほとんどが集団健診です．

● **視力**

視診で，白色瞳孔，羞明・流涙・充血，角膜混濁，眼球・角膜の左右差，眼瞼の異常，瞳孔の形の異常を確認します．ペンライトや興味をひくおもちゃで固視と追視を確認，これは手指などで片眼ずつ隠して行います．ペンライトを当てて角膜からの反射で眼位異常を確認します．

判定基準として，固視をしない・追視が不良の際には視覚反応の異常，斜視などがあった場合眼位の異常とします．

● **聴力**[2)]

聞こえの反応を見えないところからの呼びかけや，テレビからの音に反応があるかどうかで確認します．ことばの発達を簡単なことばによるいいつけができるか，意味のあることばを3つ以上言えるかを保護者に尋ねます．その他難聴に関連することとして，家族に聞こえの悪い人がいるか，母親が妊娠中に風疹にかかったか，1,500 g未満で生まれたあるいは5日以上NICUにいたか，仮死で生まれたか，耳や口に形態異常があったり頭髪の一部が白くなっていないか，髄膜炎にかかったか，頭部を骨折して入院したかといった点についても確認します．

● **発達**

1歳6～7か月でほぼすべての子どもが1語以上の単語を話します．聴力は以前からありますが，集中したり，注意して物音を聞いたりすることができるようになります．簡単なことばによるいいつけや要求に対して，理解してその通りに応じます．「おめめはどこ？」の問いかけで身体の相応する部分を指さしたり，「ポイしてきて」と言うとゴミ箱に物を捨てたりします．また，まわりの人の身振りをまねし，指さしをして共同注意，つまり関心をもったものを他者と共有して共感します．

独り歩きは物につかまらないで2～3歩歩けることを「できる」としますが，1歳3～4か月で90%以上の子どもができるようになります．1歳6か月では，さらに歩き方が安定してきます．歩けるかどうか，どう歩くかは重要です．まだ歩かない場合には，2歳までは必ずフォローします．歩く際に両手を肩よりも高く上げながら歩くハイガード，両手が腰の辺りにあるミドルガード，両手を下げて歩くローガードの順番に成熟度が増します（図1）．

道具を使うことも上手になります．ボールを投げる，積み木を2個積む，クレヨンなどを持って直線や曲線を描きます．コップを持って飲むことは1歳でもできる子どももいますが，さらに上手になりこぼさず飲めるようになったり，スプーンを持って食べようとしたりします．

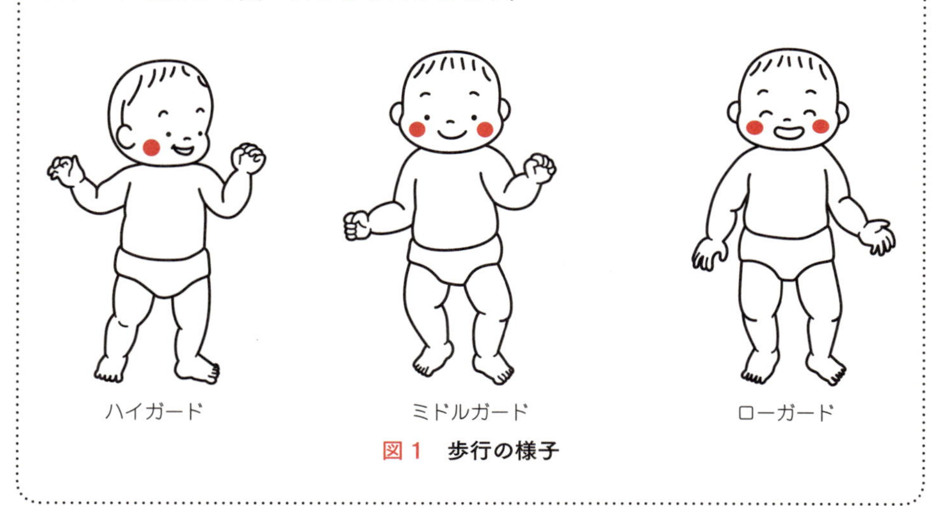

図1　歩行の様子

発育・発達の評価

乳幼児健康診査の実施と評価ならびに多職種連携による母子保健指導のあり方に関する研究班による「標準的な乳幼児期の健康診査と保健指導に関する手引き」では，問診の際に尋ねる項目を表1のように推奨しています[3)]．また，日本小児科学会では，会員に「改訂版乳幼児健康診査 身体診察マニュアル」と同マニュアル付帯の研修ビデオを公開し周知しています[4)]．実際の子どもと保護者とともに行う健診の様子が大変わかりやすいです．

身体発育が順調であるか，計測値から評価します．

精神的発達は，まず言語理解と言語表出をみますが，絵本や絵カードを使い，ない場合にはことばで身体の部位を示して指さしてもらいます．おもちゃや積み木などを持たせて「お母さんに渡してね」などの簡単な指示に従うことでも言語理解を判断できます．言語表出は意味のある名詞を3つ以上言えれば正常とします．社会性の発達は，目が合うかどうか，物の受け渡しや指さしを行うかを観察します．判定基準としては，大人のことばを理解していない様子，発語が2語以下，保護者の膝におとなしく座っていられない，視線が合わないといった点を判断します．

運動発達は，歩くことができるかで粗大運動を確認，積み木を2個積むことができるかどうかで微細運動を判定します．

表1　1歳6か月児健康診査の推奨問診項目

	区分	設問	選択肢
1	従来型発達項目	ママ，ブーブーなど意味のあることばをいくつか話しますか	1. はい 2. いいえ
2		まわりの人の身振りや手振りをまねしますか	1. はい 2. いいえ
3	新規発達項目	何かに興味を持った時に，指さしで伝えようとしますか	1. はい 2. いいえ
4	社会性項目／親子関係項目	うしろから名前を呼んだとき，振り向きますか	1. はい 2. いいえ
5	生活習慣項目	哺乳ビンを使っていますか	1. はい 2. いいえ
6		食事や間食（おやつ）の時間はだいたい決まっていますか	1. はい 2. いいえ
7		朝起きる時間と，夜寝る時間を書いてください	朝（　　）時頃起床 夜（　　）時頃就寝
8		甘い飲み物（ジュースなど）をよく飲みますか	1. はい 2. いいえ
9	事故項目	これまで事故で病院にかかったことがありますか	1. はい 2. いいえ
10	親の健康項目	あなたの最近の心身の調子はいかがですか	1. 良好 2. やや良好 3. どちらともいえない 4. ややよくない 5. よくない
11	育児環境項目	あなたの日常の育児の相談相手は誰ですか	ご記入ください （　　　　　）
12	社会的育児項目	地域の子育てサークルや子育て支援センターを知っていますか	1. はい 2. いいえ
13	経済状況項目	現在の暮らしの経済的状況を総合的にみて，どう感じていますか	1. 大変ゆとりがある 2. ややゆとりがある 3. 普通 4. やや苦しい 5. 大変苦しい
14	保健医療項目	食物アレルギーについて気がかりなことがありますか	1. はい 2. いいえ
15	育児基盤評価項目	現在何か心配なことはありますか． いくつでも○をつけてください	1. 子どものこと 2. 配偶者／パートナーとの関係 3. 父母／養父母との関係 4. 育児仲間のこと 5. その他 （　　　　　）

〔平成26年度厚生労働科学研究費補助金（成育疾患克服等次世代育成基盤研究事業）乳幼児健康診査の実施と評価ならびに多職種連携による母子保健指導のあり方に関する研究班：標準的な乳幼児期の健康診査と保健指導に関する手引き～「健やか親子21（第2次）」の達成に向けて～．平成27年3月〕

生活習慣上の問題を問診項目から判定し，必要に応じて保健指導を行います．

情緒行動上の問題は，子どもにとって診察室での乳幼児健診という一場面だけでは判断が難しい面があります．家庭での様子を尋ね，診察室に入ってきてからの親子の様子を観察します．この1歳6か月の時期の子どもは，独立心と依存心が同居しています．自己主張が強くなり，自分でできることが増えるものの善悪の判断ができませんから，保護者にとっては大変手がかかります．保護者が支援を希求している，子どもを観察していて保護者を参照しない，周囲に関心を示さないといったコミュニケーションの発達やアタッチメント形成に問題がありそうな場合はフォローをし，必要に応じて保健所や子ども家庭支援センターにつなぎます．

問診と保健指導のポイント

保護者への質問

▶前回の健診以後に子ども自身や家族に起こったエピソード

- 前回の健診から今回までの期間に，救急受診や手術など特別なことはありましたか？（食物アレルギーやアトピー性皮膚炎，熱性けいれん，入院を要するような感染症の罹患など）
- ご家族に変化はありましたか？（誕生，離別・死別など）
- 前の健診から今日までの間に，食材の購入や食事の準備に困ったことはありましたか？

▶子どもと保護者の関係や子どもの情緒・発達など

- お子さんの発育・発達で気になることはありますか？
- お子さんの情緒や行動で気になることはありますか？

▶生活習慣，う歯

- 起床時間や就寝時刻，午睡の時間と回数
- メディアの接触時間
- 哺乳をしていますか？
- 食事は進んでいますか？
- 歯をみがく習慣がありますか？
- 歯科健診を受けていますか？

▶危険に関して

- 子どもを1人にする時間がありますか？
- 家庭内でたばこ（含む電子たばこ）や酒，薬物を習慣的に使っている人はいますか？
- こども家庭庁の「こどもの不慮の事故を防ぐために」（https://www.cfa.go.jp/policies/child-safety-actions）という取り組みを知っていますか？

- 日本小児科学会のInjury Alert（傷害速報，https://www.jpeds.or.jp/modules/injuryalert/）を知っていますか？

保健指導

▶生活習慣を確立しましょう

乳児から幼児になり，栄養を母乳やミルクといった液体ではなく固形のものから摂るようになります．1歳6か月では，食事に関する相談はとても多いです．自我が強くなる年齢なので，好きなものしか食べなかったり，好きなものばかり食べ続けたりすることがあります．また，食事が進まずまだ母乳の占める割合が多いとビタミンDが不足して低カルシウム血症，くる病になったり，鉄欠乏性貧血になったりすることがあります．毎食バランスよく食べることは理想ですが，現実的ではないので，1週間でまんべんなく栄養が摂れるように指導します．

歯の本数が増え，食べたり飲んだりするものが多様にもなります．「本人がとても嫌がるから……」と歯みがきの習慣がない家庭があります．歯のケアは現在の食べ方だけでなく，口腔内と顎の成長と発達，身体の発育にも影響が大きいものです．1歳6か月児健診が個別で，一度に歯科健診を受けられない場合は，必ず歯科を受診するように伝えましょう．

▶事故を予防しましょう[*1]

[*1] Chapter 3-9 事故予防の各項を参照.

理解力がついてきて「いけません」といった禁止のことばが聞こえてわかってはいても，そうしたくないときには従いません．まず自己を確立し，その後に協調性や社会性が育っていきますから，わがままとみえるような行動もある程度容認しなくてはいけません．しかし，命にかかわるような危険がある場合，事故につながりそうな場合はことばでの制止だけでなく行動をもって臨むよう伝えます．前述の「こどもの不慮の事故を防ぐために」やInjury Alert（傷害速報）を読んでおくとこの年齢の子どもに多い事故を未然に防ぐことができます．消費者庁のX（旧Twitter）アカウントをフォローしているとその季節に多発する事故について知ることもできます（https://x.com/caa_kodomo）.

▶感染症を予防しましょう[*2]

[*2] Chapter 3-10 疾病予防：1）パンデミック後の予防接種の進め方（p.210-211）参照.

定期接種のワクチンラッシュが一段落します．受け忘れはないでしょうか？任意接種のワクチンを受けても受けなくてもどちらでもいいという意味だと誤解している保護者がいます．また「かかってしまったのでもう大丈夫」という誤解もあります．インフルエンザや新型コロナウイルス感染症は罹患歴があっても，前回の感染から短期間でも，繰り返しかかることがあります．体調が悪くなりキャンセルしたり，一時的にワクチンが入荷せずに待たざるをえなくなったりして，今受けるべきワクチンがわからなくなったら母子健康手帳（以下，母子手帳）をもって行って小児科で相談するように伝えます.

保護者からよく聞かれる質問

Q 片時も母親から離れず，1人で遊びたがりません．何か問題があるのでしょうか？どうしたらいいでしょうか？

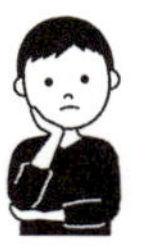

A 乳児期にはじまった人見知りがまだ続いていることがあります．知らない場所，知らない人は子どもにとって脅威ですから，よく知っている保護者，とりわけ母親を頼るのは自然なことです．お母さんのお腹に赤ちゃんがいる，新しい家族ができたといった場合は，子どもにとっては寂しさや疎外感を感じることがあるかもしれません．自分を100%受け入れてくれていた人が，そうしてくれなくなるかもしれないのは，子どもには大変な恐怖ですから，くっついて離れないということがあるかもしれません．そういったことがなくても，物質面と精神面のすべてを保護者に依存する子どもは，安全だと感じられないと自立していきません．受容する態度で安心感を与えるようにしましょう．しかし，視線が合わずコミュニケーションの心配があり，母親以外の人と接することがとても困難な場合はご相談ください．

Q 母乳はもう与えないほうがいいでしょうか？

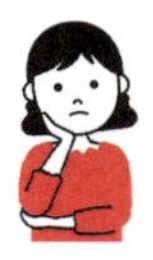

A 以前は，母子手帳の1歳と1歳6か月の記録欄に母乳の中止を促すような記載があり，1歳6か月児健診の際にまだ母乳を続けていると「そろそろやめましょう」という指導が行われていました．しかし，その年齢で母乳をやめるべき医学的な根拠はなく，さらに母乳の利点がわかってきたので，2002年に「断乳」ということばが母子手帳からなくなったのです．その代わり「卒乳」ということばが使われはじめ，子どもが自分から母乳をいらないというまで続けてよいというように医療者の考えが変わりました．他の哺乳類と違って，ヒトは咀嚼や嚥下がまだ上手ではない子どもに適した食事を作ることができるので，母

乳やミルクを比較的早くやめることが可能ですし，それが悪いことではありません．しかし，だからといって早くやめなくてはいけないということではないのです．

（松村有香）

2 歳児健診

この健診での着目点

公的健診では 1 歳 6 か月児健診の次は 3 歳児健診であり，2 歳にターゲットを絞って健診をしている行政や医療機関は少ないのが現状です．多くの場合，1 歳 6 か月児健診で「ことばの遅れ」など何らかの懸念点があり，経過観察が必要な子どもに対して行われていることが多いのが 2 歳児健診です．

2 歳時は自分で上着を脱いだり，靴を履いたりと一部，自分の身の回りのことができるようになります．走行が安定し，簡単な遊具でも遊ぶようになり（ハシゴを登る，滑り台を滑る），公園での外遊びを楽しむようになります．

アメリカ小児科学会の Bright Futures では 2 歳児の感情を以下のように表現しています．

“Her emotions can take on the quality of a roller coaster ride, from sheer excitement and happiness to fear, anger, and tantrums.”

「彼女の感情は，興奮や幸福感から恐怖，怒り，かんしゃくに至るまで，ジェットコースターに乗っているようなものだ」

2 歳児は社会性の構築に向けてのまさに過渡期であるといえます．

健康な 2 歳児の発育・発達

● 身長・体重・頭囲

2 歳 0～6 か月未満児の身長・体重・頭囲の 50 パーセンタイル値

身長（cm）		体重（kg）		頭囲（cm）	
男子	女子	男子	女子	男子	女子
87.1	86.0	12.07	11.53	48.6	47.5

〔厚生労働省：平成 12 年乳幼児身体発育調査報告書．2001〕

● 歯

2 歳から 2 歳 11 か月の頃に上顎第二乳臼歯が萌出し，乳歯の萌出が完了します．

外傷の既往がなく，生え変わりの時期ではない3歳以下で歯根の吸収が認められず残ったままで歯が脱落した場合には低ホスファターゼ血症を疑い，小児歯科や小児科への受診を勧めます．

● **視力**

視力検査をランドルト環を用いて行うことは困難であり，絵指標を用いることもありますが，それでも困難な場合が多いです．近年では視覚スクリーニング検査機器を用いて視覚異常のスクリーニングを行う場合もあります[*1]．

[*1] Chapter 1-2 身体機能の発達：2）感覚器系：視機能（p.16-22）参照．

● **発達**

2歳児は自分で上着を脱いだり，靴を履いたりと一部，自分の身の回りのことができるようになります．走行が安定し，簡単な遊具でも遊ぶようになり（ハシゴを登る，滑り台を滑る），公園での外遊びを楽しむようになります．二語文を話し，ことばで喜怒哀楽を表現できるようになり，ことばでのコミュニケーションを図るようになります．

2歳児は1人遊びから友だちがそばにいて遊ぶというように社会性が伸びてくる時期ですが，まだ，役割をもってのままごとなど友だちとやり取りをする遊びは難しく，1人遊びの延長のような遊び方をします（図1）．

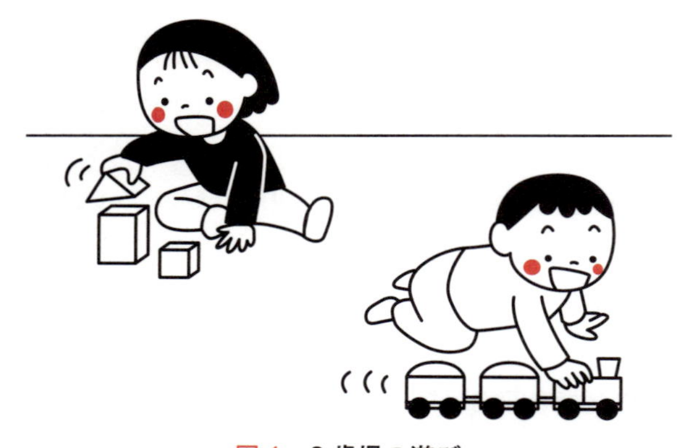

図1　2歳児の遊び

発育・発達の評価

診療の場では遠城寺式乳幼児分析的発達検査やデンバー式発達判定法を用いたりすることが多いです．保育や療育の現場ではMovement Education and Therapy Program Assessment-Revised（MEPA-R）を用いて，日常の生活・活動や遊び場面での観察によって評定することもあります．その他，KIDS乳幼児発達スケール（KIDS：Kinder Infant Developmental Scale）を活用することもあります．KIDSは保護者など子どもの日頃の行動を観察している方に回答してもらう質問紙です．2歳児健診を1歳6か月児健診のフォローアップとして捉えている場合に，保育所に通園している子どもであれば，保育所での様子も考慮しつつ発達の程度を判断し，専門機関紹介とするか考慮します．

問診と保健指導のポイント

保護者への質問

▶ことば

- ことばは二語文を話しますか？
- （1歳6か月児健診でことばの遅れを指摘された子どもの場合）単語数は増えていますか？
- 目，耳，手，お腹といった体のパーツは5個程度理解できていますか？
- 保護者ではない人と話をしたときにお話の理解はどの程度できていますか？半分くらいはできますか？

▶子どもと保護者の関係や子どもの情緒・発達など

- かんしゃくはありますか？　どの程度続きますか？　保護者の方の困り感はどうですか？
- お子さんと接する時間は十分に確保できていますか？

▶生活習慣，う歯や肥満

- 起床時刻や就寝時刻
- メディアとの接触時間
- 食事やおやつの時間は決まっていますか？
- 歯みがきのタイミングはいつですか？
- 仕上げみがきはしていますか？
- 歯科のかかりつけはありますか？

▶危険に関して

- 物を口にくわえて走ることがありますか？
- 高いところに登れないような工夫はしていますか？
- ドアの開け閉めをして遊ばないような工夫をしていますか？

▶生活習慣を確立しましょう

幼稚園への入園準備期間でもある2歳児．幼稚園へ行きはじめたときにいきなり早起きをするということは難しいです．「早寝早起き朝ごはん」のリズムを確立するよう伝えます．後でも述べますが，メディアとのつき合い方の確立も必要です．就寝2時間前になったらメディアは見せません．

▶う歯を予防しましょう

厚生労働省は3歳児でう歯のない者の割合の目標値を90％とし，予防策として，フッ化物塗布，フッ化物入り歯磨き剤の使用，甘味制限をあげています．2歳児の歯科健診でフッ化物塗布をする市町村は多いのではないでしょうか．日頃より，おやつの時間を決めて食べ，だらだらとお菓子を食べないようにし，フッ化物入り歯みがき剤を用いての歯みがき習慣，保護者による仕上げみがきの習慣をつけるよう伝えます．

▶事故予防をしましょう

何にでも好奇心が湧き，自分でしたいことも増えていきます．「自分でしたい」だけでなく「自分でできる」ということも急激に増えます．昨日まではできなかったことが今朝にはできるようになっているというくらい成長のスピードが早い時期です．窓際やベランダに足台になるような物を置かない，窓を施錠しロックまでかける（転落予防）など日常生活での危険を今一度見直すよう伝えましょう．

▶メディアに子守をさせないようにしましょう

保護者もデジタルネイティブ世代となってきています．一概にメディアとのつき合い方を否定することも難しくなってきている昨今ですが，メディアによって保護者とのふれあいが減ることは避けたいところです．長時間のメディア視聴により，言語発達への影響や愛着形成といった精神面への影響だけでなく運動発達にも影響を及ぼすという研究結果があります．

日本小児科学会では2004年に以下の提言をしています[1)]．スマートフォンやタブレット端末が普及する前の提言なので「テレビ・ビデオ」との表現になってますが，スマートフォンやタブレット端末も同様と考えます．

①2歳以下の子どもにはテレビ・ビデオを長時間見せないようにしましょう．
②テレビはつけっぱなしにせず，見たら消しましょう．
③乳幼児にテレビ・ビデオを1人で見せないようにしましょう．
④授乳中や食事中はテレビをつけないようにしましょう．
⑤乳幼児にもテレビの適切な使い方を身につけさせましょう．
⑥子ども部屋にはテレビ・ビデオを置かないようにしましょう．

▶ほめて育てましょう

「ほめる」ということは「子どもの望ましい行動を増やす」ということです．それは「望ましい行動を増やす」＝「しつけ」です．またほめることは愛情を伝える手段です．ことばで「すごいね」「えらいね」「かっこいいね」と言うことだけがほめるという行為ではなく，微笑む，「ありがとう」と伝えることもほめることにつながります．

▶絵本の読み聞かせをしましょう[*3]

絵本の読み聞かせは，言語発達の促しにつながるだけでなく，社会性の発達にもつながります．メディアでも絵本の読み聞かせをするツールはありますが，一方的で，子どもたちのペースをみながら，子どもたちに合わせて読み聞かせることはできません．絵本を通じてやり取りをしながら読み聞かせができるのはメディアではなく，そばにいる大人だけです．図書館で子どもと一緒に絵本を選ぶことでもコミュニケーションが生まれます．絵本を通してみた果物などを実際にスーパーマーケットで購入するといった体験にもつながり，絵本でみたもの，感じたものを実生活でも経験することで経験の幅を広げるツールにもなります．ことばの遅れのある子どもに対して「読み聞かせをしましょう」と伝える場合には，推奨年齢で絵本を選ぶのではなく，ことばの遅れの状況にあった絵本を提示してあげるとよいでしょう．

（中村裕子）

[*3] Chapter 3-14 ことばの発達を促す：1）絵本（p.232-233）参照．

10 3歳児健診 法定健診

この健診での着目点

3歳児健診は，母子保健法第12条で定められています．その後，就学時健診まで法的な健診はありません．“疾患スクリーニング”の役割だけでなく，“育児支援”の役割もありますので，その点を認識しておく必要があります．

3歳児は，多方面で著しい発達と発育をみせます．身体的には，走る，跳ぶ，階段を1人で昇り降りするなど運動能力が向上します．言語面では，簡単な文章を話し，多くの単語を理解し使用します．認知的には，物事を分類したり，簡単なパズルを解いたりする能力が発達します．社会的には，他の子どもと遊ぶ際に協力したり，順番を守ったりすることが増えます．情緒的には，自分の感情を表現し，共感する力が育まれます．食事や睡眠などの基本的な生活習慣もさらに確立されます．

3歳は発育・発達に個人差が大きくなる時期で，保護者の不安や育てにくさへの支援が必要です．また，子どもの多様な機能・能力の発達に異常がないかを早期に発見することが重要です．

健康な3歳児の発育・発達

● 身長・体重

3歳0〜6か月未満児の身長・体重の50パーセンタイル値

身長（cm）		体重（kg）	
男子	女子	男子	女子
94.6	93.7	13.97	13.49

〔厚生労働省：平成12年乳幼児身体発育調査報告書．2001〕

頭囲の測定は，3歳児健診において2022年から行われていません[1]．

身長と体重から肥満度を簡易的に把握できる肥満度判定曲線では，－15%から+15%が正常範囲になります．

● 歯

3歳頃には乳歯の歯列咬合が完成し，第二乳臼歯が咬合することで，食べ物を十分に噛み砕くことが可能になります．そのため，咀嚼力も向上し，周囲の大人と同様の食事を摂取できるようになります．

● **発達**

・運動発達

粗大運動では，階段を大人のように交互に足を出して1段ずつ昇ることや，数秒間片足立ちができるようになります（図1）．微細運動では，積み木で高い塔を組んだり，小さなもの（小豆や大豆など）を指先でつまむことができたり，模写して円を描いたり，食事中にほとんどこぼさずに食事をすることができます．また，簡単な靴を履くことも可能です．

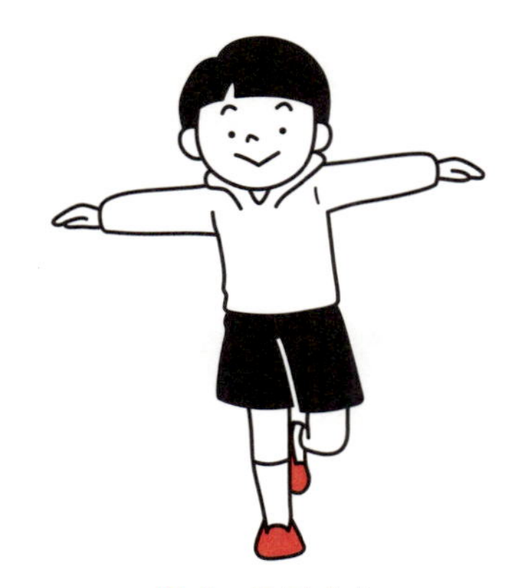

図1　**片足立ち**

・精神言語発達

多くの子どもがこの時期には二語文を話すことができ，物の大きさ，長さ，色の違いを理解し，自分の年齢や名前を言うことができます．また，ごっこ遊びも行います．

● **生活**

食事や排泄などの個々の日常生活習慣も，この時期までにほぼ自立します．自己意識の発達も，この時期の重要な特徴であり，自己主張が芽生え，「イヤ！」や「自分でする！」といったことばを使うようになります．

発育・発達の評価

厚生労働省から通知されている3歳児健診の診察項目および診察所見は表1，2の通りです（母子保健法施行規則に基づく）．

表1　3歳児健診の診察項目

1. 身体発育状況
2. 栄養状態
3. 脊柱及び胸郭の疾病及び異常の有無
4. 皮膚の疾病の有無
5. 眼の疾病及び異常の有無
6. 耳，鼻及び咽頭の疾病及び異常の有無
7. 歯及び口腔の疾病及び異常の有無
8. 四肢運動障害の有無
9. 精神発達の状況
10. 言語障害の有無
11. 予防接種の実施状況
12. 育児上問題となる事項（生活習慣の自立，社会性の発達，しつけ，食事，事故等）
13. その他の疾病及び異常の有無

〔厚生労働省：母子保健法施行規則〕

表2　3歳児健診の診察所見

1. 身体的発育異常
2. 精神的発達障害……精神発達遅滞，言語発達遅滞
3. 熱性けいれん
4. 運動機能異常
5. 神経系・感覚器の異常……視覚，聴覚，てんかん性疾患，その他
6. 血液疾患……貧血，その他
7. 皮膚疾患……アトピー性皮膚炎，その他
8. 循環器系疾患……心雑音，その他
9. 呼吸器系疾患……ぜんそく性疾患，その他
10. 消化器系疾患……腹部膨満・腹部腫瘤，そけいヘルニア，臍ヘルニア，便秘，その他
11. 泌尿生殖器系疾患……停留睾丸，外性器異常，その他
12. 先天異常
13. 生活習慣上の問題……小食，偏食，その他
14. 情緒行動上の問題……指しゃぶり，吃音，多動，不安・恐れ，その他
15. その他の異常（児童虐待など）

〔厚生労働省：乳幼児に対する健康診査について．児母発第29号．平成10年4月8日〕

以下に各診察所見の評価方法を記載します．

▶身体的発育異常

3パーセンタイルの線を下回っていないことおよび97パーセンタイルの線を上回っていないことを視認します．3歳児健診をきっかけに成長ホルモン分泌不全性低身長が発見されることもあり，健診の時点で3パーセンタイル以上であっても，それ以前の身長と比較して伸びが停滞している場合には，経過観察が必要です．

▶精神的発達障害

❶認知発達

3歳で大小と長短が理解できない場合には，明らかに理解力の遅れが疑われますので医療機関を紹介します．3歳6か月以降では，高低が理解できない場合や4色（赤，青，黄，緑）のすべてが答えられない場合には理解力の遅れが疑われますので医療機関を紹介します．

❷言語発達

3歳で自分の名前と年齢が答えられない場合や二語文が話せない場合は，ことばの遅れとして医療機関や療育機関を紹介します．3歳6か月の場合，絵の呼称の正答数が3つ以下だったり，誰と来たのかが答えられない場合も医療機関や療育機関を紹介します．

▶熱性けいれん

熱性けいれんは問診によって情報を収集します．医師が単純型以外であると判断した場合は，医療機関を紹介します．

▶運動機能異常

❶運動発達の異常

以下の所見が認められた場合には精密検査とし，医療機関を紹介します．

- 歩行が不安定であるか，左右への重心の動揺がみられる．
- 片足立ちができないか，または階段を一段ずつ継ぎ足で昇る．
- まねて○を描けない．
- 親指と人差し指でものをつまむことができない．

❷整形外科的異常

- O脚：立位で両足関節内側をつけた際に，膝部に4横指以上の離開がみられた場合（図2）は，医療機関への紹介を行います．

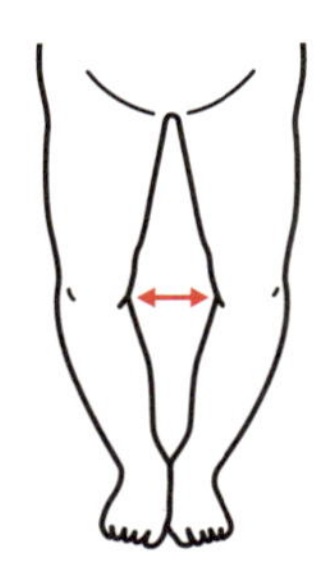

図2　O脚
足首を揃えて立ったとき，両脚か外側にふくらんで，脚の間が開いている．

- 胸郭変形：漏斗胸や胸郭の大きさに左右差があるなど，強度の胸郭変形が認められた場合は，医療機関への紹介を行います．まれに基礎疾患を併発する例があります．容姿が他の子どもと異なることが親子に与える心理的負担が大きいことが報告されており，保護者の希望にも配慮します．
- 脊柱変形：明らかな側弯，後弯（胸腰椎移行部や腰椎に角状の背側への突出がある），前弯がみられる場合は，医療機関への紹介を行います．発育性股関節形成不全など下肢の状態による代償性脊柱側弯や両側脱臼例の腰椎前弯増強にも注意が必要です．

▶神経系・感覚器の異常

❶視覚の異常

角膜反射法や視診にて斜視が確認された場合，または家庭での視力検査で左右眼のいずれかでも視力 0.5 が確認できなかった子どもや，検査のできなかった子どもに関しては，医療機関への紹介を行います．これらの子どもに対しては，二次検査にて視力の再検査を行います．

❷聴覚の異常

健診を受ける前には，問診票が配布され，さらに家庭でささやき声検査などが行われます．ささやき声検査においても，難聴が疑われる場合には，医療機関への紹介を行います．

▶血液疾患

顔面が蒼白であるか，眼瞼結膜が蒼白化している場合や，心尖部や心基部で収縮期雑音が聴取される場合，また頸静脈部でコマ音が聴取される場合には，詳細な検査のために医療機関を紹介します．

▶皮膚疾患

所見が認められながらも医療管理が行われていない場合には，医療機関への紹介を検討します．特に，アトピー性皮膚炎では，かゆみを伴い，顔面を超えて体幹や四肢に広がっている場合，症状が 2 か月以上持続している場合，家族歴や合併するアレルギー疾患がある場合には，医療機関の受診を勧めます．

▶循環器系疾患

異常が認められる場合，保護者に既往歴と家族歴を確認します．先天性心疾患はすでに診断されていることが多いですが，健診ではじめて異常がみられた場合は医療機関への紹介が必要です．心拍数やリズムの異常，過剰な心音，末梢の冷感などが明らかな場合は，速やかに医療機関を紹介します．

▶呼吸器系疾患

全身状態が良好でも，明らかな肺胞呼吸音の左右差が認められる場合は，器質的疾患の可能性を考慮して医療機関を紹介します．wheezes は気管支喘息発作時に聴取される副音であり，健診の場ではウイルス性気管支炎と気管支喘息発作を区別することができません．喘鳴の繰り返し（風邪をひくたびにゼイゼイする），気管支喘息の家族歴，アトピー素因を併せもつ場合は，気管支喘息の可能性を考慮し，医療機関への受診を勧めます．

▶消化器系疾患

著明な腹部膨満や腹部腫瘤がみられた場合は，固形腫瘍，嚢胞性腫瘤，臓器の腫大，または糞便によるものかを区別する必要があります．腹部腫瘤がみられた場合，まず悪性腫瘍を疑い，迅速に医療機関を紹介します．小児期の発症頻度では，神経芽腫やウィルムス（Wilms）腫瘍（腎芽腫）が比較的高いです．鼠径ヘルニアは男児に多くみられ，鼠径部から陰嚢にかけて還納可能なヘルニア腫瘤を生じます．腸管が内容物の場合，還納時にグル音が聴取されます．治療は通常外科手術になります．これらの所見がある場合は，医療機関を受診することを推奨します．

▶泌尿生殖器系疾患

停留精巣は，陰嚢に精巣を触知しない場合で，不妊症や悪性腫瘍の発生のリスクがあります．そのため，手術が必要になる場合があり，医療機関を紹介します．

▶先天異常

外表形態異常の場合，小さな形態異常も注意深くチェックします．複数の先天形態異常が認められる場合，症候群が疑われます．そのような場合，先天異常の治療や健康管理，そして家族への心理社会的な支援が必要です．

▶生活習慣上の問題

3 歳児にとって，基本的な生活習慣は発育や発達にとってきわめて重要です．生活習慣に問題がある場合は，保健指導を行います．また，これらの問題に気づくことは，児童虐待を発見するきっかけにもなります．

▶情緒行動上の問題

保護者やきょうだい，または親しい大人と一緒にいるときは落ち着いて過ごすことができますが，集団のなかでは不安定になったり，ちょっとしたきっかけで泣いたり，パニックになることがあります．また，「こわい」「できない」といった恐怖感情を示し，逃避行動をとることもあります．このような過剰な不安や恐れがある場合は，医療機関への紹介を検討します．感覚の過敏性や，他人の気持ちが理解しづらい，また場面の見通しがつかないといった理由から，大きな不安や恐怖を感じている可能性も考えられますので，精神的な発達にも配慮します．刺激やきっかけが明らかな場合，発達とともに落ち着くことが期待されますが，保護者も不安を感じる場合は，保健指導の対象とします．

▶その他の異常（児童虐待など）

複数の傷や傷跡がみられたり，皮膚の汚れが目立ったり，う歯が多い・口腔内が不衛生などの場合は，養育支援の緊急度が高いと判断されます．母子保健行政担当者と相談し，総合的に判断し，子ども家庭相談センターなどへ連絡します．やけどや骨折，縫合を必要とする怪我などが複数みられる場合は，虐待を疑い，関係機関と連携して迅速に対応します．

子どもの様子や家族関係から性的虐待が疑われる場合は，専門的な診察が必要ですので，速やかに児童相談所または警察に通報します．

問診と保健指導のポイント

保護者への質問

生活習慣による睡眠や食事の状況，発達障害やその他の疾病に影響を与える可能性がある環境要因も確認します．

▶生活習慣・しつけ，食事・食習慣

- 歯みがきや手洗いをしていますか？
- 歯の仕上げみがきをしていますか？
- 起床時間，就寝時間は決まっていますか？
- 1日のテレビ，動画，ゲームの時間は決まっていますか？
- 排尿や排便を前もって知らせますか？

▶家族の様子

- 子育てについて相談できる人はいますか？
- 子育てについて不安や困難を感じることはありますか？
- 育児をしていてイライラすることが多いですか？
- 子どもを育てにくいと感じることがありますか？
- 現在喫煙をしていますか？

子どもへの質問

診察では，最初に子どもにあいさつをし，その後に名前や年齢を聞きます．

保育所や幼稚園へ通っている子どもには，「何組ですか」と尋ねると答えます．

さらに，「今日はどんなことをして遊んだの？」「ご飯は何を食べたの？」「誰と遊んだの？」などの質問を加えることで，より生活状況を把握することができます．

保健指導

以下に，3歳児健診で保護者からの質問例をいくつかあげ，それぞれの保健指導例を紹介します．

▶少食や偏食がある

保護者の懸念が問題かどうかを判断します．子どもが健康で発育が順調であれば，「問題はありません」と伝えます．問題がある場合は，適切な食事リズムと楽しい食事環境を提供し，無理強いを避けて保護者が楽しい食事の雰囲気をつくるように指導します．

▶おむつがとれない，トイレで排泄するのをこわがる[*1]

頻繁な排尿誘導が自立した排尿行動につながるわけではありません．排尿の確立は尿意を感じ，自己の意思でコントロールし，排尿行動につなげることです．個人差はありますが，外部からみてその発達の程度はわかりません．保護者に個人差を説明し，過度な不安や過敏を避けるように伝えます．トイレでの排泄は違和感があるかもしれません．トイレでの排泄に不安があれば，原因[*2]を改善するように助言します．排泄を楽しくする工夫も必要です．失敗を叱らず，成功をほめることを原則にして対応することを説明します．

*1　Chapter 3-16 おむつ外し（p.238-239）参照．

*2　環境（自宅かどうか），保護者からの自立のプレッシャー，便秘など．

▶ことばの遅れがある，発音がはっきりしない

「話すことが遅れていても，ことばの理解や対人関係，行動に異常がなければ，あまり心配することはありません」と伝えます．診察では，子どもに話しかけて反応をみたり，絵本を読んだり，指さしをしたりして反応を観察します．

言語理解が遅れ，二語文が少ない場合や異常がある場合には，精密検査を紹介します．構音障害があっても，コミュニケーションに支障がなければ，1～2年間の経過観察で十分です．過度な注意や矯正は子どもに心理的影響を与える可能性があることを説明します．

▶落ち着きがなく，動きが激しくじっとしていない

活発で好奇心が旺盛な子どもはしばしば多動を心配されます．注意欠如多動症（ADHD）を心配する保護者もいるでしょう．友だちと一緒に遊べ，保育所等の集団生活が問題なく，言語発達も問題がなければ「好きな遊びに熱中できたり，ちゃんと指示をやり通したりできる子どもは心配ありませんよ」と話します．また，「特定の場面（外出先，保育所等）だけでしか症状がない場合も心配ないでしょう」と話します．そうでない場合は，経過をみたり，二次検診，経過観察検診に紹介します．

健診中に落ち着きがなく，ADHDなどの発達障害が疑われるが保護者はまったく気にせず認めない場合には，「短い診察の時間では，はっきりいえませんが，少し落ち着きがないのが気になる」と説明し，経過観察していくことを伝えます．保護者が心配になったときの専門相談機関の窓口も教えます．

▶かんしゃくが激しい

「かんしゃくは，欲求不満などの感情を自分でコントロールできないために起こすもので，いずれ発達とともに消えていきますよ」と説明して，保護者を安心させます．かんしゃくを起こしている子どもは，自分でどうしていいのかわからず，保護者の助けを必要としていることを理解してもらいましょう．保護者が手に負えないほどのかんしゃくが続く場合は，発達障害が疑われるので二次検診，経過観察検診が必要です．

（南　征樹）

4 歳児健診

この健診での着目点

この年齢における最大のマイルストーンは，「社会性が育ってくること」です．友人関係の急速な発達がみられ，順番が守れるようになります．

一人で衣服の着脱ができ，食事もほぼ一人でできるようになります．日中は排尿，排便コントロールが可能になってきます．身体のバランスをとることが上手になってきます．好奇心が強く，いろいろなことが話せるようになり，友だち同士で話が弾みます．また，「なぜ」や「どうして」の質問が多くなります．独り寝も可能になります．

行動範囲も広がり，探索行動も多くなりますので，事故の予防は大切です．事故の予防の項でも指摘されると思いますが，要は「目を離さないこと」ではなく，「目を離しても大丈夫な環境づくり」です．

健康な 4 歳児の発育・発達

● 身長・体重

4 歳 0〜6 か月未満児の身長・体重の 50 パーセンタイル値

身長（cm）		体重（kg）	
男子	女子	男子	女子
101.6	101.0	15.90	15.50

〔厚生労働省：平成 12 年乳幼児身体発育調査報告書．2001〕

● 視力と眼の異常

4〜5 歳で視力が 1.0 に達します．1 日 2 時間以上日光を浴びると，近視になりにくくなることがわかっています．また，家庭でメディアへの接触時間が長くならないように気をつけることを保護者に促しましょう．

網膜芽細胞腫は 5 歳までに 95% が発症します．この時期が好発年齢ですので，眼の観察をするとともに，保護者や保育所，幼稚園，こども園の担任が瞳孔の異常に気づいていないか尋ねましょう．

● **耳，鼻**

滲出性中耳炎は中耳の慢性の炎症と耳管機能の不全が引き起こします．耳の聞こえは大丈夫か確認しましょう．また，しばしばあるいは常に鼻づまりがないかを確認します．

● **歯**

4歳では乳歯が生え揃います（20本）．う蝕が発生しやすくなってくる時期でもあります．また，ショ糖によるう歯のほかに，スポーツ飲料やその他，食物の酸による酸蝕歯も問題です．食べ物やイオン飲料などを飲んで口をすすがずに放置した場合はう蝕を起こしやすくなるので気をつけるよう伝えます．

● **発達**

粗大運動では片足跳びで数歩跳ぶことができ，早い子どもではブランコの立ち乗りができるようになります．階段も一人で交互に足を使って昇ることができます．

手の運動（微細運動）では紙を直線に沿って切ることができ，○が上手に描け，四角を描けるようにもなります．また，弾むボールをつかむことができるようになります．

入浴時にある程度自分で身体を洗うことができ，5歳までに信号を見て正しく道路を渡ることができるようになります．じゃんけんで勝負を決めることができ，数の概念の理解も急速に進み，5までわかるようになります．抽象概念の理解も深まり，ゲームや運動のルールの理解が深まります．診察室でも診察に協力できるようになります．ままごとでも役の演じ方がかなり上手になります（図1）．

4歳児の人物描画では，3歳児に特徴的な頭足人（頭から手足が出る人物像）

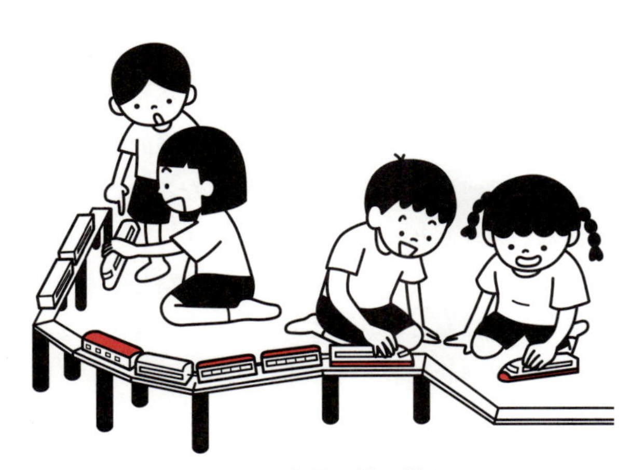

図1　4歳児の遊ぶ様子
友だちと仲よく遊べる．

から頭胴2足人（胴が描かれる）になり，また，事物を羅列（羅列表現）したり，時間経過を同一画のなかに表したり（同存表現）します．

発達の評価に筆者は現在入手できる指標として，簡便で得られる情報が多い「遠城寺式乳幼児分析的発達検査法」を使用しています．bio-psycho-social の要素が含まれ，大変有用と考えます．

発育・発達の評価

問診にて保護者の訴えを聴き，予防接種の実施状況についてチェックします．

普段の生活で気になったり，指摘されたりしたことはないか，これまでの健診で指摘されたことがないかを確認します．

集団健診や保育所，こども園，幼稚園の健診では，時間の制約，周囲の騒音などから，時間をとった身体診察ができないことが多くなります．できれば個別の健診で静かな環境で身体診察をしたいものです．

眼については，結膜炎の有無，涙，目やになどについて保護者の話を聞きながら観察します．網膜芽細胞腫には要注意です．

耳・鼻については，耳鏡・鼻鏡が使用できれば，診察はさほど困難ではありません．不明な場合は耳鼻科に紹介します．

口腔内の問題に関しては場合により歯科へ紹介します．

皮膚の問題は，専門的な問題であれば，皮膚科へ紹介します．

腹部の触診は重要です．筆者は，ウィルムス（Wilms）腫瘍，巨大良性腫瘍，糖原病による肝腫大の経験があります．鼠径ヘルニア，精索水腫，陰嚢水腫にも注意します．

便秘に関しても，①線維質を豊富に含む，野菜，根菜など多く摂るよう努める，②便秘による便の硬化が排便時痛の増強につながるため，子どもが我慢することにより，さらに便秘が悪化するという悪循環になり，結果的に直腸肛門反射が消失してしまい，学童期以後も排便に困難をきたすようになる．これを避けるために下剤を使用する意味があるということ，などを助言します．

四肢については形態の異常と運動の異常について診察します．

最後に日常の育児上，気になっていることがないかを確認します．

診査項目・所見は3歳児健診の項も参照ください[*1]．

診察においては保護者との関係も大切な観察事項です．保護者が対象児に対して過度に支配的でないか，常にしかっていないか，二者間に緊張はないか，子どもの表情はどうかなどを観察しましょう．

*1 Chapter 2-10 3歳児健診の表1，2（p.152）参照．

問診と保健指導のポイント

保護者への質問

▶前回の健診以後に子ども自身や家族に起きた変化

- 子ども自身に大きな病気，入院，手術などはありませんでしたか？
- 家族の方に，健康上の変化や亡くなられるなど，大きな出来事はありませんでしたか？

▶子ども自身の情緒の発育・発達

- お子さんのよいところはどこですか？
- お子さんが好きなものやこと，嫌いなものやことは何ですか？
- お子さんの話すことはほぼ理解可能ですか？
- お友だちとうまく遊べていますか？
- お子さんの健康で気になることはありますか？（発育・発達，行動・情緒）

▶生活習慣

- 起床時刻と就寝時刻は何時頃ですか？
- おやつの時間は決めていますか？
- 一人で大体衣服の着脱はできますか？
- 一人でトイレに行けますか？
- 一人で歯がみがけますか？仕上げみがきはどうしていますか？

▶養育環境・事故防止

- しつけのことで家族内での意見の違いはありませんか？
- 体罰はないですか？
- 近所に危険な場所はありませんか？
- お子さんが一人で外に遊びに行くことはありませんか？
- 食べ物のことで困ることはありませんか？

子どもへの質問

- 元気ですか？
- 毎日楽しいですか？
- 好きなことやものは何ですか？（好きな絵本は？好きな食べ物は？好きな歌は？）
- 仲のよいお友だちは誰ですか？
- お友だちや家族から叩かれたり傷つけられたりしたことはありますか？

- お友だちとけんかをしたり，ぶったりしたことはありますか？
- 怖くなったり，泣きたくなったりすることはありますか？
- 怒ることはありますか？

保健指導

*2 Chapter 3-17 自尊感情を高める（p.240-241）参照．

▶自尊感情を高める[*2]

自尊感情のなかでも大切な部分をなす「基本的自尊感情」の形成には，乳幼児期に安定した愛情を受け，周囲の大人から応援してもらうことが大切です．あまり否定的なことはいわず，結果よりも努力した過程を認めることを伝えましょう．また，成果をほめるよりも，その子の行動が人の役に立ったり，喜ばせたりしていることを認めることが，その子の自尊感情を育てます．お手伝いに対しても「助かる，ありがとう」ということばが嬉しいものです．報酬のためにするのではなく，人の役に立つ喜びが子どもの自尊感情を育てるのです．

▶しっかりとした愛着を育てる

自尊感情は，保護者とのしっかりとした愛着形成により育まれます．まず家族が幸せであること，子どもが日頃から楽しい気持ちで生活できるようにすること，保護者と子どもが仲よく暮らすことは最も大切なことです．そして保護者も，子どもとの生活を楽しめることが必要です．子どもの甘えたい気持ちを受け止め，しっかりとスキンシップで返すことが欠かせません．

▶コミュニケーション力を育てる

家族や友人との軋轢は避けて通れません．暴力で解決せず，しっかりと向き合ってお話をすることを教えるよう伝えます．それにより納得したり，気分転換ができるようになることを大切にして子どもを支援するようにします．子どもはすぐに仲直りできます．けんかしても仲直りする経験が子どもの他者への基本的信頼感を育てます．

▶生活習慣の確立

早寝早起きはとても大切な生活習慣です．子どもが小さいうちは保護者もあまり遅くまで起きていないよう，気をつけるよう伝えます．また，睡眠直前のメディアとの接触は，不眠の原因となります．

▶事故予防

4歳児は好奇心が強くなるうえに，行動範囲が広くなり，一人で行動することが多くなってきます．火の事故，水の事故の予防も大切ですし，交通事故にも気をつけなければなりません．さらに昨今は性被害や誘拐など，他人による事件に対する対策も必要です．ショッピングモール，公園，キャンプ地などでは子どもを一人にしないことも忘れてはなりません．先に「目を離さない」ことよりも「目を離しても大丈夫な環境づくり」が重要と書きましたが，このような特別な場所では，やはり子どもから「目を離さないこと」も大切です．

▶メディアとのつき合い方

現代社会においてメディアとの接触を避けることはほぼ不可能です．しかし，大人になってメディアに依存しないための予防として，できるだけ接触時間を減らすこと，そして大人が野外活動や，対面によるコミュニケーションを要素として含むゲーム等，メディア以外の楽しみを用意することも重要です．

▶ことばの発達

ことばの発達には実体験による相互方向の言語経験が不可欠です．幼児教育プログラムも実体験の裏づけなしには価値がなくなります．ぜひ，読み聞かせや，保護者と子どもの楽しい会話を増やし，ことばの発達とともに，感情表現を増やし，情緒を育てることにも意を注ぐよう伝えます．

▶犯罪予防

最後に追加したいことがあります．子どもの連れ去り犯罪予防に大切な考え方があります．犯罪者という「人」ではなく，犯罪が起きる「場所」に注目した"犯罪機会論"です．犯罪の起こる確立の高い場所が判明しています．参考文献を参照してください．

保護者からよく聞かれる質問

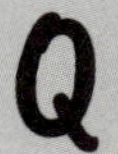

Q　保育所で「他の子とうまく遊べない，団体行動ができない」といわれますが，発達障害でしょうか．

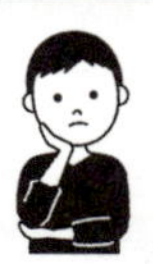

A　そのような行動上の問題を指摘されることもよく聞きますが，それがすぐ発達障害というわけではありません．まず，ご家庭で安心して楽しく生活できているか，保護者の方と日頃から楽しく過ごせているかなど，見直していただければありがたく思います．そのうえで，それが大丈夫なようでしたら，またご相談に来ていただき，場合によっては，専門外来を受診されることをお勧めします．たとえ発達障害があったとしても，まわりの理解だけでお子さんの生活が楽になることも十分に考えられます．

（伊藤晴通）

12 5歳児健診 公費（基礎自治体事業）

この健診での着目点

公的健診は3歳児健診の次は就学時健診であり，その間2年半〜3年のブランクになることから，2024年1月，こども家庭庁は5歳児健診を実施する市区町村に費用補助を開始しました．5歳児健診では，支援を必要とする発達特性を見逃さないことが求められます．

5歳児は基本的な生活はほぼ自分でできるようになり，「走る」「跳ぶ」「投げる」などの運動機能が向上します．精神的には，快・不快だけでなく，好き嫌い・怖れ・憧れ・嫉妬などの感情を抱くようになります．ことばを使ったコミュニケーション力も育ってきます．多くの子どもが保育所，こども園，幼稚園のいずれかに所属し，友だちをつくり，新しい課題をこなすようになるとともに，集団生活のなかで発達の特性が明らかになる時期でもあります．

就学へ向けて，発達特性に合わせた適切な支援につなげるためにも5歳児の健診は大切です．

健康な5歳児の発育・発達

● 身長・体重

5歳0〜6か月未満児の身長・体重の50パーセンタイル値

身長（cm）		体重（kg）	
男子	女子	男子	女子
108.1	107.6	17.96	17.55

〔厚生労働省：平成12年乳幼児身体発育調査報告書．2001〕

体格については身長と体重からBMI（body mass index）を計算します．身長と体重は標準身長・体重曲線に，BMIはBody Mass Index percentile曲線に記入し，標準曲線に沿った成長であるかを確認します[1)]．

● **歯**

乳歯は上下各10本が生え揃っています．う歯の有無や咬合の異常を確認します．

● **視力**

ランドルト環（字ひとつ指標）を用いた視力検査で，85%以上の5歳児が1.0以上の視力を有します．

● **発達**

簡単な衣服の着脱は一人でできます．5秒間片足で立っていることができ，片足ケンケン（片足でジャンプ）ができます．手先の巧緻性が発達し，紐を結んだり鉛筆を上手に握ったりできます．四角を描くことができます．人物を描かせると，身体のパーツを6以上表現します（図1）．明瞭な音声で，適切な時制や代名詞を使って文章で短い物語を語ります．1から10まで数えることができます．赤，青，黄など色の名称を4つ以上言えます．「靴は履くもの」「帽子はかぶるもの」のように単語を定義することができます．幼児の集団のなかでかかわりをもった遊びをします．

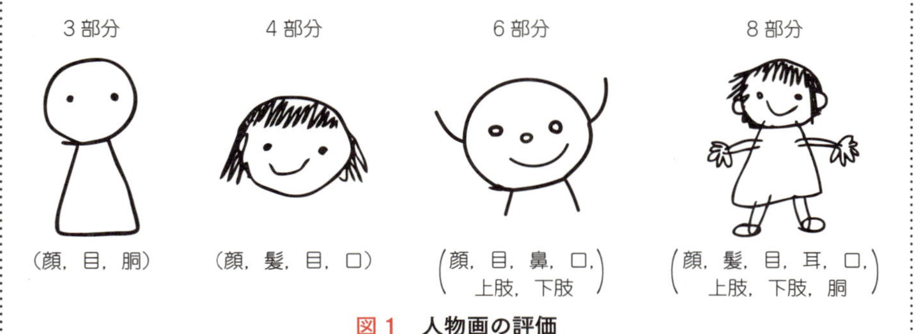

図1　人物画の評価
目，耳，上下肢など左右対になるものは両側を描いているときに1部分と数える．

発育・発達の評価

デンバー発達判定法[2]による評価が有名です．日本人の5歳児について軽度の発達障害への気づきを目的とした健診は，小枝達也先生が開発された「5歳児健診」[3]を用いると認知・社会性・行動統制の発達の概略を知ることができます（表1）．小枝先生の「5歳児健診」に身体計測や視力検査，生活習慣やSDQ（Strengths and Difficulties Questionnaire）の質問紙などを加えた「5歳児健診事業—東京方式—」[4]は全体を網羅しています．筆者は東京方式を用いて，園医を勤めるこども園で5歳の誕生日を迎えた子どもに5歳児健診を実施していますが，一人に要する時間は15

表１　５歳児健診での診察項目例

	方法	下位領域	領域
1	なんていう保育園（幼稚園）ですか？	会話一般	会話
2	何組ですか？		
3	○組の先生の名前は何ですか？		
4	保育園（幼稚園）のカレーはおいしいですか？		
5	お母さんのカレーもおいしいですか？		
6	保育園（幼稚園）とお母さんのカレーはどちらがおいしいですか？	共感性	
7	発音の明瞭さ（1〜6 を通して）	発音	発音
8	両腕を横に上げる	動作模倣	動作模倣
9	両腕を上に上げる		
10	両腕を前に出す		
11	閉眼起立	協調運動・下肢	協調運動
12	片足立ち（右）【5 秒以上】		
13	片足立ち（左）【5 秒以上】		
14	片足ケンケン（右）【5 回以上】		
15	片足ケンケン（左）【5 回以上】		
16	指のタッピング（右）【3 秒以上】	協調運動・上肢	
17	指のタッピング（左）【3 秒以上】		
18	前腕の回内・回外（右）		
19	前腕の回内・回外（左）		
20	左右手の交互開閉【3 往復】		
21	くつって何するものかな？（用途①）	用途	概念
22	帽子って何するものかな？（用途②）		
23	お箸って何するものかな？（用途③）		
24	本って何するものかな？（用途④）		
25	時計って何するものかな？（用途⑤）		
26	右手を上げてください（左右）	左右	
27	左手を上げてください（左右）		
28	ジャンケンをする（3 回）	じゃんけん	
29	しりとりをする	しりとり	
30	「いいよ」って言うまで目をつむってください【20 秒持続可能】	行動制御	行動制御
31	「いいよ」って言うまで目をつむってください【自己刺激行動がない】		

〔関あゆみ，他：発達コホート研究における構造化された医師観察法とその有効性．日本小児科学会雑誌　113：1095-1102，2009 より一部改変〕

分程度で，健診結果は保護者と保育士にフィードバックし家庭やこども園でのかかわり方に役立てたり，ソーシャルスキルトレーニング（SST）や言語療法など個別の指導が有効と判断されるときには療育へつないだりしています．

問診と保健指導のポイント

保護者への質問

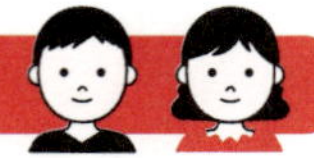

▶前回の健診以後に子ども自身や家族に起こったエピソード

- 前回の健診から今回までの期間に，救急受診や手術など特別なことはありましたか？
- ご家族に変化はありましたか？（誕生，離別・死別など）

▶子どもと保護者の関係や子どもの情緒・発達など

- お子さんのよいところはどこですか？
- お子さんの発育・発達で気になることはありますか？
- お子さんの情緒や行動で気になることはありますか？

▶生活習慣，う歯や肥満のリスク

- 起床時刻や就寝時刻
- メディア接触時間
- おやつは決めた時間に与えていますか？
- いつ歯みがきをしますか？　（起床時，食後〈朝，昼，夕〉，寝る前）
- 仕上げみがきをしていますか？
- 歯科のかかりつけはありますか？

▶危険に関して

- 子ども一人で公園やお友だちの家に遊びに行くことはありますか？
- 近所で暴力に関する情報はありますか？
- 家庭内でたばこ（含む電子たばこ）や酒，薬物を習慣的に使っている人はいますか？
- 前の健診から今日までの間に，食材の購入や食事の準備に困ったことはありましたか？

子どもへの質問

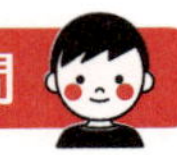

▶コミュニケーション力や自己肯定感の評価

- あなたは健康ですか？（元気ですか？）
- 得意なことは何ですか？
- 保育所（幼稚園，こども園）ではどんな遊びが好きですか？

▶危険に関して

- お友だちや家族の誰かからぶたれたり傷つけられたこと，逆にぶったり傷つけてしまったことはありますか[*1]？

▶情緒に関して

- どんなときに泣きたく（怒りたく，怖く）なりますか？

*1　この質問に対し，言いよどんだり保護者の顔色をうかがうなど家庭内の暴力が疑われるときは，保護者とは別室で改めて話を聞くようにする．

以下に示す指導すべてを1回で伝える必要はありません．問診時の親子の様子や近隣の環境や情報などにより適宜優先順位をつけていくつかを選んで伝えるようにします．

▶自尊感情を高めましょう

日本の子どもは，諸外国の子どもと比べて自尊感情が低いという調査結果が出ています[5)]．完璧な結果だけを求めるのではなく，課題達成までの過程を含めて子どもをほめ，承認するようにしましょう．特に発達に課題を抱える子どもはしかられることが多くなる時期です．「どうしてできないの？」ではなく，「一緒にやってみよう．できたね」とよい行動を繰り返し練習するようにします．

保護者や指導者は，「できたね」「頑張ったね」「いいぞ」「惜しかったね」などポジティブな表現をたくさん用意しておくように伝えましょう．

▶生活習慣を確立しましょう

乳幼児期は保護者の就労に合わせた生活をしている家庭が散見されます．小学校入学に向けて起床・就寝時刻を調整したり，朝食を摂るなど生活習慣を整えたりするように指導します．

歯みがきや入浴を一人でできるようになる子どもが増える時期ですが，仕上げみがきをしたり一緒に入浴して洗い残しがないか，着衣の下（見えにくい場所）に怪我をしていないかなどをみて，子どもから目を離さないように伝えましょう．

▶事故を予防しましょう

5歳児はいろいろなことに興味をもち，自分でやってみたいと思う時期です．それと同期して水の事故，火遊びによる事故，交通事故など「事故」が増えます．どんな場面で事故が起こるかを予測し，あらかじめ子どもに注意喚起をしておくことは有効です．

ショッピングモールや公園，キャンプ場などで子どもを一人で行動させないようにします．特にトイレは個室があり他者の目から逃れる場であるため性的被害や誘拐などの危険性があります．トイレ利用時には個室の前まで保護者が同行するように伝えましょう．

▶パソコン，スマートフォン，タブレット端末，ゲームの利用は？

現代を生きる子どもにとってパソコンやタブレット端末などIT機器を避けることは不可能です．しかし，乳幼児期から小さな画面を長時間見続けることは，近視となる可能性が高く，将来的には強度近視に伴う網膜剥離など失明するリスクも指摘されています．日本眼科医会は20分画面を見たら20秒間20フィート（約6 m）先に視点を移すこと（20-20-20ルール）を推奨しています．また，夜，就寝直前まで明るい画面（ブルーライト）を見続けることで，メラトニン分泌が抑制され人体のサーカディアンリズムが乱れ，睡眠障害を引き起こします．1日のなかでどの時間帯（例：夕食前，早起きして朝食前など[*2]）にIT機器を使用するかあらかじめルールを決めておくようにします．

*2　就寝3時間前には使わないことが勧められている．

▶情緒の安定を

他者を思いやる感情を育てるためには，まず自身が大切にされる経験の積み重ねが必要です．気持ちを受け止めてスキンシップの機会や会話する時間を短時間でももつようにしましょう．

感情をことばで表現することが苦手な子どもは他者をぶったり，物を投げたりすることで感情を表現します．怒りの感情が高まったときの対処法[*3]をあらかじめ決めておき，自らそれを実践できるようにしておきます．

*3　静かな場所へ行く，パンチングボールを叩く，気持ちが落ち着くまで園庭や廊下を歩くなど他者に危害の及ばない対処法．

保護者からよく聞かれる質問

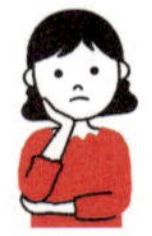

Q　まだおねしょ（夜尿）があるのですが，いつまで様子をみてよいですか？

A　就学前の子どもでは，「たまに」から「毎晩」まで程度の差はあっても6割の子どもにおねしょ「夜尿」がみられます．おねしょの治療は「焦らない，怒らない，起こさない」が原則です．5歳児であれば，夕食後の水分摂取量は必要最小限に抑え，就寝前に必ず排尿するよう促すくらいの対処で十分です．お薬を使った積極的治療は子ども自身が「おねしょを治したい」と希望したときにはじめます．

（川上一恵）

13 6 歳児健診

この健診での着目点

6 歳は幼児期から学童期に移行する時期です．この健診では基本的生活習慣の自立を確認し，子どもの社会性の発達と自己統制力の発達をみて，次年度の小学校入学に向けての課題について保護者の気づきを促し，助言を行います．就学前に完了すべき予防接種について確認することも大切です．

小学校入学は子どもとその家族にとって大きな節目です．就学前最後の健診として子どもの発達特性のほか，情緒や行動，生活習慣の問題や聴力・視力の異常を見落とさないように気をつけましょう．

今までの健診で，病気や発達の問題等について指摘され，治療や支援を受けている場合が多いですが，虐待を含め見逃しのないように注意します．

健康な 6 歳児の発育・発達

● 身長・体重

6 歳 0〜6 か月未満児の身長・体重の 50 パーセンタイル値

身長（cm）		体重（kg）	
男子	女子	男子	女子
114.9	113.8	19.87	19.69

〔厚生労働省：平成 12 年乳幼児身体発育調査報告書．2001〕

測定値は標準身長・体重曲線にプロットし，前回健診時からの伸びを必ず確認します．また肥満度判定曲線（幼児用）にもプロットし，やせや肥満の有無・程度を確認します[1]．

● 歯

下の前歯（下顎中切歯）が抜け落ちて永久歯に生え変わります．平均萌出時期は女児で 6 歳 1 か月，男児で 6 歳 3 か月で，子どもが自らの体の変化や成長にはじめて気づくきっかけになります．その後 2〜3 か月遅れて下顎第一大臼歯（6 歳臼歯），さらに 2〜4 か月後に上顎第一大臼歯が萌出します．

● **視力**

ほとんどの子どもが成人と同じ視力（1.0〜1.2）に達します．

● **発達**

・運動：全身の動きがなめらかで巧みになります．身体のバランスをとり，複雑な動きや用具を使う動きができるようになります．また手先の器用さが高まり，描画や製作において表現が豊かになります．

・言語理解：予想や見通しを立てる力，思考力や認識力が高まり，身の回りの事柄への興味や関心が深くなります．書字も少しずつできるようになります．

・社会性：友だちの気持ちを理解し，ルールを守ることや我慢することもできるようになります．集団遊びのなかで役割を担い協同しながら，創意工夫をして遊びを発展させていきます．

発育・発達の評価

- まず前項「5歳児健診」の表1（p.166）の診察項目がクリアできていることを確認します．項目26/27（左右の概念）ができれば，次に4つの指示（「右手で右目を隠してください」「左手で左耳をつまんでください」，さらに正中線をまたぐ動作として「右手で左目を隠してください」「左手で右耳をつまんでください」）を出して非日常的な構文の理解度や集中力を推し量ります（左右のシンタックス〈syntax 構文〉）[2]．
- 母子健康手帳（以下，母子手帳）「保護者の記録【6歳の頃】」（成長発達の目安・生活習慣）も確認します（図1）．
- 子どもの行動スクリーニングには，SDQ(Strength and Difficulties Questionnaire)（図2）が有用です．保護者にこの質問票を記入してもらうことで，保護者からみた問題行動（行為面，多動・不注意，情緒面，仲間関係）と向社会的な行動を把握でき，各領域における支援の必要性を明らかにすることができます．「①行為面」は規範意識の希薄さや指示の入りにくさ，「②多動・不注意」は落ち着きのなさや集中力の短さ，「③情緒面」は不安のもちやすさ，「④仲間関係」は子どもの集団からの受け入れなどに関する項目です．困難さ（difficulties）に関するこれら4つの下位尺度において該当する項目が多いと，支援ニーズが高いとされます．また，「⑤向社会的な行動」は強み（strength）に関する下位尺度であり，該当する項目が少ないと，支援のニーズが高いとされます（表1）[3,4]．

保護者の記録【6歳の頃】　（　　　年　　月　　日記録）

年　　月　　日で6歳になりました．

保護者から6歳の誕生日メッセージを記入しましょう．

○四角の形をまねて，描けますか．	はい	いいえ
○自分の「前後」「左右」がおおよそわかりますか．	はい	いいえ
○ひらがなの自分の名前を読んだり，書いたりできますか．	はい	いいえ
○おもちゃやお菓子などをほしくても我慢できるようになりましたか．	はい	いいえ
○約束やルールを守って遊べますか．	はい	いいえ
○第一大臼（きゅう）歯（乳歯列の奥に生える永久歯）は生えましたか．	はい	いいえ
○歯の仕上げみがきをしてあげていますか．	はい	いいえ
○朝食を毎日食べますか．	はい	いいえ
○テレビやスマートフォンなどを長時間見せないようにしていますか．	はい	いいえ
○お子さんの睡眠で困っていることはありますか．	いいえ	はい
○保護者ご自身の睡眠で困っていることはありますか．	いいえ	はい
○子育てについて気軽に相談できる人はいますか．	はい	いいえ
○子育てについて不安や困難を感じることはありますか．	いいえ　はい	何ともいえない

○成長の様子，育児の心配，かかった病気，感想などを自由に記入しましょう．

※このページは医療機関，子育て世代包括支援センター等で参考にするので，丁寧に記入しましょう．気になることがあれば，医師や保健師などに相談しましょう．

図1　母子手帳（6歳児健康診査「保護者の記録」）

「子どもの強さと困難さアンケート」　P 4-17

以下のそれぞれの質問項目について，あてはまらない，まああてはまる，あてはまる，のいずれかのボックスにチェックをつけてください（例：☑）．答えに自信がなくても，あるいは，その質問がばからしいと思えたとしても，全部の質問に答えてください．あなたのお子さんのここ半年くらいの行動について答えてください．

お子さんのお名前：…………………………　性別：男子／女子

お子さんのお誕生日：………年……月……日

	あてはまらない	まああてはまる	あてはまる
1．他人の気持ちをよく気づかう	☐	☐	☐
2．おちつきがなく，長い間じっとしていられない	☐	☐	☐
3．頭がいたい，お腹がいたい，気持ちが悪いなどと，よくうったえる	☐	☐	☐
4．他の子どもたちと，よく分け合う（おやつ・おもちゃ・鉛筆など）	☐	☐	☐
5．カッとなったり，かんしゃくをおこしたりする事がよくある	☐	☐	☐
6．一人でいるのが好きで，一人で遊ぶことが多い	☐	☐	☐
7．素直で，だいたいは大人のいうことをよくきく	☐	☐	☐
8．心配ごとが多く，いつも不安なようだ	☐	☐	☐
9．誰かが心を痛めていたり，落ち込んでいたり，嫌な思いをしているときなど，すすんで助ける	☐	☐	☐
10．いつもそわそわしたり，もじもじしている	☐	☐	☐
11．仲の良い友だちが少なくとも一人はいる	☐	☐	☐
12．よく他の子とけんかをしたり，いじめたりする	☐	☐	☐
13．おちこんでしずんでいたり，涙ぐんでいたりすることがよくある	☐	☐	☐
14．他の子どもたちから，だいたいは好かれているようだ	☐	☐	☐
15．すぐに気が散りやすく，注意を集中できない	☐	☐	☐
16．目新しい場面に直面すると不安ですがりついたり，すぐに自信をなくす	☐	☐	☐
17．年下の子どもたちに対してやさしい	☐	☐	☐
18．よくうそをついたり，ごまかしたりする	☐	☐	☐
19．他の子から，いじめの対象にされたり，からかわれたりする	☐	☐	☐
20．自分からすすんでよく他人を手伝う（親・先生・子どもたちなど）	☐	☐	☐
21．よく考えてから行動する	☐	☐	☐
22．家や学校，その他から物を盗んだりする	☐	☐	☐
23．他の子どもたちより，大人といる方がうまくいくようだ	☐	☐	☐
24．こわがりで，すぐにおびえたりする	☐	☐	☐
25．ものごとを最後までやりとげ，集中力もある	☐	☐	☐

署名：…………………………　日付：………年……月……日

ご回答くださったのはどなたですか（○をつけてください）：
親／保育士・教師／その他（具体的に）

ご協力ありがとうございました．

図2　子どもの行動スクリーニング（SDQ：Strength and Difficulties Questionnaire）
〔http://sdqinfo.org/py/sdqinfo/b3.py?language=Japanease〕

表 1 SDQ 評価基準（支援の必要性の判断）

下位尺度	SDQ 項目番号	Low Need ほとんどない	Some Need ややある	High Need おおいにある
①行為の問題	5,7,12,18,22	0-3	4	5-10
②多動・不注意	2,10,15,21,25	0-5	6	7-10
③情緒の問題	3,8,13,16,24	0-3	4	5-10
④仲間関係の問題	6,11,14,19,23	0-3	4	5-10
⑤向社会的な行動	1,4,9,17,20	6-10	5	0-4
総合的困難さ（①～④の合計）		0-12	13-15	16-40

各項目について，「あてはまらない：0 点」「まあまあてはまる：1 点」「あてはまる：2 点」として採点し，それぞれの下位尺度の合計得点を出す．
項目 7，11，14，21，25 は逆転項目であり「あてはまらない：2 点」「あてはまる：0 点」として採点する．
〔Matsuishi T, et al.: Scale properties of the Japanese version of the Strengths and Difficulties Questionnaire (SDQ)：A study of infant and school children in community samples. Brain Dev 30: 410-415, 2008，小枝達也（編）：5 歳児健診 発達障害の診療・指導エッセンス．診断と治療社，51，2008〕

- 今回の健診ではじめて発達障害や軽度知的能力障害等が疑われ個別の支援が必要と考えられる場合は，できるだけ早く地域の心理発達相談，教育相談や療育につないでいきます．

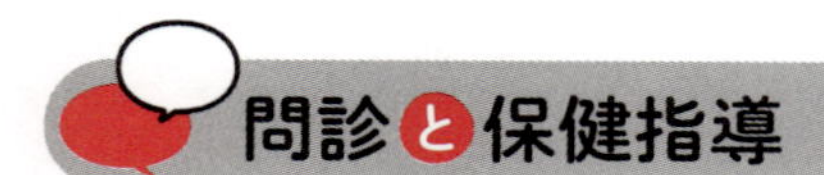

問診と保健指導

親子のやりとりの観察

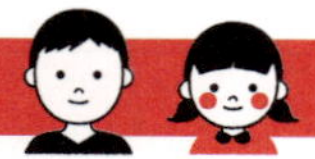

待合室や診察室で親子がどのようなやりとりをしているか観察しましょう．子どもに対して肯定的，協力的で，健診スタッフと子どもが話すことを邪魔せず見守れているでしょうか．保護者が子どもに無関心，高圧的な態度をとるなど，適切な態度で子どもに接していない場合は注意が必要です．

保護者への質問

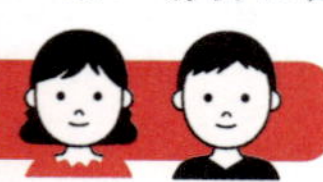

- お子さんは前回の健診以降，事故や大きな怪我，病気はありませんでしたか？継続的に通院している病気や障害がありますか？
- お子さんは発達支援のための療育施設等に通ったり，園で特別な配慮を受けていますか？
- 小学校入学に際して，お子さんの発達や学習について心配なことがありますか[*1]？．

*1 障害をもつ子どもや発達の気になる子どもの就学先について保護者と教育機関（教育委員会と学校）で十分検討し，最適な教育環境を選択できるよう市町村では「就学相談」を行っている．

- 家族に健康上の問題が起こったり，亡くなった方はいませんか．
- 家庭環境に変化はありませんでしたか．お家は安心して過ごせるところですか．
- 家族のなかにたばこを吸ったり，飲酒や薬物使用の問題をもつ人はいませんか．

子どもへの質問

- 今日，朝ごはんを食べましたか？何を食べましたか？
- お家では誰と一緒にごはんを食べていますか？
- 今日の朝，歯みがきをしましたか？寝る前も歯みがきをしますか？
- 保育所（幼稚園）は好きですか？
- 外で遊ぶことは好きですか？
- お家ではどんなお手伝いをしていますか？
- 嫌なこと，悲しいことや寂しいことがありますか？

保健指導*2

▶子どもへの声かけ，保護者に伝えたいこと

「子どもへの質問」の各項目に対する「子どもへの声かけ」，さらに保護者へ伝えたいことを次に示します．

- 毎日朝ごはんを食べましょう

  健康的でバランスのとれた朝食を食べるよう伝えます．朝食をしっかり食べるためには，早寝・早起きの習慣が大切です．十分な睡眠時間（10～11時間）をとれるよう，生活リズムを整えます．小学校低学年までの子どもの就寝時刻は家族の生活スタイルに影響を受けますので，メディアとの接触も含め家族全体の日常生活を振り返り，見直します．朝食をとる習慣は学習能力の向上と肥満防止にもよい影響があります．

- 家族と一緒にごはんを食べましょう

  和やかで楽しい食事は家族とのコミュニケーションを築くよい機会です．会話を促し，テレビや動画は消すよう伝えます．保護者自身が健康的な食生活に努める姿は，子どものよいお手本になります．

- 1日2回歯みがきをしましょう

  永久歯のケアの大切さを教え，フッ素入りの歯みがきペーストで1日2回の歯みがきと寝る前のデンタルフロスを習慣にするよう伝えます．6歳臼歯は一番奥にあってみがきにくく，食物を噛みつぶす面（咬合面）が複雑な溝のためう蝕になりやすいです．上手にみがけるようになるまで，仕上げみがきをするよう伝えます．

- 園での出来事をお話ししましょう

*2　自尊感情，生活習慣，事故予防，メディアとの接触，情緒の安定についてはChapter 2-12 5歳児健診（p.164-169）も参照．

できるだけお子さんと一緒の時間をつくるようにして，園であったことや友だち関係などについて喜んで聞くよう伝えます．年長さんになると，人と自分を比べるようになり，「みんなできるのに自分だけできない」と感じたり，友だちと協同しなければならない集団遊びが苦手だったり，入学に向けての学習・準備がプレッシャーになる子もいます．その日楽しかったことはもちろん，嫌だったことや心配なことなど，子どもが何でも話せるよう心がけます．日頃から園とコミュニケーションをとって，気になることは早めに相談するよう伝えます．

- 1日に1時間は体を動かしましょう

一度に1時間運動できない場合は，何回かに分けてもかまいません．家族や友だちと一緒に楽しめる外遊びを考えるよう伝えます[*3]．

*3 Chapter 3-15 乳幼児と運動（p.236-237）参照．

- お手伝いをしましょう

家事のなかで何かできそうなことをさせることで，責任感が育まれます．家庭での役割分担をもてることは，子どもの自尊感情を高めます．

- 嫌なことや困ったことがあればお家の人に聞いてもらいましょう

子どもがつらい思いをした場合，その気持ちに寄り添ってくれる大人の存在が必要です．嫌なことや感じたことをうまく伝えるのは子どもにとって難しいことですが，根気よく耳を傾け，子どもが安心して話せるよう伝えます．子どもの気持ちを受けとめ，一緒に考える姿勢が大切です．

▶小学校入学準備

- 入学前に済ませておきたい予防接種があります

入学前年4月（年長さん）になったら，2回目のMRワクチンとおたふくかぜワクチンを接種するように伝えます．さらに三種混合ワクチンとポリオワクチンも追加で接種することを勧めます．またこの機会に母子手帳を確認して，これまでに接種できていないワクチンがあれば医師と相談して接種スケジュールを立ててもらいましょう．

- 食物アレルギーがある場合は小学校での対応を確認しましょう

食物アレルギーの子どもが入学する際は，学校関係者，医療機関，保護者の間で必要な情報を共有し，対応してもらうことが大切です．学校から配布された食物アレルギー対応のための「学校生活管理指導表」を，食物アレルギーを診断した医師に記入してもらい学校へ提出するよう伝えます．

保護者からよく聞かれる質問

睡眠時随伴症（パラソムニア）

Q　夜中に突然ベッドから起きて歩き回ることがあり，心配です．

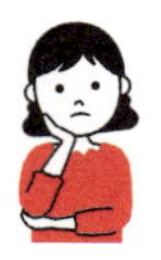

A　睡眠中に寝床を出て，歩行，着替え，飲食などの行動を伴う睡眠時遊行症（夢遊病），また夜中に突然泣いたり叫んだりする睡眠時驚愕症（夜驚症）は就学前から小学生によくみられます．どちらも特に治療を要しないことが多く，ほとんどの例で思春期には自然に消失します．睡眠不足，不規則な睡眠スケジュール，発熱，ストレスなどが誘発因子になります．発作中は事故につながらないよう危険物を周囲から取り除き見守るようにしましょう．発作頻度が多い，程度がひどい場合は専門医に相談するとよいでしょう[5]．

ことばの相談

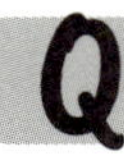

Q　どもり（吃音）が気になります．

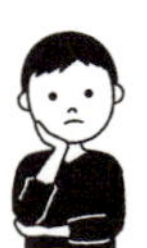

A　この年齢では吃音の経過が短くても，小学校入学前にできるだけ早く専門家（主として言語聴覚士）に治療の必要性を診てもらいましょう．もし治療が必要な場合，吃音の指導には1年程度の期間がかかります．小学生になると音読などの学習がはじまり，周囲の子どもも吃音に気づきやすくなり，また8歳頃からは吃音が治癒しにくくなります．地域の保健センターや都道府県の言語聴覚士協会に問い合わせると吃音を治療している医療機関を紹介してもらえます．公立小学校に設置された「ことばの教室」で就学前相談を受けつけるところもありますので，地域の小学校や教育委員会に問い合わせてください[6]．

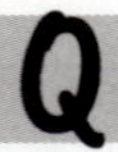

発音がはっきりせず，カ行やサ行がタ行になります．

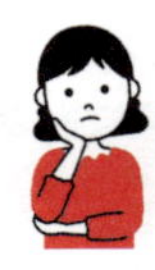

A　ことばの理解に問題がないのに，6 歳になっても発音の不明瞭さ（構音障害）がある場合は言語聴覚士のいる専門機関等への受診をお勧めします[7]．また，周囲の人は発音を気にせずに，お子さんの話をゆったり聴いてあげてください．はっきりしない発音をしても指摘せず，お子さんの伝えたいことを代弁し，「〇〇だね」と返してあげましょう*4．

（板金康子）

*4　たとえば,「タカナが泳いでる！」と言ったら,「そうね，サカナが泳いでるね！」と，会話のなかで正しい発音を返しましょう．

Chapter 3

育児支援

Chapter 3の右ページは，診断と治療社のホームページ上（https://www.shindan.co.jp）の本書のページからダウンロードできます．

おっぱい・ミルク

● 赤ちゃんのほしがるサインに合わせた授乳

母乳だけで適切に赤ちゃんが成長しているなら，そのまま母乳だけで育て続けられるように支援します．産科施設で授乳回数や時間を決めて授乳するよう指導されていることがありますが，赤ちゃんがほしがるサインに合わせて授乳すること，授乳時間や授乳間隔も制限がないことを伝えます．また，赤ちゃんの成長に合わせた楽な授乳姿勢などの技術的サポートや，夜間頻繁に授乳することが母乳分泌を維持する仕組みなど，母乳育児についての基本的な知識を提供することによって，母乳で育てる期間が長くなるでしょう．

● 母乳を減らさない混合栄養

乳房での直接授乳によりオキシトシンが分泌されます．混合栄養の場合も，直接授乳の回数を減らさないことが母乳分泌維持に重要です．母乳とミルクを交互に飲ませると授乳回数の減少により母乳分泌が減少します．1 日の授乳回数は 6 回以上として，不足分の栄養をミルクで補います．1 日にどのくらいの補足量が必要かは，赤ちゃんの成長をみながら主治医が助言するとよいでしょう．授乳ごとに毎回ミルクを足す方法は，調乳の手間が負担ですし，授乳間隔が開きがちになります．1 日に必要な補足量を 3～4 回に分けて飲ませるのが現実的だと考えられます．就寝前にたっぷりミルクを飲ませて赤ちゃんが一晩中眠ってしまうと，夜間授乳によるプロラクチン分泌が低下します．夜も 1～2 回は直接授乳するようにしたほうが母乳分泌を維持できます．また，母乳分泌量は，乳房から母乳が除去される量で決定します．赤ちゃんに，乳房から母乳を多く飲みとってもらうようにすれば，母乳分泌量を増やすことができます．混合栄養の場合も，できるだけたくさん，できるだけ長期に赤ちゃんが母乳を飲むことができるような支援をしましょう．

● ミルクの場合も抱っこして

哺乳びんでミルクを飲ませる場合も，赤ちゃんを抱っこして飲ませましょう．乳房から授乳するとき右からも左からも飲ませるように，哺乳びんで飲ませる場合も，左右抱き替えて飲ませることで，赤ちゃんが一方向だけを向くくせを予防できるかもしれません．哺乳びんを傾けると重力がかかるので，できるだけ水平に保ち，赤ちゃんが自分のペースで飲むようにします．1 日に必要な量を目安に，回数や 1 回量は赤ちゃんの食欲に合わせて調整します．

赤ちゃんの空腹のサインに合わせて授乳しよう

▶空腹のサインの例

手や指を口にもっていってしゃぶる.
舌で音を出したり，唇を舐めたりする.
乳房や哺乳びんを探す.
ごそごそ動いて落ち着きがなくなる.

赤ちゃんが大泣きしたら，まず抱っこしてなだめてから授乳しましょう.

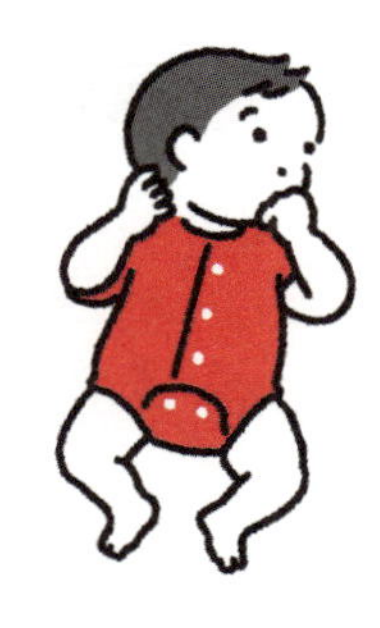

▶基本の授乳姿勢

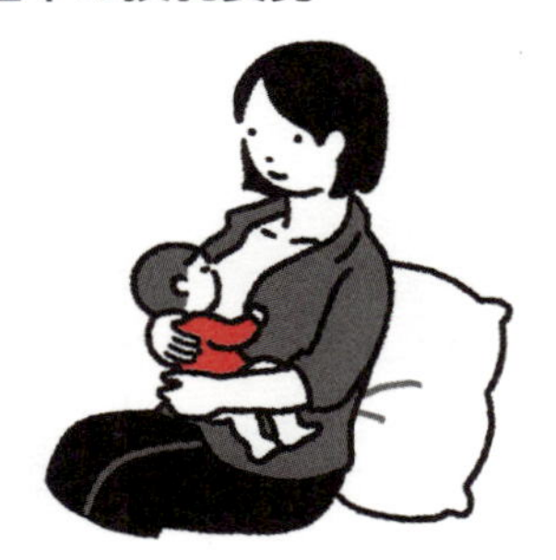

お母さんは後ろにもたれて楽な姿勢を取ります.
赤ちゃんとお母さんが向かい合わせになり，
お互いのお腹が密着するように抱きます.
赤ちゃんの体重はお母さんの腕ではなく，お腹にかかるようにします.

赤ちゃんが大きくなってきたら，授乳する方の乳房と反対側の膝に，
赤ちゃんの腰をのせてもいいでしょう.

授乳クッションはいりません.

赤ちゃんが口を開けるタイミングを待って，自分から吸いつくのを手伝います.

▶添え乳

横になって授乳すると，お母さんも体を休めることができて楽です.
赤ちゃんのお腹がお母さんのお腹と向かい合った状態で飲ませると，
赤ちゃんが乳房をまっすぐ吸うことができ，乳頭や乳房のトラブルが
起こりにくくなります.

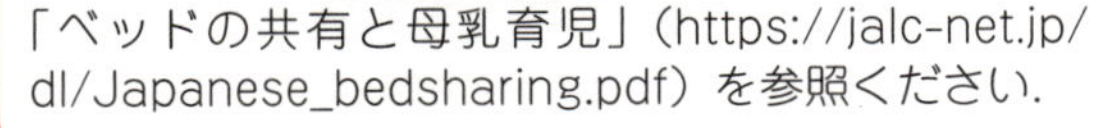

「ベッドの共有と母乳育児」(https://jalc-net.jp/dl/Japanese_bedsharing.pdf) を参照ください.

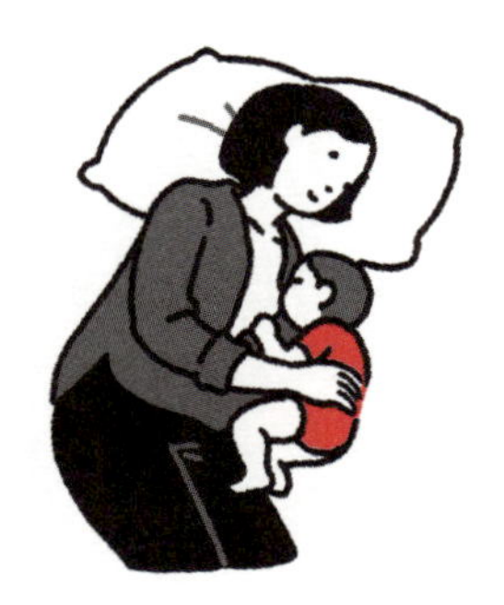

(瀬尾智子)

2 抱っこ

肌のふれあいは赤ちゃんの安心につながります

最近は，自分の子どもが生まれるまで赤ちゃんを抱っこしたことがないという人も多いです．なるべくたくさん赤ちゃんを抱っこしてアタッチメントを育んでいけるとよいと思いますが，保護者が疲れすぎてしまわないように，なるべく楽で腰や手首が痛くなりにくい抱っこの方法を伝えましょう．

子宮での環境と大きく異なる環境で，泣きの強い2か月頃までは，音や光や重力や風など，いろいろな刺激に慣れていく時期といえるのかもしれません．しっかり抱っこされてやさしく揺らされることで，子宮を思い出し赤ちゃんは安心するでしょう．抱きぐせは心配しないでいいでしょう．

抱っこの方法

①抱く人と赤ちゃんとの密着部分を増やすことが大切です．慣れない人は，頭と腰の部分を支え，赤ちゃんの体幹部はどこにも接してないという抱き方をしますが，これでは手が疲れるだけでなく，赤ちゃんも不安（定）です．

②抱っこする人の肘関節に赤ちゃんの頭を置き，このときまっすぐか少しだけ後屈位にします（赤ちゃんの首は気道が狭くなりますので前屈位にはしないように）．赤ちゃんの脚は抱え込まないように，開排位にします．

③抱っこする人がソファなどに浅めに腰かけて，胸に赤ちゃんをうつ伏せで寝かせてあげるのもよいです．口元は左右に向けます（向きぐせがあるなら，くせとは反対に向けて）．うつ伏せでも赤ちゃんの息遣いを感じますから心配ないですが，抱っこしている人が寝入ってしまわないように注意します．この姿勢で行うリクライニング授乳という方法もあります．

④赤ちゃんの頭を支えつつ，赤ちゃんの股関節のM字型を意識して斜め縦抱きをする方法もあります．このときも，頭の位置はまっすぐか少し後屈位にします．

首すわり前でも これで抱っこが楽になる！

▶ 不安定な抱き方

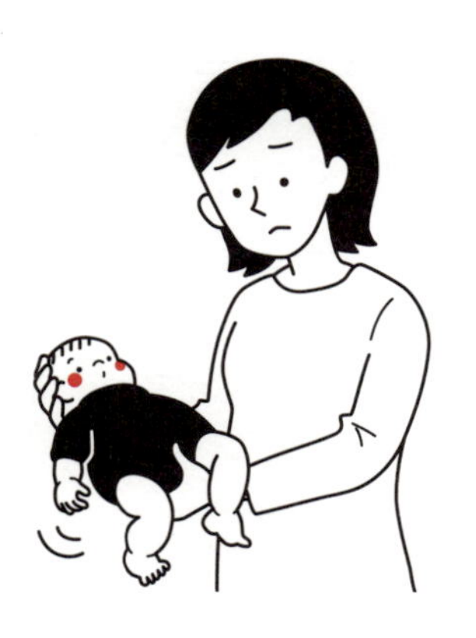

抱く人と赤ちゃんとの密着部分を増やすことが大切です．慣れない人は，頭と腰の部分を支え，赤ちゃんの体幹部はどこにも接してないという抱き方をしますが，これでは手が疲れるだけでなく，赤ちゃんも不安(定)です．

▶ 一般的な横抱き

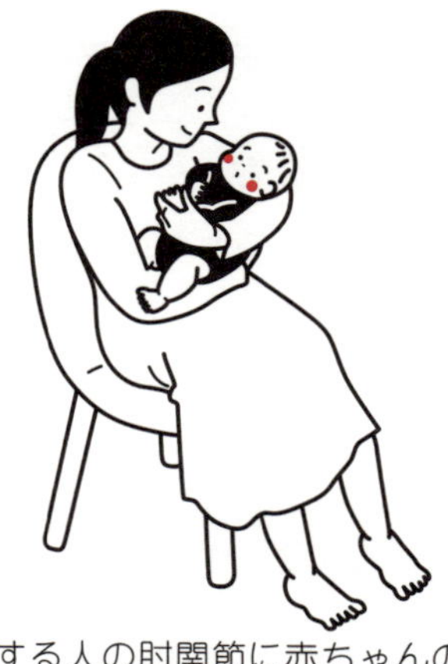

抱っこする人の肘関節に赤ちゃんの頭を置き，このときまっすぐか少しだけ後屈位にします（赤ちゃんの首は前屈位にはしないように．気道が狭くなります）．赤ちゃんの脚は抱え込まないように開排位にします．

▶ コアラ抱っこ

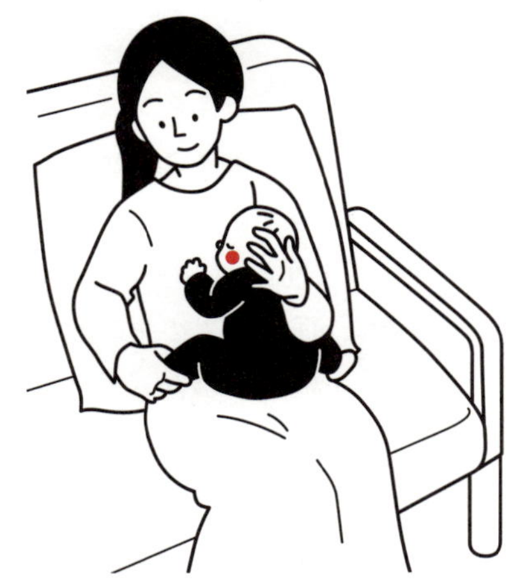

抱っこする人がソファなどに浅めに腰かけて，胸に赤ちゃんをうつ伏せで寝かせてあげるのもよいです．口元を確保するように横を向かせます．胸の上でうつ伏せにできるので首のすわらない時期のタミータイムともいえるでしょう．

▶ 斜め縦抱き

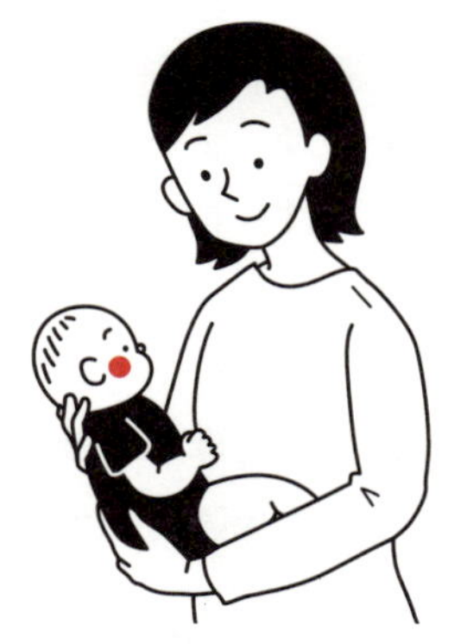

赤ちゃんの頭を支えつつ，赤ちゃんの股関節のＭ字型を意識して斜め縦抱きすることでも大丈夫です．このときも，頭の位置はまっすぐか少し後屈位にします．

（佐山圭子）

3 頭の形・タミータイム

赤ちゃんの頭はとてもやわらかい

出生時の赤ちゃんの頭は，狭い産道を通り抜けるために骨はやわらかく，容易に変形するようにできています．しかし，生後数日経つと，通常，徐々に丸くきれいな形になってきます．ただ，赤ちゃんの頭はやわらかいため，なかには，頭の自重によって頭の一部が変形，扁平化してしまう場合もあります．これを位置的頭蓋変形症といいます[1)]．

なぜ，どのように頭は変形してしまうのか？

頭蓋の変形，扁平化しやすい危険因子としては，早産児・多胎児での出生，吸引分娩，鉗子分娩等の難産，発育性股関節形成不全，筋性斜頸，頭血腫の存在，追視・定頸等の発達の遅れ，そして，生後2か月くらいまでの時期の長時間同じ向きでの仰臥位姿勢，等がわかっています[2)]．変形が進行すると重力がかかった接地面は平坦化し，同側の耳介は前方に偏位し，前額部は突出してきます．平坦化した逆側の後頭部は突出し，逆側の前額部は平坦化します．この左右差をもつ変形は，将来，外観の問題だけでなく，歯の噛み合わせ，聴力等への影響も報告されています[3)]．

変形を予防するためには？

赤ちゃんを同じ姿勢で寝かせないように，睡眠環境に気をつけ，寝る向きを変えたり，頭の向きを変えたりすべきです．欧米では，枕に赤ちゃんの頭から肩までを乗せて寝かせることも推奨されています．また，背部がネット状になっているバウンサーに寝かせることもよいかもしれません．そして，世界的に進められていることが，タミータイムです．タミー（tummy）とは，幼児語でおなかのことで，日本語に訳すと腹ばい遊びのことです．①保護者の胸の上でうつぶせ寝をする，②親子でうつぶせになって目線を合わせる，③赤ちゃんと向かい合って目線を合わせる，④太ももの上に赤ちゃんを腹ばいにする，などをいいます．タミータイムを行うことで，定頸，寝返りなどの発達が促進されるばかりでなく，位置的頭蓋変形も予防できるとの報告があります[4)]．

頭蓋変形の診断と対応

頭蓋変形には，頭蓋縫合早期癒合症，水頭症など積極的な治療を必要とする疾患も存在します．まずは，これらの疾患を除外してから位置的頭蓋変形症と診断します．また，重症の場合にはヘルメット矯正治療が有効ですが，4～5か月頃までの治療開始が望まれますので，早めに専門施設に紹介することも重要です[5)]．

頭の形をよくするために

▶赤ちゃんの頭はとてもやわらかい

赤ちゃんの頭はとてもやわらかいため，自分の頭の重さで変形しやすく，かためのベビーベッド，マットレス等に頭が接していると，頭に平らな部分ができてしまいます．**赤ちゃんの頭を上から見てみましょう**．

前額部の平坦化
前額部の突出
耳介の前方変異
後頭部の突出
接地面の平坦化

こういった頭の形の変形を，位置的頭蓋変形症といいます

変形をきたしやすい，あるいは，変形が持続しやすい危険因子

「早産児・多胎児」「吸引分娩，鉗子分娩などの難産」「筋性斜頸，発育性股関節形成不全，頭血腫の存在」「追視，首のすわりなどの発達の遅れ」**「新生児期から続く，長時間の同じ向きでの仰臥位姿勢」**

▶位置的頭蓋変形症を予防するためには

生後 1 ～ 2 か月の間は，常に赤ちゃんの頭の向きを意識して動かしてあげましょう．

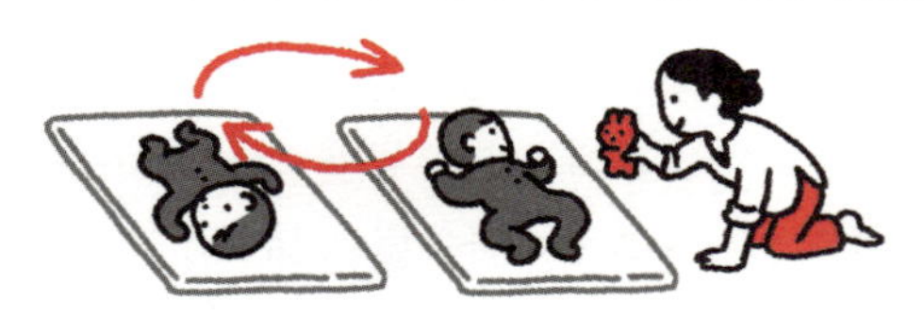

睡眠環境で頭と足の向きを変える

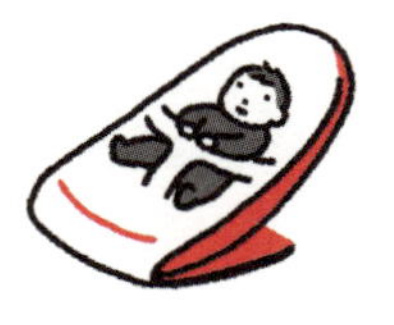

ネットでできたバウンサーを倒して寝かす

タミータイム（tummy time）を取りましょう．tummy とは，幼児語でおなかのことで，日本語に訳すと，うつぶせや腹ばい遊びのことです．最初は 1 回に 2～3 分間からはじめ，徐々に伸ばして 1 回 10 分程度，それを何回か行い，1 日で 30 分から 1 時間くらいを目指しましょう．

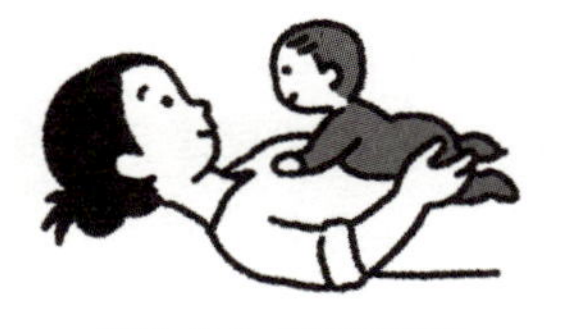

安全なうつ伏せ姿勢（保護者の胸の上）

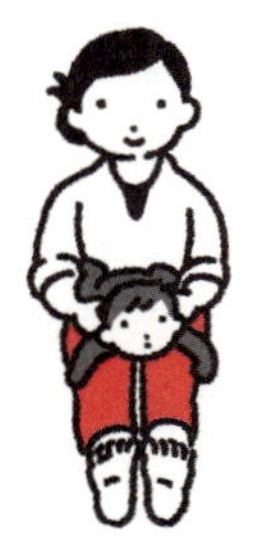

安全なうつ伏せ姿勢（保護者の大腿部の上）

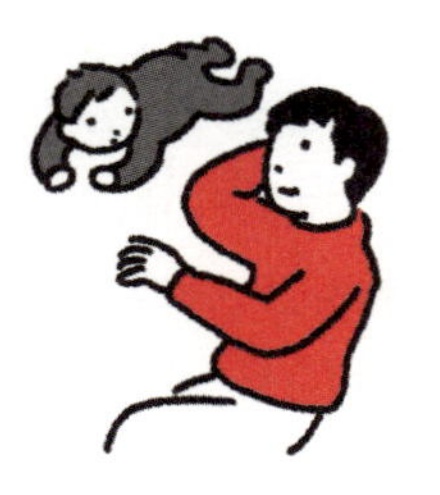

保護者も同じレベルで側臥位でうつ伏せの赤ちゃんと目線を合わせる

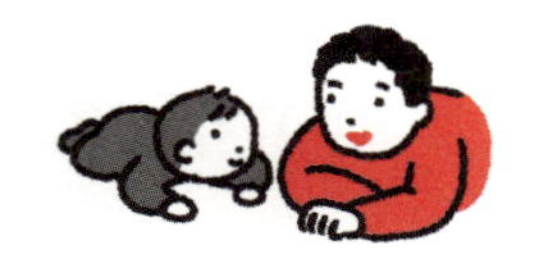

親子でうつ伏せになって目線を合わせる

ここがポイント！

寝かすときはあおむけに
遊ぶときにはうつ伏せに

▶頭のかたちが気になったら

まれですが，頭のかたちが変形する病気として，**頭蓋縫合早期癒合症，水頭症**などがあります．手術など積極的治療が必要なる場合もありますから，予防接種のときなどにかかりつけの先生に一度相談しましょう．そして，位置的頭蓋変形症と診断され，重症度が高ければ，ヘルメット治療についても専門施設で相談しましょう．

（草川　功）

生活リズム～生後 3～4 か月頃には睡眠覚醒リズムの確立を目標に～

生まれてからの睡眠リズムの発達

生後 3～4 か月は，多相性の睡眠覚醒リズムが，二相性のリズムを獲得する重要な時期です[1,2]．睡眠覚醒リズムは月齢に応じて発達し，中枢神経制御を受け，自律神経系や心身の発達に影響を与えることから，中枢神経系の発達を反映する重要な指標の 1 つと考えています．睡眠のリズムの変化とともに，運動機能と社会性がダイナミックに発達します．

生まれてからの睡眠時間の変化　～昼行性に育てる～

ヒトは太陽の周りを自転しながら公転する地球上の昼行性の哺乳類です．胎内から地球上に生まれた新生児は太陽の光を浴びて昼行性の哺乳類へと成長します．徐々に昼に起き夜に長く眠れるようになり，4 か月頃昼夜の区別がつき[3]，1 歳までに昼夜の振幅が明瞭になります．午睡と夜間覚醒が減り，1 歳半頃，午睡は午後 1 回，夜間の覚醒も消失，5～6 歳までには午睡がなくなり大人と同じリズムとなります．1 日の睡眠時間からみると，新生児は 16～17 時間，生後 4 か月で 14～16 時間，生後 6～8 か月では 13～14 時間に減少，発達に従い 1 回の睡眠が長くなり生後 6 週で 5～6 時間，生後 4 か月で夜に 8～9 時間になり，自律神経系も，おおよそ生後 4～5 か月にリズムを示すようになります．

生後 3～4 か月の睡眠とその後の発達

当院では「生後 3～4 か月の睡眠リズムの確立」と自閉スペクトラム症（ASD）の関連を研究しました[4]．「生後 3～4 か月で昼夜の区別がついていない」ことが，ASD のリスクが上がり，後の睡眠リズム形成に悪影響を及ぼすことを示しました．同様の研究は他にもあり，生後 4 か月時に夜間覚醒が多いと幼児期の自己制御機能の低下を示す[5]，等が示されています．

生後 4 か月の睡眠衛生指導の意味

足達らは，203 組の生後 4 か月の保護者に，睡眠衛生指導の介入研究を行いました[6]．3 か月後，介入群での母親の行動が変化し，抱き上げてあやすことが減り，昼間よく遊ばせること，寝る場所と起床時刻を決めることが増えました．一方で，非介入群の子どもでは，夜起きて何度も泣くことが多い，という結果になりました[6]．

睡眠覚醒リズムの発達を理解し，生後 3～4 か月の昼夜の区別にぜひ注目をしてください．

赤ちゃんの睡眠リズムの変化を理解しよう

▶睡眠リズムの変化と乳幼児の発達

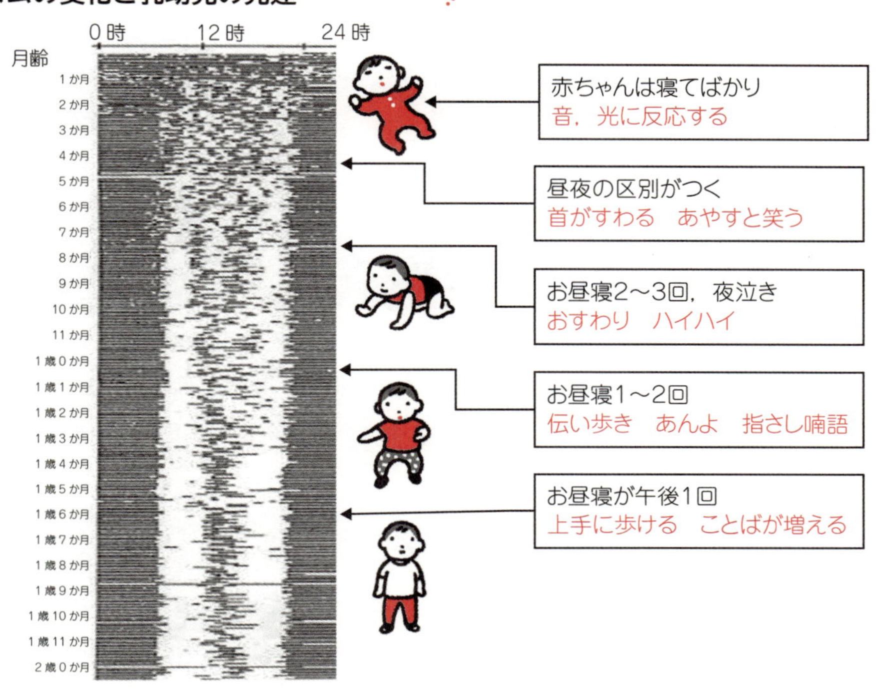

黒は寝ている時間

〔瀬川昌也：睡眠機構とその発達．小児医学 20：828-853，1987 を改変〕

▶生後４か月までの昼と夜の睡眠時間の変化

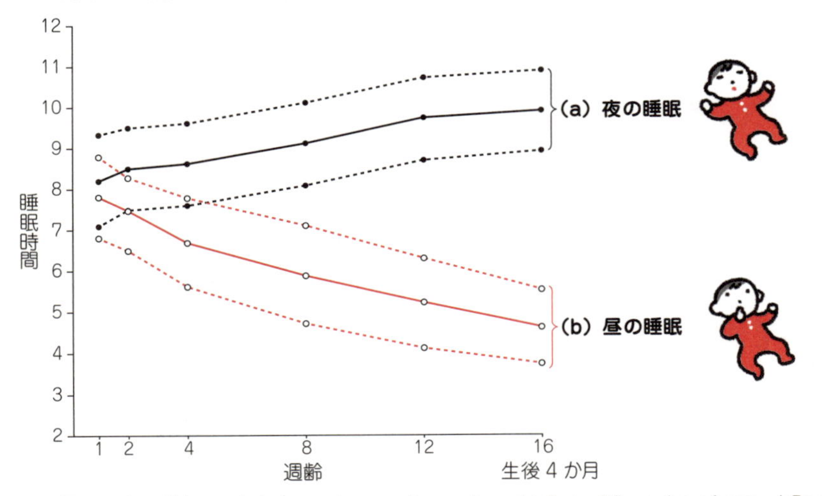

生後より，昼間の睡眠は減少し，生後４か月頃までに昼夜の区別がつくようになります．ただ，完全に昼寝が消失するのは数年かかります

〔Parmelee AH, et al.: Infant sleep patterns from birth to 16 weeks of age. J Pediatr 65: 576-558, 1964 を筆者訳〕

（星野恭子）

5 抱っこ紐・ベビーカー

●抱っこのメリット

新生児期から，親子の胸と胸を合わせる正面抱き（コアラ抱っこ[1]）が基本姿勢です．成長に合わせて抱っこ紐を使うことで，体の負担を軽減しつつ，心身の安定，絆形成が期待できます．

●抱っこ紐を安全に使うために

抱っこ紐の不適切な使用による，命にかかわる重大な事故が毎年報告されています．購入時や子どもの成長に合わせて取扱説明書の確認を推奨します．取扱説明書は，製品ホームページや抱っこひも安全協議会からダウンロードできるほか，メーカー公式SNSで使用方法が解説されている場合もあります．

●抱っこ紐の種類と選び方

抱っこ紐の形態は多様ですが，右ページ「抱っこ紐の装着仕上がり確認」のとおり調整できるものが理想的です．一方，保護者の体型やニーズ，子どもの発達段階により，各親子に最適な抱っこ紐は異なります．特に定頸前は，子どもの首・肩から体幹を広く支えられる抱っこ紐を選ぶことが大切です．

●ベビーカーを安全に使うために

子どもに負担のない姿勢をとれること，ベルトを正しく留め安定させ，安全に使用することが大切です．取扱説明書を確認し，事故予防のために次の点に注意するよう伝えましょう．

・留め具・折り畳み操作時，乳幼児の手指を巻き込まない

・安定した場所で使用し，乳幼児が不用意に立ち上がることのないようにする

ベビーカーは，長時間の移動や荷物の多いときに大変便利です．ただし，災害時はベビーカーでの移動が困難なこともありえます．ベビーカーで外出のときも，使い慣れた抱っこ紐を携行し，避難に備えるよう伝えましょう．

抱っこ紐・ベビーカーを上手に使おう

▶安全使用上の注意

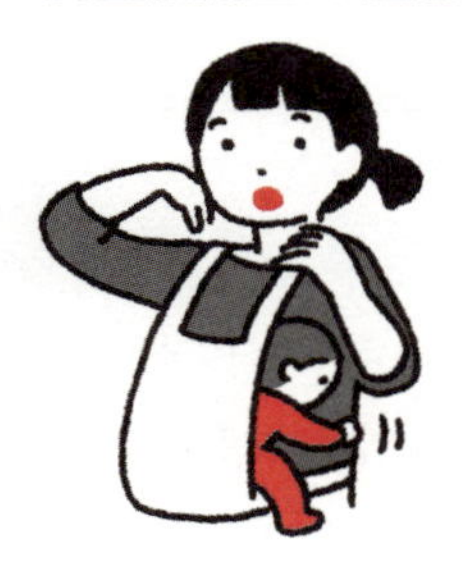
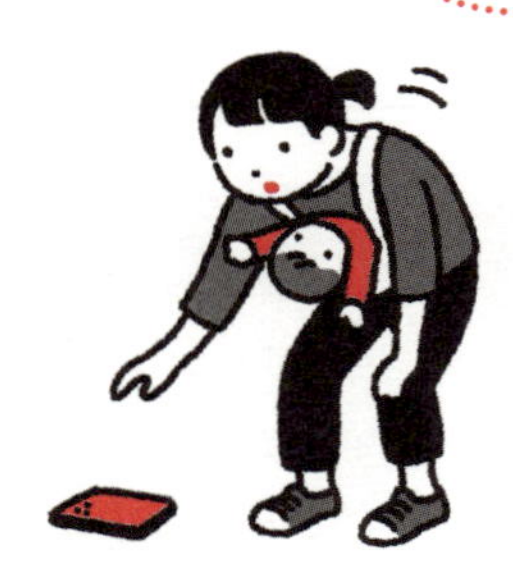
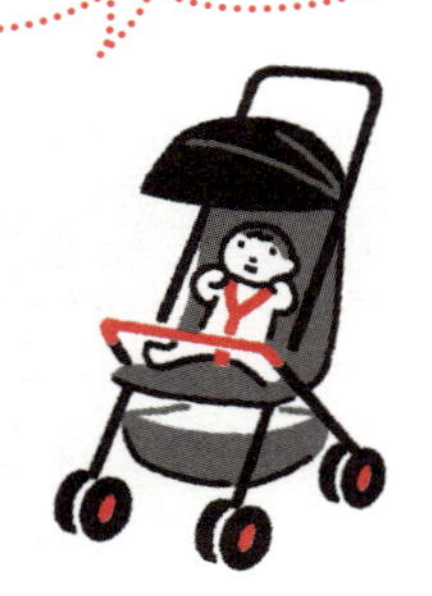

抱っこ紐もベビーカーも，緩みのないよう，部品を適切に留めます．必ず取扱説明書を読み，正しく安全に使用しましょう．

〔抱っこひも安全協議会資料をもとに作成〕

▶抱っこ紐の装着仕上がり確認

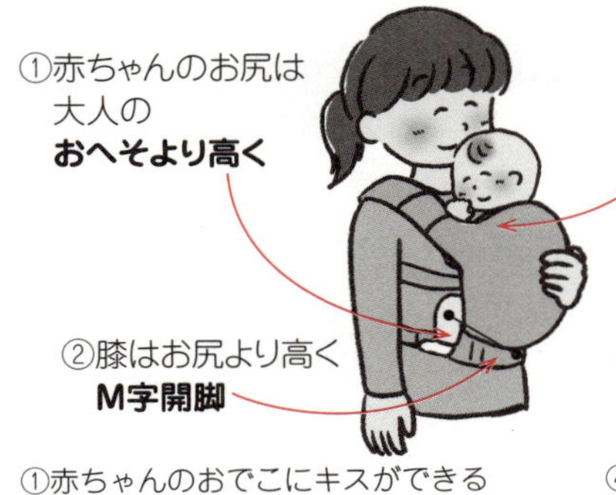

①赤ちゃんのおでこにキスができる
②赤ちゃんが脚を自由に動かせる
③赤ちゃんが自由に手を動かせる
④赤ちゃんの背中に手を添えてお辞儀をしても安定している
⑤赤ちゃんの表情が見える

〔日本ベビーウェアリング協会資料〕

抱っこ紐を使用する時間

抱っこ紐で同じ姿勢を長時間とることは，親子ともに体の負担になるので気をつけましょう．

前向き抱っこ

一緒に風景を眺めてお話しする，といったコミュニケーションを目的に，30 分程度を目安に楽しみましょう．

▶抱っこ紐の種類と使用開始目安

子どもの発達・対象月齢に合う安全に配慮されたものを選びます．似たような種類でも，メーカー・製品により，使用可能な時期は異なります．購入前に，使いはじめる時期を考え，可能であれば，試着して選びましょう．

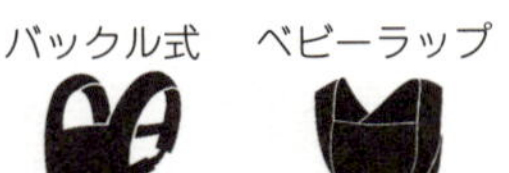

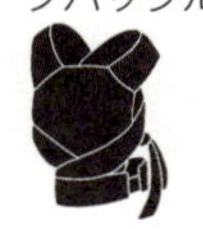

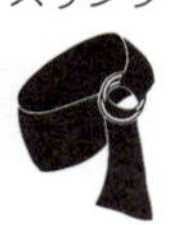

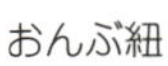

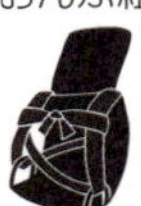

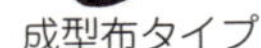

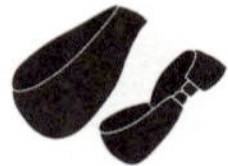

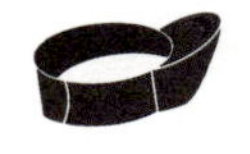

＊新生児期から使う場合は，まず素手の正面抱き（コアラ抱っこ）に慣れてから，抱っこ紐を使いはじめましょう．

〔日本ベビーウェアリング協会資料〕

（柳井優佳奈）

6 食物アレルギーの予防

食物アレルギーが起こるわけ

食物アレルギーの原因になるのは，鶏卵，牛乳，小麦，ピーナッツやクルミなどの木の実です[1]．アレルギーは，赤ちゃんの周囲に散らばっている目に見えないくらい細かな食物の破片が，皮膚炎を起こした皮膚に触れることで起こってきます[2]．皮膚炎をステロイド軟膏で治療することで，アレルギーの発生が抑えられることがわかっています[3]．ステロイド忌避といって，保護者があえて治療を拒否する場合にはきわめて高頻度にアレルギーをつくってしまうので危険です．

少しずつ食べさせておく

食物アレルギーと聞くと恐ろしいと感じる方が多いようです．確かに重症の食物アレルギーの例が報道されることがありますが，これはきわめて珍しいから報道されるのであって，食物アレルギーの危険性が高いわけではありません．実は赤ちゃんの食物アレルギーは症状が軽いことが多く，大多数は顔面や皮膚の発赤などの症状です[4]．赤ちゃんが食物アレルギーで亡くなった例は何年も報告されていません．誤嚥による窒息の方がはるかに危険です．

しかし，ごく軽い症状でも保護者の不安感が増し[5]，食物アレルギーを意識するあまり，その食物を避けることにつながっているようです．食物アレルギーを心配して血液検査を希望される方が多いですが，食物アレルギーの診断は血液検査ではできません．食物アレルギーの正確な診断は医療機関で負荷試験を行わなければいけないのです．血液検査はアレルギー抗体を測定し，アレルギーのリスクを判断するものです．その結果まったく食べさせないのであれば本末転倒です．実は食物アレルギー抗体をもっている子どもほど，ごく微量でよいから継続的に食べておくことでその後の食物アレルギーの発症を抑えられます[6]．アレルギーを意識していろいろ食物制限するより，少しずつたくさんの種類の食物を与えていた方がその後のアレルギーが少ないということです．

心配ならかかりつけ医の診療時間に食べさせる

家庭で新しい食べ物を食べさせるのに毎回負荷試験を行うわけにはいきません．現実的な対応としては，赤ちゃんに皮膚炎があるなら治療して，できるだけアレルギー抗体をつくらないことです．また，卵や牛乳，小麦などをはじめて与える際は少量にしておいて，かかりつけ医の診療時間に行うよう伝えましょう．乳児の食物アレルギーは皮膚症状と消化器症状がおもなもので，小児科で対応可能です．

食物アレルギーの予防

赤ちゃんの皮膚炎に卵や小麦，ピーナッツなどの食物が触れると食物アレルギーの抗体をつくります．
皮膚炎をステロイド軟膏で治療することで，アレルギーの発生を抑えられることがわかっています．赤ちゃんの皮膚については必ず標準的な治療を行う先生に相談してください．

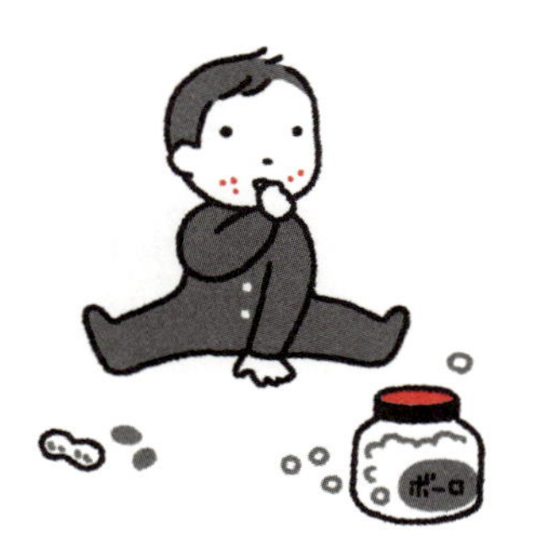

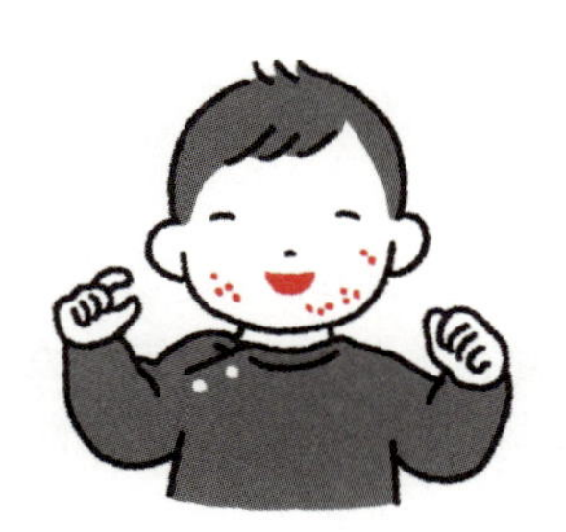

赤ちゃんは卵やミルク，小麦などで口の周りが赤くなることがあります．
元気なら緊急の受診は必要ありません．念のため次回は半分量にして食べさせてみてください．

アレルゲン名称	結果		クラス							アレルゲン群
	測定値	単位	0	1	2	3	4	5	6	
卵白	↗ 0．83	U_A/mL								食物
牛乳	0．10未満	U_A/mL								食物
小麦	0．10未満	U_A/mL								食物
米	0．10未満	U_A/mL								食物
ソバ	0．10未満	U_A/mL								食物
大豆	0．10未満	U_A/mL								食物
卵黄	0．13未満	U_A/mL								食物
鶏肉	0．10未満	U_A/mL								食物

血液検査をだけをみて，食べさせないのは止めましょう．アレルギーが陽性でも，少しずつならほとんどのお子さんは食べさせることができます．怖いからと制限せず，小児科の先生の指示に従ってください．

（西村龍夫）

離乳食
1 初期食（5～6 か月頃）

● 離乳をはじめるときのポイント

離乳食の役割は，栄養補給，消化機能の働きを促す，咀嚼の練習，味覚や好奇心を育むことです．食べることに興味をもたせるには，よくかかわって信頼関係を築くこと，大人のおいしそうに食べる様子を見せること，口唇の刺激となる指しゃぶり，玩具なめを十分にさせることです．

離乳の開始の目安は，首がすわり寝返りができ，5 秒くらい座れるようになり，大人の食べている姿をじっと見て口を動かす様子がみられ，スプーンを下唇にのせると舌で押し出すことが少なくなった頃です[1]．食材を試しながら食物アレルギーの反応や消化の状態をみて少しずつ進めていきます．1 日 1 回，慣れてきたら 2 回というように回数も増やしていきます．

● 注意が必要なこと

離乳食を遅らせることは食物アレルギーの予防にはつながりません．細菌への抵抗力が弱いので衛生面への配慮や十分な加熱調理を行う必要があります．はちみつは，乳児ボツリヌス症予防のために満 1 歳までは与えません．牛乳は，Ca とリンの含有量が多く，多飲すると消化管出血がみられ，鉄の損失を招く報告があるため[1]，飲料にするのは 1 歳を過ぎてからにするよう伝えます．離乳食作りの材料としては 1 歳前でも使えます．母乳栄養児は，生後 6 か月の時点で鉄欠乏を生じやすいため，食材から摂ることで鉄欠乏性貧血を予防します．

● うまくいかないときは

食事の前はお腹を空かせて，大人が笑顔でいれば楽しい時間になります．舌で押し出すことが多いときは，日数を開けて再開することをアドバイスします．調理形態は，赤ちゃんの発達に合わせます．基本は，滑らかにすりつぶしたポタージュ状です．

授乳を先にして落ち着いてから与えると食べることもあるし，機嫌のよい時間帯に変えたり，スプーンを変えてみたりして試していきます．椅子を嫌がるときは少し後傾にしながら抱っこで与えます．与え方は，スプーン上の離乳食を目で捉えさせて，スプーンを下唇にのせて上唇が下りるのを待ち，ゆっくりと水平に引き抜きます[1]．

大人は，あせらずにゆったりと見守るよう伝えます．試しながらですから市販のベビーフードを利用したり，まとめてホームフリージングをすると手間が省けます．

離乳初期の食事

▶離乳初期（5～6 か月頃）の離乳食の役割

栄養補給，消化機能の働きの促進，咀嚼の練習，味覚や好奇心の育成.

▶開始の準備・目安

・信頼関係を築くこと，食べる前はお腹を空かせること，大人の食べる様子を見せること.
・指しゃぶり，おもちゃなめを十分にさせると口唇の刺激になります.
・大人が食べる様子に興味を示すのは開始の目安となります.

▶離乳のポイント

・調理形態：滑らかにすりつぶしたポタージュ状.
・回数：1 日 1 回，慣れてきたら 2 回.
・少量を試し，食物アレルギーの反応や消化の状態をみながら進めます.
・ベビーフードを利用したり，ホームフリージングをすると手間が省けます.

▶与え方

少し後傾にしながらスプーン上の離乳食を目で捉えさせて，スプーンを下唇にのせて上唇が下りるのを待ち，ゆっくりと水平に引き抜く.

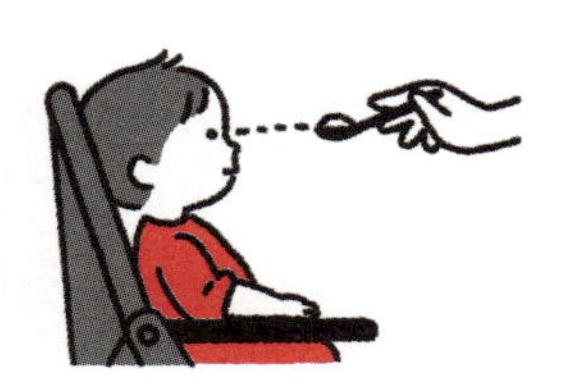

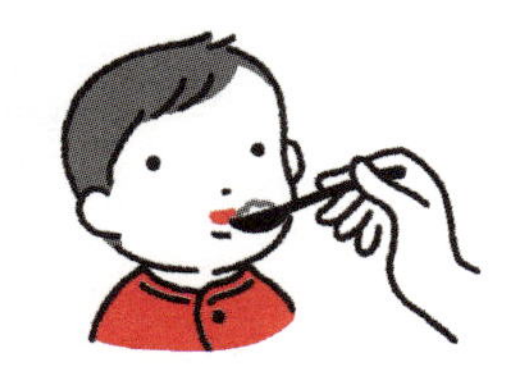

❓うまくいかないときは……

・舌で押し出すことが多いときは，日数を開けて再開します.
・授乳を先にして落ち着いてから与えると食べることもあります.
・機嫌のよい時間帯に変えたり，お腹を空かせるように遊ばせます.

注意が必要なこと

・離乳食を遅らせることは食物アレルギーの予防にはつながりません.
・細菌への抵抗力が弱いので衛生面への配慮や十分な加熱調理を！
・はちみつ：乳児ボツリヌス症予防のために満 1 歳までは与えません.
・牛乳：飲料にするのは 1 歳を過ぎてから（離乳食作りの材料としては 1 歳前でも使えます）.
・母乳栄養児：生後 6 か月からは食材から摂ることで鉄欠乏性貧血を予防します.

（太田百合子）

離乳食
② 中期食（7～8 か月頃）

● 離乳中期（生後 7～8 か月頃）は押しつぶし機能獲得期

この時期には，下の前歯が生えてきて，口中の容積も広がり食べ物を押しつぶす舌の動きが促進されます．また，1 回の唇と顎を閉じる動きで食べ物を口中に取り込む捕食ができるようになります．捕食により食べ物は上顎の前方に取り込まれます．上顎の前方は，食べ物の大きさ，かたさ，粘り気，温度などを瞬時に判断し，その後の「押しつぶす」「すりつぶす」「噛み砕く」などの口の動きを決めるセンサーのような部分です．そこで，捕食の動きを獲得しておくことが，その後の食べる機能の発達を促すうえで重要になります．

● 離乳食の調理形態

舌でつぶせるかたさが目安です[1]．皮をむいたにんじん，じゃがいも，かぶなどを加熱しやすい大きさ（1 cm 厚さ程度）に切り，やわらかく煮て，親指と薬指ではさみ，軽く力を入れてつぶれる程度のかたさになったら，取り出して粗めにつぶして与えたり，みじん切りにして，鍋に戻してひと煮立ちさせて与えます．後からみじん切りにするのは，先にみじん切りにするよりもやわらかく煮えるうえ，うまみも感じやすいからです．

● 離乳食と授乳のタイミング

離乳食は午前と午後の 1 日 2 回，授乳は離乳食後の 2 回と他に 3 回程度行います．この時期は，まだ離乳食からよりも乳汁が栄養素等を摂取するための中心です．そこで，母乳はこれまでどおりほしがるだけ与えます．育児用ミルクの場合は離乳食のあとに 150～200 mL を目安に与え，その他に授乳のリズムに沿って，1 日 3 回程度，1 回当たり約 200 mL を目安に与えます．ただし，量や回数はあくまでも目安ですので柔軟に対応します[2]．できるだけ毎日決まった時間に 1 日 2 回の離乳食を与えるようにすると，生活リズムを整えやすくなります．

● 食事の介助法

舌の前方で食べ物が取り込めるように，スプーンを舌の中央より奥に入れないように注意します．スプーンを口の奥まで入れてしまうと，食べ物を口に取り込みもぐもぐすることが難しくなったりむせたりしてしまいます．

食べさせるペースが速いと，舌で食べ物をつぶせず丸飲みの原因になってしまうことがあります．食べ物を飲み込んで口の中が空になったことを確認してから，次のひとさじを与えます．

離乳中期の食事

▶安全に嚥下を促す姿勢

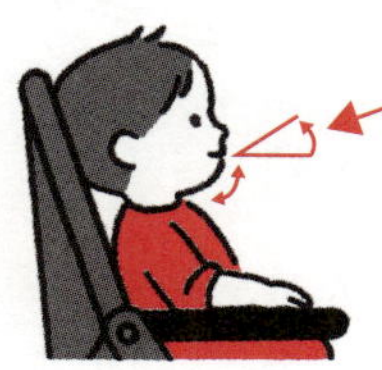

開口時に，舌が床に平行程度の頸部の角度にします．

足底全体が床についていること

足底全体が床や椅子の補助板に着くように座ると姿勢が安定します．
顎や舌に力が入るため，しっかりと口をもぐもぐさせることができます．
補助板がない場合には，お風呂マットなどを重ねてガムテープなどで留めて足置き台を作ります．その際，子どもが足で蹴って動いてしまうことがあるので，マットを切ったりくりぬいたりしてそこに椅子の脚を入れ，マットが動かないようにする工夫が求められます．

〔厚生労働省：教育・保育施設等における事故防止及び事故発生時の対応のためのガイドライン　事故防止のための取組み～施設・事業者向け～．2016 をもとに作成〕

▶7～8 か月頃にみられる唇と舌の特徴的な動き

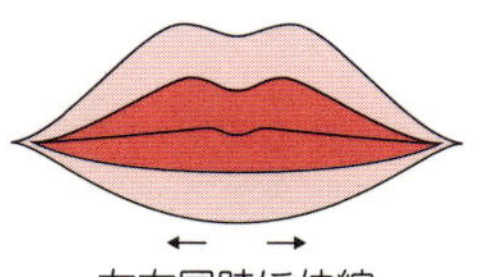

・上下唇がしっかり閉じてうすく見える
・左右の口角が同時に伸縮する

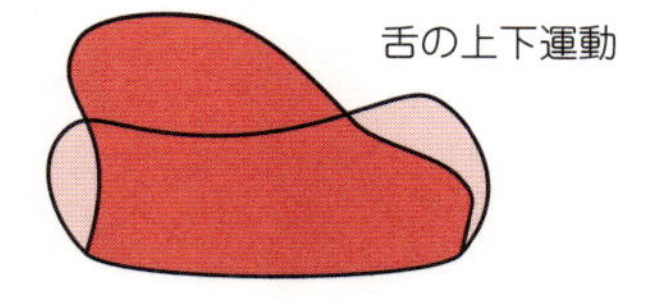

・数回モグモグして舌で押しつぶし咀しゃくする

〔金子芳洋，他（編著）：食べる機能の障害　その考え方とリハビリテーション．医歯薬出版，23-29，1987〕

▶離乳食のかたさのめやす

親指と人差し指よりも力が入りにくい親指と薬指でかたさの確認をすることが勧められます．

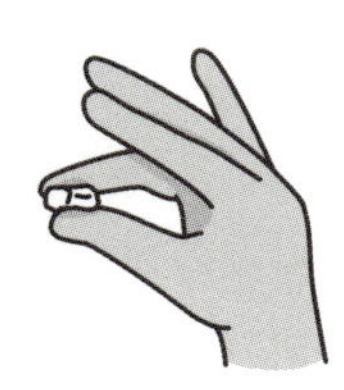

（堤ちはる）

離乳食
③ 後期食（9〜11 か月頃）

離乳食の食事量

日本人の食事摂取基準は平均的な哺乳量と離乳食摂取量から算出されている[1)]ため，根拠に乏しいです．乳児の栄養の必要量は，運動量や体格，哺乳量などに左右されるため，食事量の目安は，乳児が成長曲線に沿って成長しているかと食欲をみることが大切です[2)]．離乳食の本等の目安量[2)]は，あくまでも目安であり，子どもの食欲や成長・発達の状況に応じて調整[2)]します．

生後 9 か月を超えても食事量が極端に少ない場合は，鉄欠乏などのリスクがあるため，授乳時間が頻回すぎて食事の機会を失わないように支援できるとよいでしょう．

食事の回数

「授乳・離乳の支援ガイド」では，1 日 3 回を目安[2)]としており，WHO のガイドラインでは，6〜8 か月は 1 日 2〜3 回，9〜11 か月・12〜24 か月では 1 日 3〜4 回としています[3)]．したがって，1 日 3 回を目安とし，必要に応じて回数調整します．特に 1 回の食事量が少ない場合は，回数を増やしていきます．

食事バランス

食事バランスの比率は，おおまかにみためとして，穀類 3：野菜類 2：肉魚類 1 となります．この食事バランスは，大人も乳児も大きな差はありません．離乳食期の蛋白質摂取量が多いと，乳児期の体重増加が大きく，小児期・青年期の BMI が高くなることが報告されている[1,4)]ため，蛋白質のみが過多にならないように，適度に野菜や穀類も増やし，食事バランスを考えます．手づかみで食べやすい形状のものもあると，食べる意欲がわき，口と手の連動に影響します．

意識して摂りたい栄養

離乳食期には，エネルギー，鉄，ビタミン D に特に注意します[1-3)]．鉄は意識して摂る必要があるので，肉・魚・卵黄・納豆などの大豆製品は欠かさず摂れるように支援します．アレルギーを心配しごく少量しか摂らないケースもみられるので注意します．

離乳食（9〜11 か月頃）の味つけで気をつけたいこと

生後 6〜11 か月の食塩相当量の目安量は 1.5 g となっています[1)]．パンやうどん，汁物等の隠れた塩分に気をつけます．塩分の g 数ではなく，味は濃くない程度と伝えることで構いません．

離乳後期の食事

▶かたさの目安

親指と人差し指で
つぶせる程度

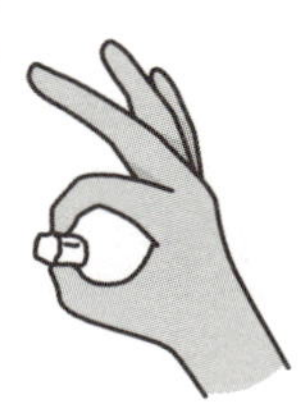

炊飯器調理などで
簡単にほどよいやわらかさになります
水位が釜の 1/2 ～ 2/3 になるように気をつけて

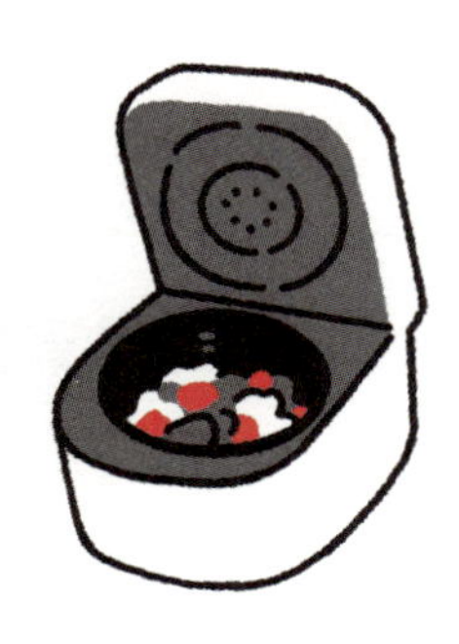

▶1 回当たりの目安量（離乳後期：生後 9～11 か月頃）

I. 穀類（g）（ごはん換算）	全がゆ 90 ～軟飯 80（ごはん換算 40 ～ 60）
II. 野菜・果物（g）	30 ～ 40
III. 魚や肉（g）	15

〔厚生労働省「授乳･離乳の支援ガイド」改定に関する研究会：授乳･離乳の支援ガイド（2019 年改定版）．2019 より一部改訂〕

母乳やミルクの量や運動量，身体の大きさなどは，赤ちゃんによって異なります．**食事量よりも赤ちゃんが大きくなっているか**，元気があるかに注目しましょう

▶食事のバランス

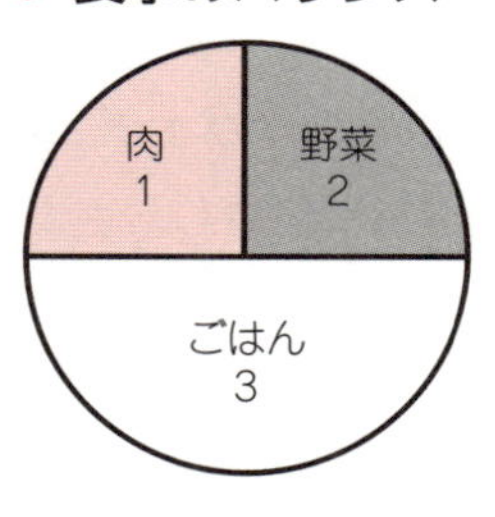

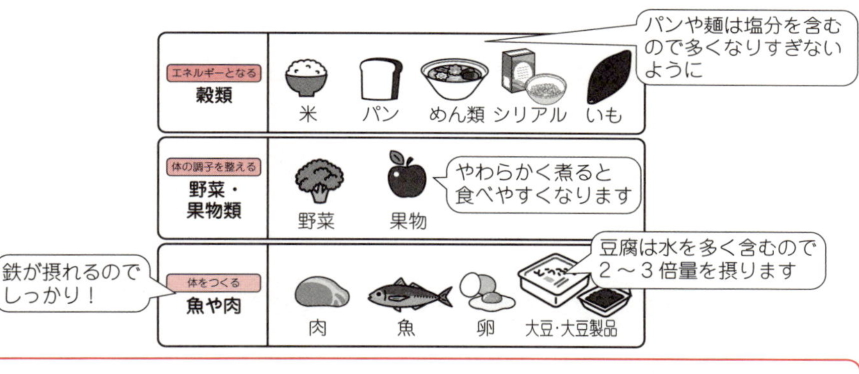

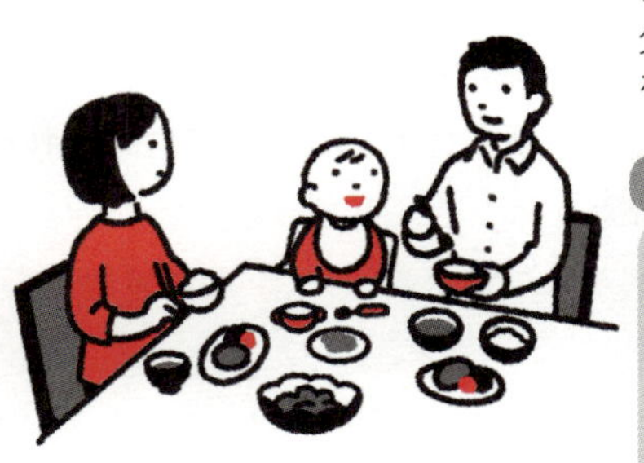

大人もなるべく一緒に同じものを食べることで，赤ちゃんも「食べる」ことを学びます．楽しく，バランスよく食事をすることは家族の健康に欠かせません．赤ちゃんに特別なものを作るというよりも家族のものを取り分けられるといいでしょう．

【取り分けるときのポイント】

・辛すぎないものを
　味が濃そうなものはお湯につけてから取り出したりしましょう．
・かたすぎないものを
　やわらかく加熱したり，細かくしたりとろみをつけると食べやすくなります．かたくて軽いものは避けます．
　丸くてつるっとしたもの（ミニトマトやぶどう）は 4 つ以上に切ります．

（川口由美子）

8 幼児食

● 自主性・主体性を育てながら適切な援助を

自分で食べる力が育つまでには，楽しく食べることが大切ですが，わがままや自己主張がつきものです．好奇心の表れである遊び食べ，歩き食べ，ばっかり食べなどに対しては，自主性・主体性を育てながら適切な援助をしていきます．

● 未熟な消化・口腔・食べる機能の発達に対応する

消化機能：摂取する量に配慮し消化不良には気をつけます．衛生面に配慮し食中毒を予防します．生ものには注意が必要です．

口腔機能：第一乳臼歯は1歳半頃，第二乳臼歯は2歳頃に生えはじめ，3歳前後で乳歯が生え揃います．3歳児の噛む力は大人の1/5程度のため，まだ大人よりもやわらかいものを中心にしながら，かたいものを組み合わせていきます．噛むときは口を閉じ，足底をしっかり床につけ，上体を安定させることで，食べ方が安定するような食事姿勢にして，誤嚥・窒息を予防します．

食べる機能：1歳代は，手づかみ食べにより食べ物の物性を感じ，適正な一口量を学びます．2歳代は，スプーン，フォークを使うようになるので，食具の練習になる調理形態に配慮し，さまざまな食品を食べる経験を増やします．3歳以降になると箸を使いはじめますが，大人と同様の箸使いになるのは5〜6歳頃です．手指機能の発達につながる遊びも大切です．

● 精神面の発達に合わせる

自我や社会性の発達により食行動は変化します．1歳頃は遊び食べや好き嫌いが多く，2歳頃は仲間と同じものを食べたがるように，3歳以降には食事のお手伝いをしたがるようになり協調性や道徳性が芽生えます．たっぷり甘えさせて楽しい食事を経験していくと，苦手なものも我慢して食べてみようとするようになります．食事の前はお腹を空かせ，食事に集中して食べられるよう食環境を整え，楽しい声がけで自ら食べたくなるようなかかわりをします．

● 保護者に食の楽しさを伝える

子どもの気まぐれやかんしゃくにつき合っていくことは根気がいることです．保護者の「よくやっている」ことを認めたうえで，話をよく聞き，子どもの個性に合わせた対応をすることが大切です．保護者には，子どもの食べ方の変化の面白さを伝えて，食を楽しめるように支援していきます．

幼児の食事

離乳完了期（1 歳代前半）

前歯でかじり取り，奥の歯ぐきで噛んで食べられるようになる．スプーンを使おうとする意欲が出てくる

幼児食前期（1 歳代後半）

一口量を覚え，それに合わせてかじり取り，奥の歯ぐきや奥歯で噛み砕いて食べられるようになる．スプーンなどを使いはじめる

幼児食前期（2 歳代）

奥歯で噛み砕いて食べたり，すりつぶして食べられるようになる．手のひら握りでスプーンなどが使えるようになる

幼児食後期（3 ～ 5 歳代）

奥歯ですりつぶす力が増すので，さまざまな形・調理法のものを食べて食体験を広げる．しだいに箸が使えるようになる

- 食べ方の変化に合わせた料理や食具などの環境を準備しましょう．
- 補助台などを使って，足底全体が床につくようにしましょう．
- 3 歳以降になると箸を使いはじめます．鉛筆持ちができるようになれば箸を用意しましょう．食べるときの姿勢は大切です．

▶ スプーンの握り方の変化

指は，小指側から発達しはじめ親指側へと進むため，図のように変化していきます．無理せず子どもの発達に合った持ち方で進めるようにします

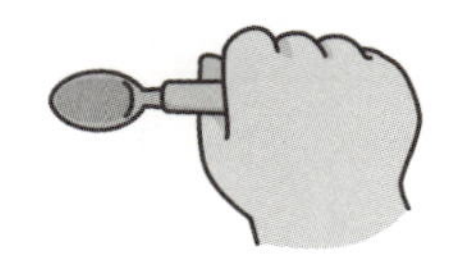

手のひら握り

手指握り

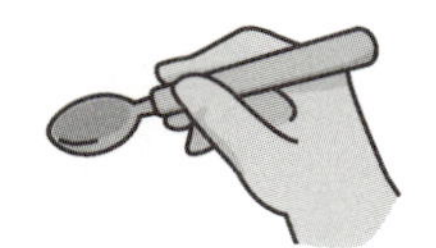

鉛筆持ち

1 歳 → 3 歳頃

▶ 咀嚼機能の未熟な 1，2 歳児に配慮したい食品例

特徴	食品例	工夫
弾力性の強いもの	かまぼこ，こんにゃく，いか，たこ，かたまり肉	こまかくする すりつぶす
皮が口に残るもの	豆，トマト	皮をとる
口の中でまとまりにくいもの	ひき肉，ブロッコリー	とろみをつける やわらかく加熱する
ペラペラしたもの	わかめ，レタス，薄切りきゅうり	やわらかく加熱する ひと塩する
唾液を吸うもの	パン，ゆで卵，さつまいも	水分，油分を加える
誤嚥・窒息しやすいもの	もち，こんにゃくゼリー，ピーナッツ，大豆，ミニトマト，ぶどう，団子，パン，丸いあめ，りんご片，たくあん，ちくわ，ソーセージ，ポップコーンなど	小さく切る ゆっくり食べさせる 水分を加える

〔堤ちはる：乳幼児栄養の基本と栄養指導．小児科臨床 62：2571-2583，2009〕

＼ 咀嚼する力を育てるには，食品調理の工夫が大切です ／

（太田百合子）

事故予防
① 誤飲・誤嚥

6か月児は活発で楽しくなる時期

6か月の赤ちゃんはお座りができるようになるなど，行動範囲が増え，周囲に関心をもつようになります．成長を見守ることが楽しめるとともに，赤ちゃんのいる環境が安全であるように注意をしなければならない時期になってきます．

離乳食がはじまり，飲み込むのに慣れる時期

生後6か月頃は，離乳（補完）食の初期にあたります．この時期は食べ物を飲み込めても，舌や歯ぐきで噛みつぶせません．月齢に合わせた食材を選択して，大きさ・硬さ・食べさせ方に注意します．また，食事を口に運ぶペースは，食べ物が口の中になくなってから，次を食べるように，大人が見守りながらコントロールします．

赤ちゃんの口に入る大きさ（直径約4 cm未満）の物は危険

6か月頃の赤ちゃんは自分で物をつかんで口へもっていき，なめるようになります．子どもの口に入る大きさの目安は直径約4 cm未満とされていますが，それ以上で必ず安全ということではありません．子どもの個別の行動を考慮することや大人の見守りも誤飲・誤嚥の予防には重要な要素です．

小さな物は口に入れる可能性があるため，誤飲チェッカーなどを参考におもちゃは適切なものを選ぶよう伝えます．また，安全基準表示が対象年齢に適しているか確認する必要があります．年上のきょうだいのいる家庭では，きょうだいのおもちゃにも誤嚥・誤飲のリスクがあります．大人の見守りのもとで一緒に遊ぶ，きょうだいと遊ぶときは安全なおもちゃで遊ぶなど工夫するよう伝えます．

小さいもの・危険なものは子どもの手の届かない場所へ

さらに成長してつかまり立ち，伝い歩きなどがはじまると，テーブルの上に手を伸ばすようになります．成長を見据えて環境を整えることが必要です．

参考）誤飲チェッカーは保育所等向けに販売されており，母子健康手帳と一緒に配布している自治体もあります．代替にはトイレットペーパーの芯がありますので，おもちゃを選ぶ参考にしてみてもよいでしょう．

誤飲・誤嚥に注意！

＼ 赤ちゃんの手の届くところに
危険なもの，小さいものを置かないようにしましょう ／

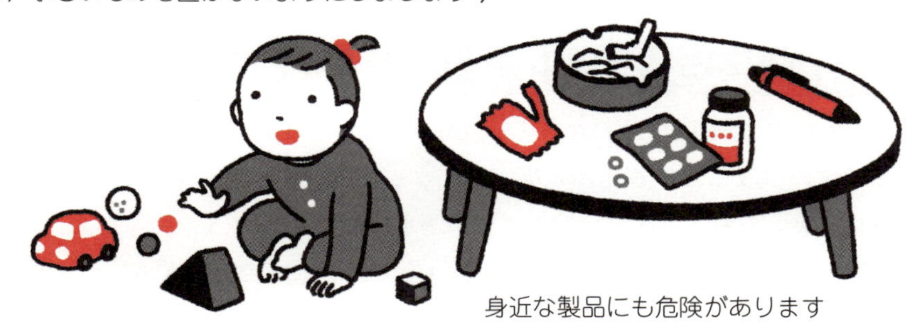

身近な製品にも危険があります

＼ 手の届かないところへ！ ／

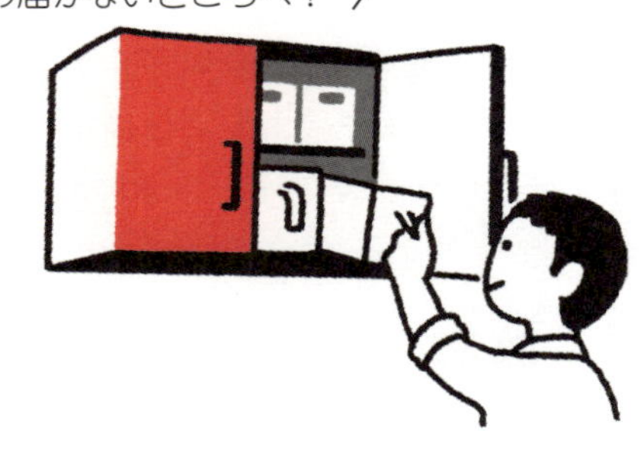

＼ ひとくちずつゆっくり食べよう ／

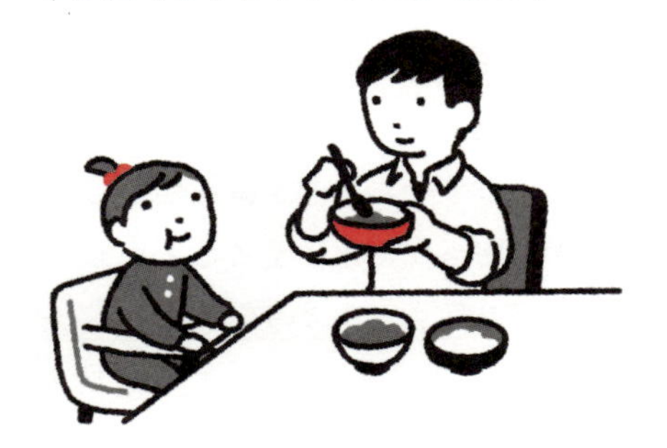

口の中からなくなったら，次のひとくちね！

＼ 子どもの口に入る大きさの直径は約 4 cm
トイレットペーパーの芯の直径くらい ／

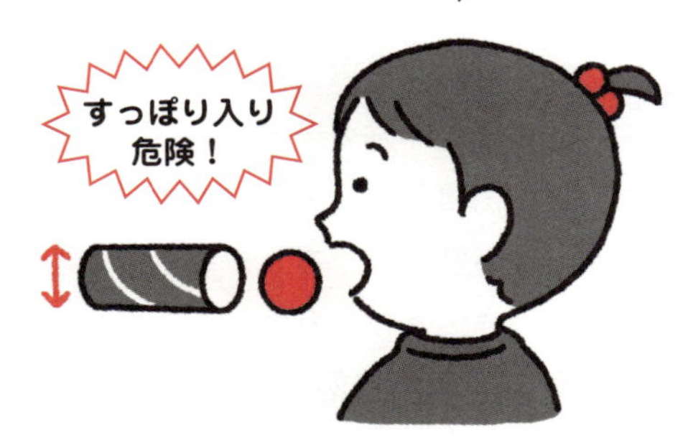

（伊藤友理枝）

事故予防 ② 溺水

● 0〜1 歳は浴槽で，5 歳以上は屋外で溺水している

厚生労働省の人口動態調査[1]によると，2016〜2020 年の 5 年間で，溺水は 278 件発生しており，子どもの不慮の事故における死因の第 3 位となっています．うち浴槽での溺水が 131 件（47%）と最も多く，次いで海，川など自然水域での溺水事故が 99 件（36%）でした．年齢別には，0〜1 歳は浴槽での溺水，より活動的になる 5 歳以上で自然水域での溺水事故が最も多く発生しています．

● 子どもは溺れるとき静か

溺水トラブルを経験した保護者の 86.5% が声を出すことなく，また 33.9% が水しぶきなどの音もしなかった[2]と答えており，「子どもは溺れるとき静かである」ことがわかっています．また溺水は 2.5 cm 以上の水深で起こりうる[3]とされ，溺水時間が 5 分を超えると神経学的後遺症を残す可能性があります[4]．

● 大人が手の届く範囲で目を離さず見守る

▶ 浴槽での溺水予防

- 子どもが 1 人で浴槽に近づかないための工夫（例：浴室の扉の，子どもの手が届かないところに鍵をかけるなど）が必要です．また，残し湯をしないことも重要です．
- 入浴時，大人が目を離したわずかな時間で溺水が発生しています．髪を洗うときなど，大人が低年齢の子どもから目を離すときには，子どもを浴槽から出すよう伝えましょう．また，浴槽用浮き輪や首浮き輪は入浴補助の「便利グッズ」ではありません．浮き輪を使用しながら洗髪などをしますと，大人の目が離れたわずかな時間で子どもが溺水に至ることがあります．水に入れているときは，大人が必ず手の届く範囲で，目を離さないよう伝えましょう．

▶ プールや自然水域での溺水

- まずは幼い子どもを一人で，または子どもだけで遊ばせないことが重要です．水の近くにいるときには，大人が腕の長さの範囲内で監視すること（touch supervision）が必要です．
- 川や海など自然水域で遊ぶときには，まずはその危険性について十分知ることが大切です．そして必ず大人も子どももライフジャケットを着用しましょう．さらに，万が一のときに救命処置ができるようきちんと心肺蘇生法を修得しましょう．

自分事に考え実行！

溺水予防

0～1 歳は浴槽で，5 歳以上は屋外で溺れています

屋内

入浴していないとき

- 子どもが 1 人で浴槽に近づかないための工夫（例：浴室の扉の，子どもの手が届かないところに鍵をかけるなど）をする
- 残し湯をしない

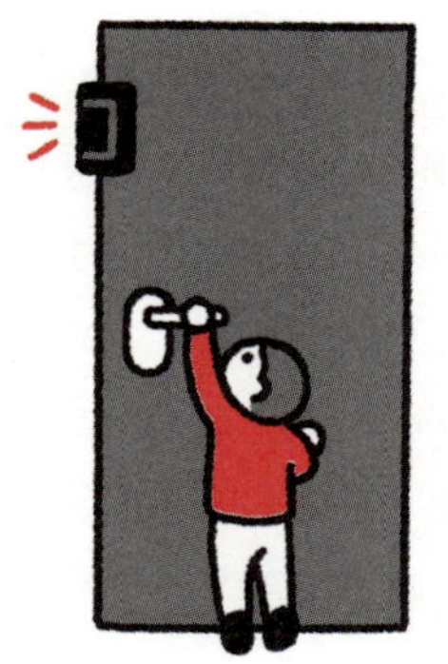

入浴に関して

- 子どもだけで入浴させない
- 髪を洗うときなど，大人が子どもから目を離すときには，子どもは浴槽から出す
- 首浮き輪などは入浴中に使わない

入浴補助の「便利グッズ」ではありません

屋外

- 大人も子どももライフジャケット

救助者の溺水もなくす

- 大人の手が届く範囲で遊ばせて（touch supervision），目を離さない（keep watch）

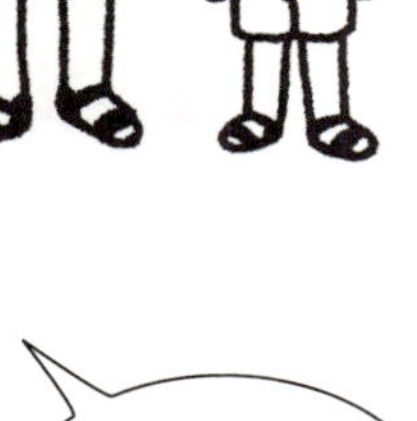

- 川や海の危険についてよく学び，事前に気象情報を確認する

川…一見浅く穏やかな流れのようにみえても，急に深くなったり，流れが速くなることがあります

海…遊泳禁止や離岸流に要注意！

普段は目を離してもよい環境づくりが大事．
でも，子どもが水に接するときには……

必ず大人はこうしましょう

手の届く範囲で，目を離さないようにしましょう！

子どもは溺れるとき静かです
溺れてしまうのは一瞬です

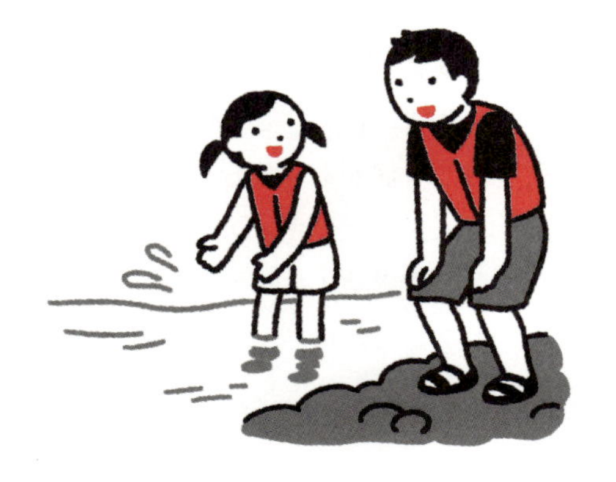

（大平智子）

Chapter 3 育児支援

事故予防
3 やけど

● やけどの疫学（1〜2 歳に多い）

やけどは全世界的に外傷の原因の上位に位置します．子どもでは 1〜2 歳に最も発生が多いです．発症年齢が低いためか，発生場所では家庭内が 80〜90% を占めており，なかでも台所と食堂が最も多く約 60%，ついで居間で 20〜30% となっています．季節による発生数の特徴は明確ではありません．受傷の部位は，上肢 40〜50%，下肢約 20% であり，体幹と頭頸部はそれぞれ 20% 程度です．1〜2 歳の子どもでは，頭部や顔面のけがが多いことを考えると，手足への受傷が多いことは，やけどに特徴的であると考えられます．

● やけどの原因（熱い液体による家庭内での発生が多い）

加熱液体による受傷が最も多く，加熱固体，電撃傷と続きます．発生年齢が多い 1〜2 歳では，加熱液体によるものが約 70% を占めており，2 歳以上では加熱固体への接触によるやけどが増える傾向にあります．加熱液体は，お湯，お茶類，食事の液体などがほとんどで，多くの場合は子どもが自分で触ったり，こぼしたりして受傷することが多いです．また，なかには保護者が子どもを抱っこして食事をしていて，加熱液体がかかってしまうなどがあります．加熱固体は，熱い鍋，鉄板，トースター，アイロンなどに手をつく，触れるなどです．炊飯器，電気ポット，加湿器から出ている蒸気に興味をもち触ってしまうこともあります．

● やけどの予防

子どものやけどでは，ほぼ全てに予防策を講ずることができた可能性があるという報告もあります[1)]．子どもが自ら触って受傷していることが，最も多い原因であることから，「手の届かない位置に置く」ことが大切です．具体的には，身長プラス腕の長さ，背伸びまでを考慮して，正確な「届かない位置」を認識することです．電気ケトルやポットのコードの位置まで配慮が必要です．また，キッチンでの受傷を予防するために，住居の構造上可能であれば，柵を設置して侵入できないようにすることも 1 つの案です．さらに，蒸気の出ないケトル，炊飯器，熱湯がこぼれない止水機能つきケトル，加湿器などの製品を利用することで改善できることもあります．

やけどの予防のために！

子どもの手の届かない位置は，背の高さではありません．
テーブルの高さ 70 cm 程度，キッチンの高さ 80 cm 程度です．
手前にあるカップなどには手が届きます！

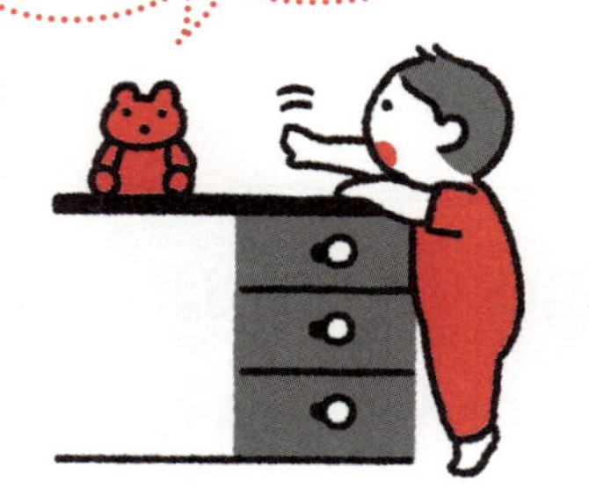

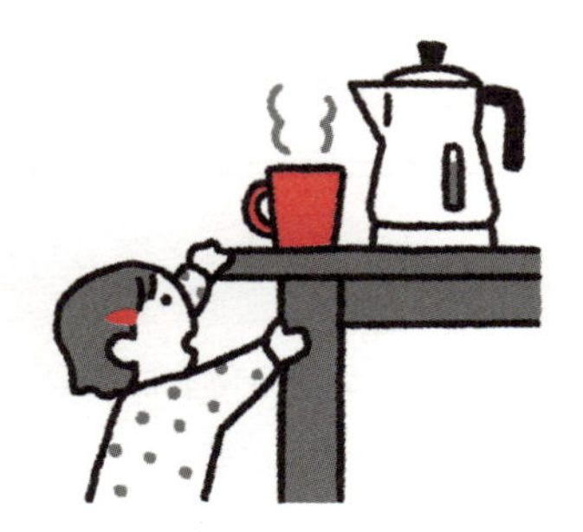

子どもの手の届く範囲は
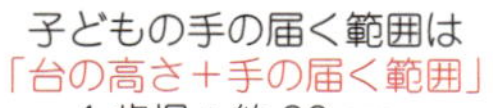
「台の高さ＋手の届く範囲」
1 歳児：約 90 cm
2 歳児：約 110 cm
3 歳児：約 120 cm

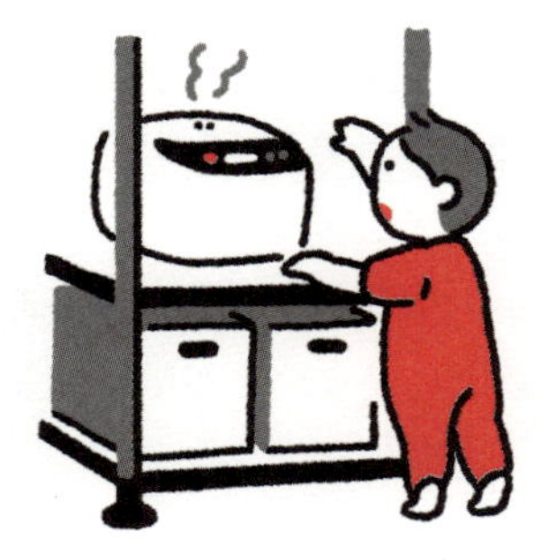

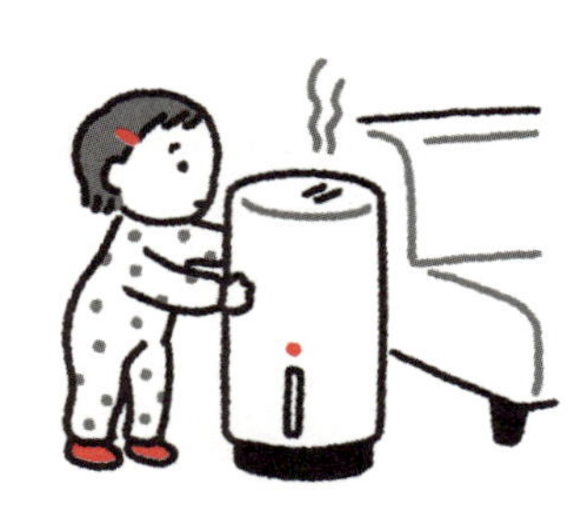

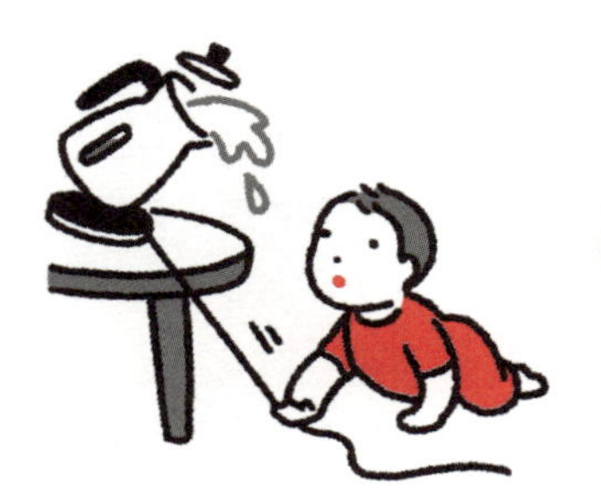

子どもの興味をそそる蒸気には注意が必要です．家電の電気コードにも注意しましょう．

転倒してもこぼれにくい（止水機能），蒸気レス家電製品などの利用で予防対策ができます．

柵の設置も予防策の 1 つです．

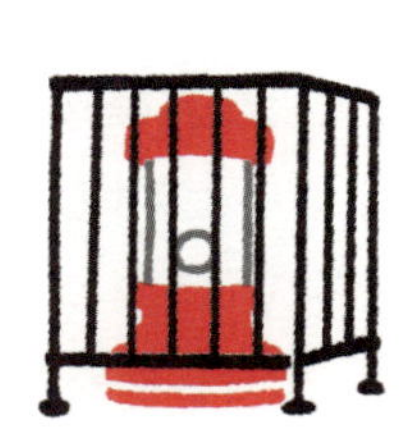

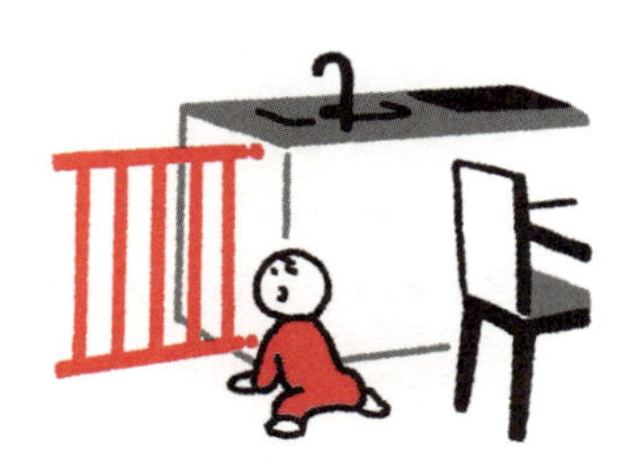

（植松悟子）

9 事故予防 ④ 交通事故・自転車

● 子どもの死因の第1位は「不慮の事故」

厚生労働省の死因統計によると，「不慮の事故」が1〜4歳では2位，5〜9歳未満では1位となっています[1]．不慮の事故の原因は，乳児では窒息，1〜4歳では交通事故・窒息・溺水，5〜14歳では交通事故，溺水の順で多いという報告があります[2]．

交通事故死者数をみると，未就学児では「歩行中」が最も多く，次いで「自動車乗車中」です．小学生でも「歩行中」の事故が半数を占め，次いで「自転車乗用中」が3割となっています[3]．

● 子どもの特性を知って事故を予防する

子どもは何かに興味を惹かれると，そこに意識が集中して周囲が見えなくなり，突然走り出したり，飛び出したりします．一人で歩けるようになったら，道路では保護者と手をつないで歩くことを習慣にするよう伝えましょう．

子どもの視野は大人に比べて狭いという特徴があります．水平方向の視野は成人が150°であるのに対し幼児（6歳）は60°です．幼児では，車道を走る車が相当近くに来ないと視野に入らないことを意味します．

● 自転車に乗るときはルールを守って

自転車は道路交通法上「軽車両」に位置づけられ，原則的には車道を走らなくてはなりません．ただし，13歳未満の子どもが運転する場合は歩道を走ることができます．

これまでも子ども乗せ自転車や子どもが単独で自転車に乗るときには，子どもにはヘルメットを着用させることが推奨されてきましたが，2023（令和5）年4月からはすべての自転車利用者がヘルメットを着用することが推奨されるようになりました．

子ども乗せ自転車で2人乗りもしくは3人乗りできるのは，未就学児の場合のみです．3人乗りする場合は「幼児2人同乗用自転車」を使う必要があります．一般的な自転車の前後に幼児用座席を取りつけて3人乗りすることはできません．また子ども1人を背負った場合，チャイルドシートで乗せられる子どもは1名のみです．抱っこは認められていません．

交通事故を予防しよう！

ひとりで歩けるようになっても
屋外では保護者と手をつないで歩きましょう

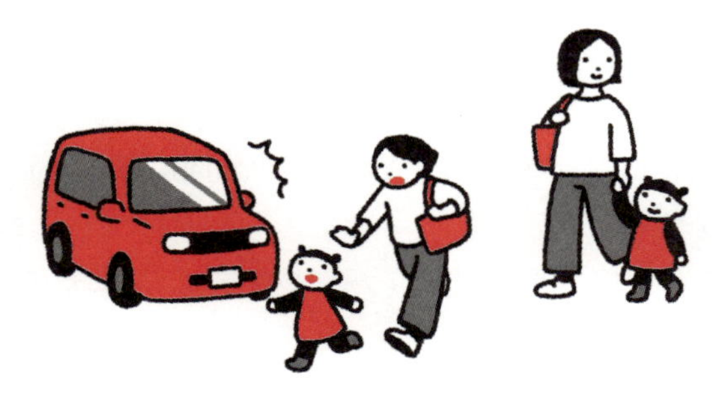

子どもは視野がせまいので
車がすぐ近くに来るまで気づきません！

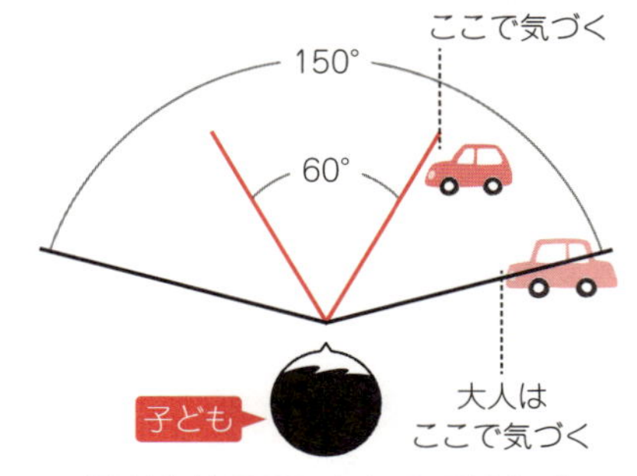

子どもは見ていないのではなく
見えていないのです

横断歩道では信号の有無にかかわらず
いったん止まって左右を確認

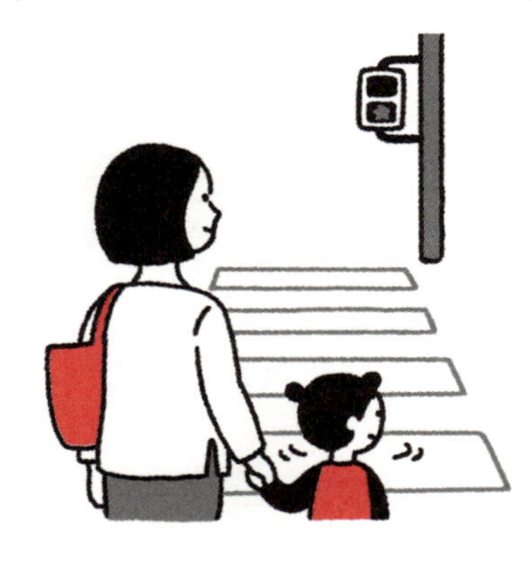

自転車に乗るときは
親子ともにヘルメットをかぶりましょう
子どもを自転車に乗せたまま，
自転車から離れるのはキケン！

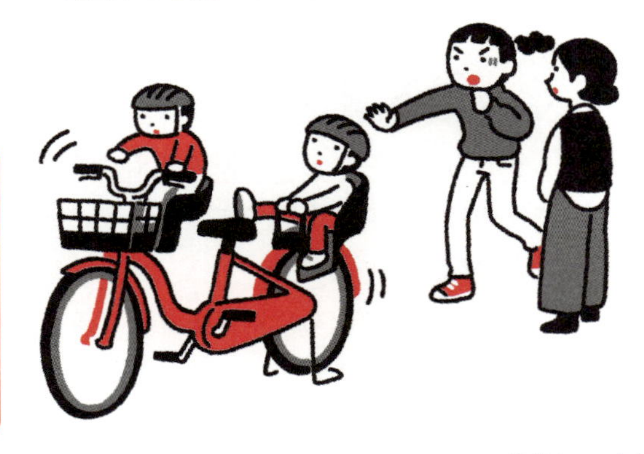

子ども２人，子どもと荷物どちらを先に乗せる？

いずれの場合も，あらかじめ子どもにヘルメットを着用させておきます．そして，子ども２人を前席と後席に乗せる場合は**後席➡前席の順**に，荷物と子ども１人を乗せるときは**荷物➡子どもの順**に乗せましょう．降ろすときは，乗せるときと逆に**前席➡後席**，**子ども➡荷物の順**にします．

（川上一恵）

9 事故予防 ⑤ 誘拐，性犯罪

犯罪は減少傾向にあるが，子どもの連れ去りは増えている

警察庁発表の統計によると，犯罪全体の件数は2002年をピークとして減少傾向にあり，子どもを被害者とする事件の件数も減少傾向にあります．

しかしそのなかで，子どもが被害者となる連れ去り（略取・誘拐）事件の件数は，ここ数年増加傾向にあります[1)]．

子どもの連れ去りというと，以前はその目的が「身代金」だと考えられていましたが，現在はそれが大きく変化してきており，「子どもそのもの」を目的とした連れ去り，なかでも性犯罪を目的とした事件が増加しています．そのため，現在はお金持ちや著名人の子どもだけでなく，すべての子どもがターゲットとなりうるという認識になり，以前はテレビや新聞のニュースのなかのできごとと思われていた事件が，非常に身近なものとなってきたのです．

声かけの手口

子どもを連れ去ろうとする犯罪者は，まず子どもに声をかけてついてこさせようとします．声かけにはいくつかのパターンがあります．

「駅までの道を教えて」など助けを求めるふりをしたり，ゲームや子犬で誘ったり，緊急事態を装ったり，いろいろな手口で子どもを連れていこうとするのです．

ですから子どもには，「知らない人に声をかけられても絶対についていかない」ことを徹底させる必要があります．断るときにははっきりと大きな声を出して，周囲に危険を知らせることが大切です．そのために，普段から大きな声を出したり，防犯ブザーや通報装置の使い方を練習したりしておくように子どもと保護者へ伝えましょう[2)]．

気をつけること

子どもが被害にあう犯罪の多くは子どもが一人でいるときに発生しています．ですから，学校や塾の行き帰りなど，できるだけ子どもが一人にならないように，途中まで保護者が迎えに行くなどの配慮が必要です．

子どもを守るためには何よりも，子どもが好きなこと，仲のよい友だち，いつも行く遊び場所など「子どものことをよく知っておく」ことがもっとも重要です．

そしてよくコミュニケーションをとり，不安に思っていることや悩んでいることなどに耳を傾け，一緒に問題を解決していく姿勢が，子どもを危険から守ることを伝えましょう．

連れ去り，犯罪から子どもを守ろう

▶略取・誘拐事件の年次推移

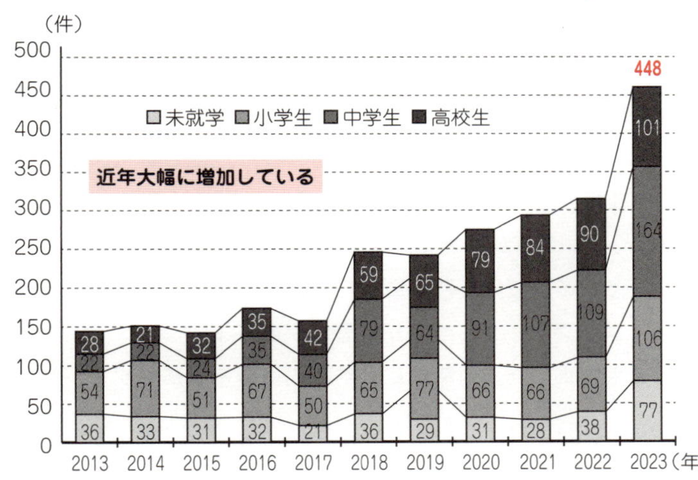

〔警察庁生活安全局人身安全・少年課：令和５年における少年非行及び子供の性被害の状況，令和６年３月　https://www.npa.go.jp/bureau/safetylife/syonen/pdf_r5_syonenhikoujyokyo.pdf〕

▶連れ去り事件の犯行目的の変化

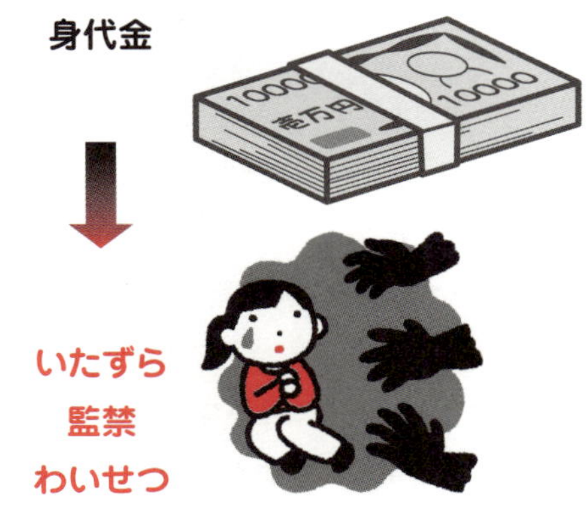

連れ去りの目的がお金ではなく子どもそのものになったことで，お金持ちや有名人の子どもだけでなく普通の子どもが狙われるようになった

▶声かけのパターン

助けを求めるふりをする
「駅までの道を教えて」
「おなかが痛いから病院へ連れてって」

子どもの好きなもので誘う
「最新のゲームを一緒にやろう」
「子犬が生まれたから見に来ない？」

緊急事態を装う
「お母さんが事故にあった」
「友だちが連れていかれちゃった！」

大人の世界に誘惑する
「君，かわいいね．モデルにならない？」
「タレントの○○に会わせてあげるよ」

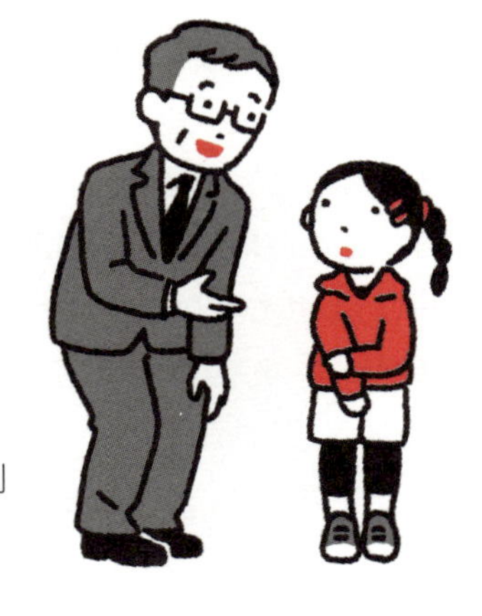

さまざまなことばで親しげに声をかけ，連れていこうとする
誘われてもはっきり断ることが大切

通報装置（ココセコム）

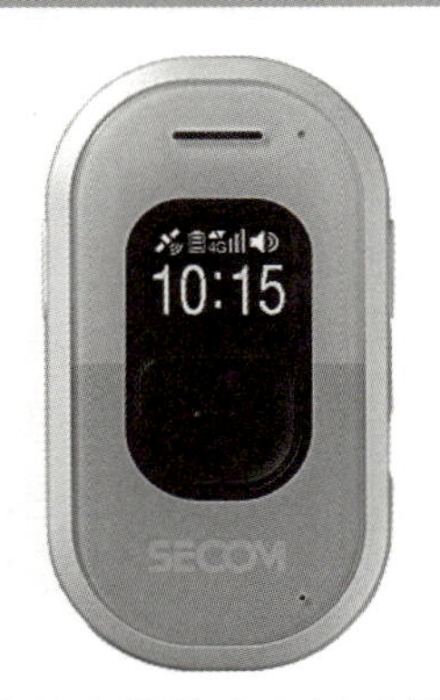

- GPSを利用した高度な位置検索システム
- 本体は67gと軽く持ち歩きやすい小型サイズ
- 要請により「安全のプロ」が現場に急行

〔防犯対策に 持ち運べるセキュリティ専用 端末【ココセコム】 https://www.855756.com〕

（舟生岳夫）

疾病予防
1 パンデミック後の予防接種の進め方

パンデミック後の予防接種

COVID-19 パンデミックは世界のワクチン接種率にも影響を与えました．vaccine hesitancy の動きが強まり，麻疹ワクチンなどの接種率が低下しており，わが国も例外ではありません．COVID-19 パンデミックが落ち着き，人々の交流が増えて感染症が以前のように増加している今だからこそ，ワクチンで予防可能な疾患を予防接種で防ぐ取り組みが大変重要です．特に麻疹ワクチンの接種率低下は地域におけるアウトブレイクにつながる恐れがあります．アメリカでは 2019 年に 1,200 人を超える麻疹患者が発生しました．対象者には積極的に麻疹風疹ワクチンの接種を勧めることが大変重要です．

かかりつけ医での予防接種と同時接種

予防接種に対する些細な不安から予防接種の躊躇につながることがあります．かかりつけ医は子どもと家族の関係を構築し，信頼関係のもとに予防接種を進めていくことが可能です．子どもやその家族の不安を理解し説明しながら接種を進めます．

保護者は同時接種が心配で接種をほかの日に分散することや遅らせることを希望することがありますが，かかりつけ医は以下の点を説明のうえ同時接種を勧めましょう．

- 接種が遅れることで免疫を得られず対象の疾患に感染するリスクがある．
- 同時接種で副反応のリスクが高くなることはない．
- 受診回数が増えることは，子どもの心理的負担と保護者の時間や金銭的な負担が増える．
- 同時接種は 10 年以上世界的に行われており，デメリットがないことがわかっている．

災害と予防接種

近年，国内で多くの災害が発生しています．停電など対策可能な災害に対しては予防接種を守るために準備することが重要です．

たとえば温度状況の記録や温度異常のアラーム機能が備わった冷蔵庫の使用，停電時も温度変化させないために冷蔵庫内に保冷剤の設置，専用のクーラーボックス，緊急時の予備充電の準備などです．停電が起こった際に備えて職員と対応を話し合っておくことも大切です．

忘れていませんか？
予防接種

▶ 予防接種スケジュール

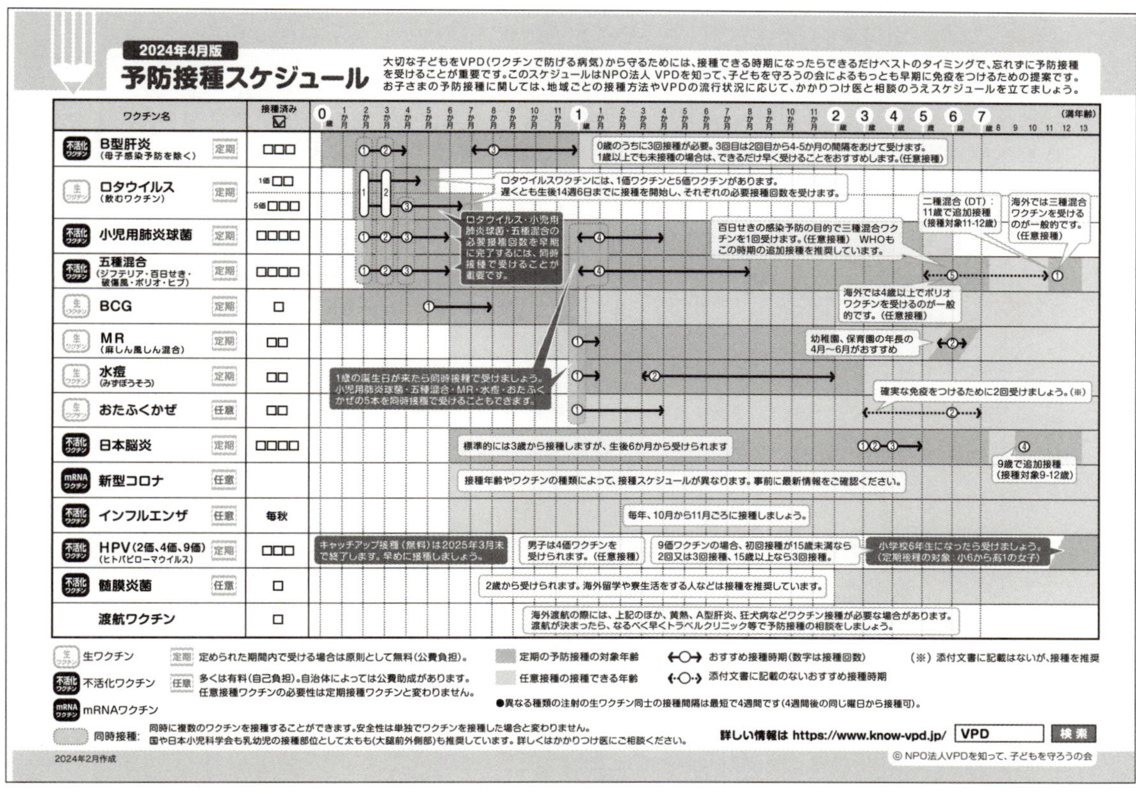

〔NPO 法人 VPD を知って子どもを守ろう　ホームページ〕

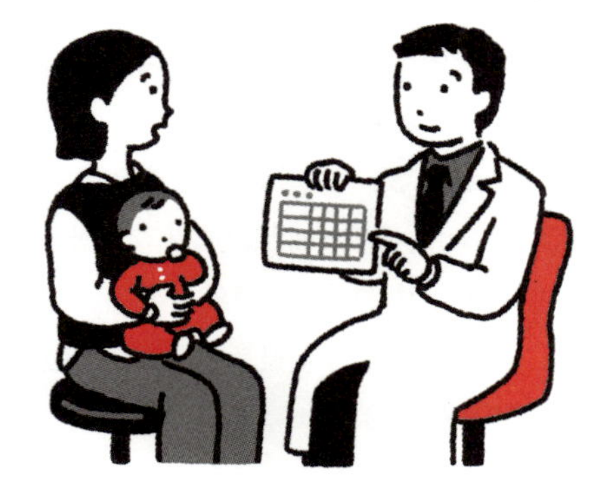

予防接種スケジュールは，世界中の専門家が子どもにとって必要な接種時期を決めたものです．遅れることがないように主治医と相談して接種日程を決めていきましょう．

同時接種（複数のワクチンを同時に打つこと）は，免疫を早く獲得し子どもを守ることができる大切な接種方法です．子どもの負担を減らし，保護者の通院負担も減らすことができます．
1 本ずつ打つことと安全性は変わりません．

（藤森　誠）

疾病予防 ② 熱中症予防

● 子どもは熱中症にかかりやすい

子どもは体重当たりの水分量や体表面積が大きいため，大人よりも外気温の影響を受けやすく，体温の調節機能も十分に発達していません．さらに，身長が低いことやベビーカーでの移動で地面に近いほど体感温度は上昇することがわかっています．小さい子どもほど症状を訴えることが難しく，自分で水分をとることもできません．このため，大人が適切に予防する必要があります．

● こまめな休憩と水分補給で予防する

まずは熱中症にかかりやすい環境を知る必要があります．温度だけでなく，湿度の高さも熱中症のリスクです．風が弱い，日射・輻射（高温となった物体から熱が放出されること）が強い環境にも注意します．屋内でも熱中症にかかることはあるため，屋外と同様に予防が必要です[1]．

真夏に自動車内のエアコンを停止すると，わずか 15 分で熱中症の危険性が高い環境になるという報告があります[2]．どんなに短時間でも，子どもを車内に残しては絶対にいけません．ゆったりとして，吸湿性がよく，淡い色の衣服を選び，屋外では帽子や日除けを使用するよう伝えましょう[3]．涼しい場所でこまめに休憩をとって，水分補給を促します．塩分を適切に含んだ経口補水液などが望ましいです．

また，日頃から体調を整え，少しずつ暑さに慣れておくことも大切です．体が暑さに慣れるためには約 14 日間かかることがわかっています[4]．

● 早期に症状を認識して重症化を防ぐ

熱中症の症状を早期に認識し対処することで，重症化を防ぎ命を守ることにつながります[1]．

Ⅰ度（軽症）：めまい，立ちくらみ，生あくび，大量の発汗，筋肉痛，筋肉の硬直（こむら返り，足がつる）　※意識の状態はいつも通り→涼しい場所に移動し，仰臥位で安静にします．体表を冷却し，経口補水液などで水分と塩分の補給を行います．

Ⅱ度（中等症）：頭痛，嘔吐，倦怠感，虚脱感，集中力や判断力の低下　※意識の状態はいつも通りか，軽い混乱がみられる程度→安静にし，体表冷却と水分補給を行いながら，すぐに医療機関を受診するよう伝えます．

Ⅲ度（重症）：中枢神経症状（意識障害，小脳症状〈ふらつき，転倒など〉，けいれん），体温 40℃以上，発汗停止→すぐに救急車をよぶ必要があります．救急車を待っている間も，体表の冷却を行います．

子どもは熱中症にかかりやすい！大人がしっかり予防しよう

どうして？

・体温の調整がうまくできない
・地面に近いため，感じる温度が高い
・ひとりでは水分摂取や休憩ができない

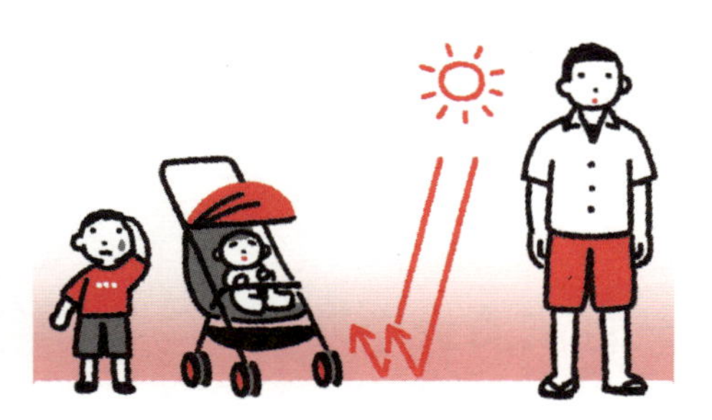

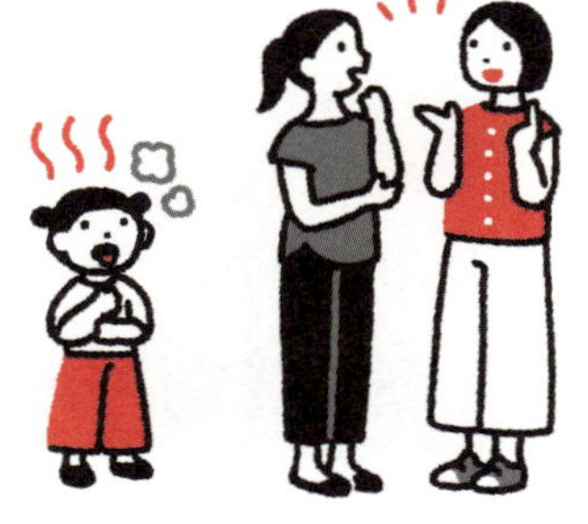

こんなときは注意！

・温度が高い
・湿度が高い
・風が弱い
・日射，輻射が強い

室内でも熱中症は起こる！

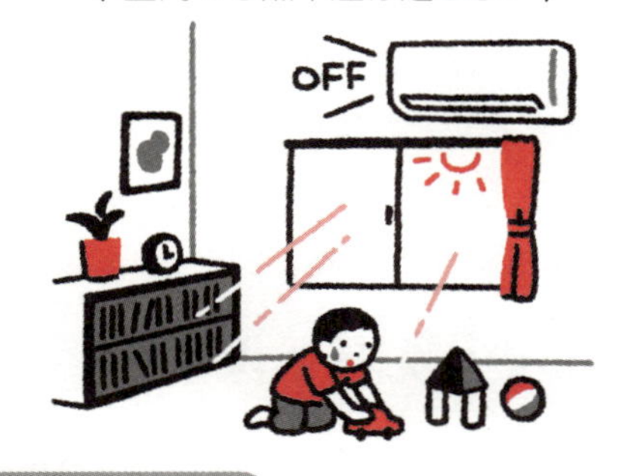

どんなに短時間でも，車内に残しては絶対だめ！

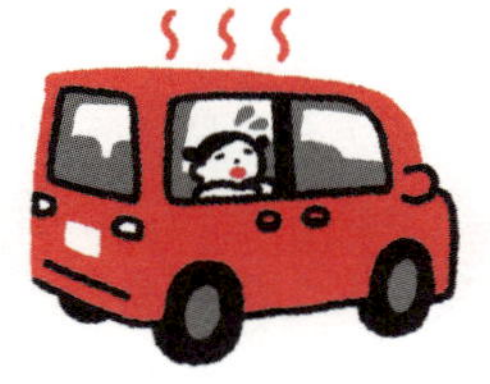

こんな症状がみられたら……？

めまい，立ちくらみ
生あくび，大量の発汗
筋肉の痛み，足がつる
→
涼しい場所
あおむけ
体を冷やす
経口補水液

×お茶，水
○経口補水液
薄めたりんごジュース
など

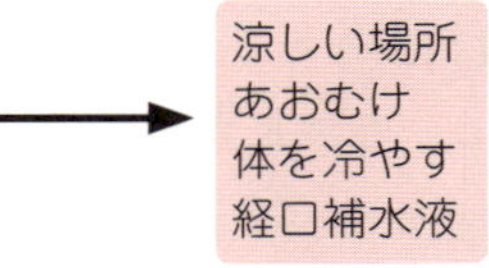

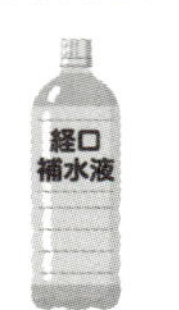

首の横
脇の下
足のつけ根

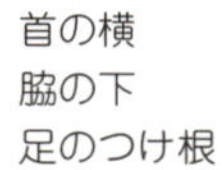

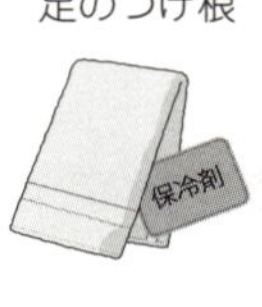

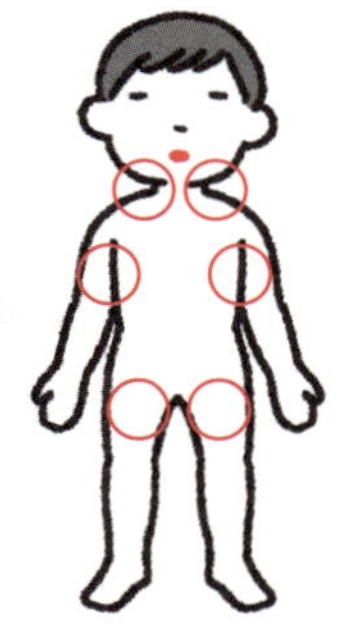

頭痛，嘔吐，だるさ，力の入りにくさ → 病院

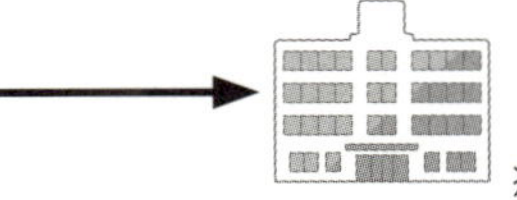

必ず体を冷やしながら！

反応がおかしい，ふらつき，転ぶ
けいれん，体温40℃以上，汗をかかない → 救急車

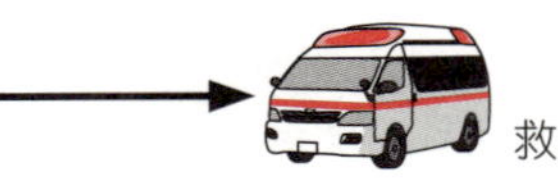

（淺木弓英）

ホームケア
① スキンケア

● 乳児期の皮膚トラブルとスキンケア

赤ちゃんの皮膚は，いろいろな皮膚トラブルが起こりやすく，アトピー性皮膚炎を発症すると，さまざまなアレルギー疾患のリスクを高めることがわかっています．乳児健診では，赤ちゃんの脇の下や首周りに汚れが残っていたり，おむつ皮膚炎が悪化しているケースがあります．このような場合は，スキンケアの見直しを考えることが大切でしょう．

● 新生児期のスキンケアとアトピー性皮膚炎予防

2014年に，ハイリスク新生児に生後1週間以内から保湿乳液を1日1回以上塗ると，アトピー性皮膚炎の発症リスクを約3割減らせることが報告されました[1]．しかし，2020年前後の大規模な研究では，アトピー性皮膚炎のリスクを下げることに失敗し，コクランシステマティックレビューでも，新生児期からの保湿剤の積極的な塗布は推奨されないとされ，混乱が生じています[2]．ところがその後，新生児に保湿成分を多く含む保湿剤を生後4日以内から2か月間塗ることで，アトピー性皮膚炎のリスクを下げるという研究結果も出てきました[3]．

● 乳幼児のスキンケア方法：洗浄と保湿剤

スキンケアは，皮膚を洗って清潔に保ちながら保湿剤を塗るという方法が一般的です．

子どもの皮膚を洗うことで，皮膚が乾燥してしまうと思うかもしれませんが，洗った後に保湿剤を塗ると，皮膚の状態が安定しやすいという研究結果があります[4]．

わが国で販売されている子ども向けの保湿剤には，高率に食物成分が含まれていることがわかっています[5]．食物成分が含まれたスキンケア用品が食物アレルギーを起こしやすくなることから，食物成分が含まれていないほうがよいでしょう．どの保湿剤が最もよいかは十分にわかっていませんが，ワセリンではなく，保湿成分が含まれた保湿剤が有効だという研究が多くあります．すなわち，保湿成分が含まれ，食物成分が含まれていない保湿乳液をたっぷりと1日に1回以上塗ることが勧められます．

アトピー性皮膚炎を発症した場合は，生後2〜3か月からのステロイド外用薬を用いた積極的な治療は，卵アレルギーのリスクを下げる効果があるという研究もあります[6]．また，生後3か月からはPDE4阻害薬ジファミラスト軟膏，生後6か月からはJAK阻害薬デルゴシチニブ軟膏が使えるようになり，これらの新しい外用薬はステロイド外用薬で改善が難しい場合に考慮するとよいでしょう．

乳幼児のスキンケア

洗うときの洗浄剤は泡状で出るポンプタイプが使いやすいです．皮膚をこすらないよう手でやさしく洗い，しっかり洗い流したあとに保湿剤をぬるとよいでしょう．

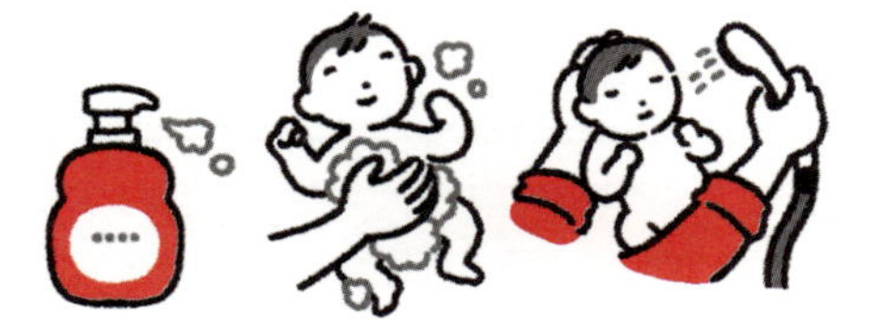

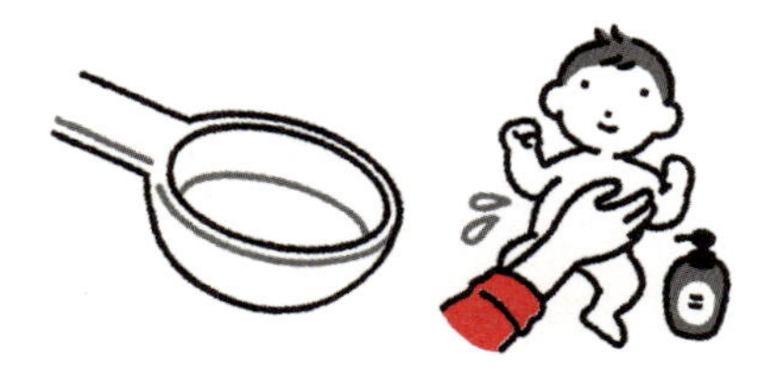

保湿剤の使用量は，乳児の場合，小さじ半分～1杯程度を目安にぬるのがよいでしょう．

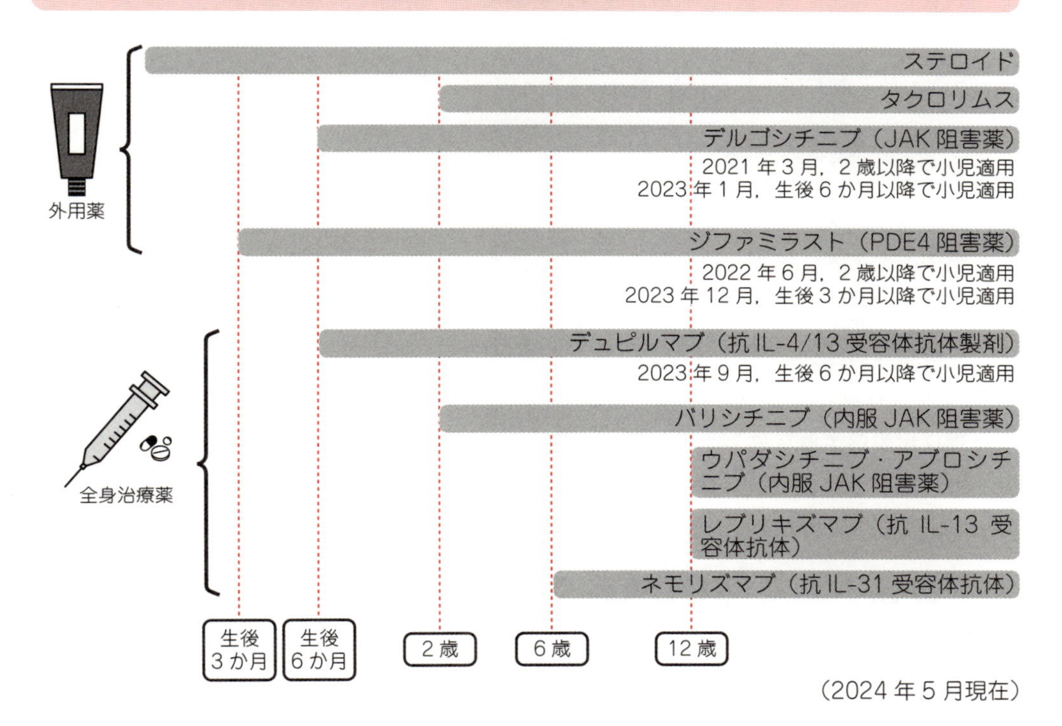

（2024年5月現在）

（堀向健太）

ホームケア
② 紫外線（UV）ケア

紫外線（UV）のメリット，デメリット

紫外線は皮膚からのビタミンD産生に重要である一方，急性障害としては皮膚の日焼けや眼の紫外線角膜炎の，慢性障害としては皮膚の光老化[1]（シミやしわ）や眼の翼状片，白内障の原因となります[2]．なお，紫外線は一般的に皮膚の良性・悪性の腫瘍の発症を増加させるといわれていますが，わが国は世界では最も皮膚がんの少ない国の1つであり，紫外線との関連性ははっきりしていません[2]．

ビタミンD不足

わが国では母乳栄養児の多くでビタミンD不足がみられます[2,3]．ビタミンD不足はけいれん，くる病などの原因となることがあり注意が必要です．適度な紫外線曝露や，ビタミンD含有量の多いきのこ類や魚等の摂取を考慮しますが，難しい場合も多く，乳児用のビタミンDサプリメント（BabyD®，森下仁丹）を使用するのも1つの方法です[2]．

紫外線の対策

紫外線の浴びすぎを防ぐために，紫外線の強い時間帯を避ける，日陰を利用する，日傘をさしたり帽子をかぶる，衣服で覆う，サングラスをかける，紫外線の強い時間帯に衣類などで覆えない場所へは日焼け止めを使用する等で対策します[2]．紫外線は，4～9月の10～14時頃が最も強く，日陰は日向の50%程度であり，帽子の着用により眼への曝露量を20%程度，サングラスでは最大90%程度カットできます．

日焼け止めは十分な量を使用しないと期待される効果が出ません．クリーム状でパール粒1個分，液状では1円硬貨1個分を両手のひら分にあたる範囲に少量ずつ置きまんべんなく塗り伸ばし，2回繰り返します．衣服への付着や汗等で落ちるので2，3時間おきに塗り直します[2]．

乳幼児の特性を理解して対応する

乳児の皮膚は大人と比べ薄くバリア機能が弱いため，日焼け止めを直接塗ることはできるだけ避け，物理的な防御で対策をできるように工夫します．特に乳児湿疹がみられる場合はなおさらです．日焼け止めは，子どもの場合は安全性を重視し，“ノンケミカル”あるいは，“紫外線吸収剤無配合”のものを選びます[2]．保育所・幼稚園等の集団生活で使用する日焼け止めは，通常はSPF15以上あれば十分です[4]．

日焼け止めの使い方

▶日焼け止めの種類と特徴

種類	紫外線吸収剤	紫外線散乱剤
代表的な化合物 （表示名称）	メトキシケイヒ酸オクチル （あるいはメトキシケイヒ酸エチルヘキシル） ジメチル PABA オクチル t-ブチルメトキシジベンゾイルメタン　等	酸化亜鉛 酸化チタン
特徴	・化合物自体が紫外線を吸収し皮膚へ紫外線が届くのを防ぐ ・特異的な吸収波長がある（UV-B 吸収剤，UV-A 吸収剤） ・皮膚に塗った時に白く見えない ・まれにかぶれる人がいる	・粉末が紫外線を吸収・散乱することで皮膚へ紫外線が届くのを防ぐ ・酸化亜鉛はより UV-A を，酸化チタンはより UV-B を防ぐ ・吸収剤に比べると，皮膚に塗ったときに白く見える

子どもには紫外線散乱剤を使用しましょう

〔環境省：紫外線環境保健マニュアル 2020，2020 を一部改変〕

▶日焼け止めの塗布量と塗り方

＼ **説明書にある使用量をしっかり塗りましょう** ／

顔に使用する場合

クリーム状にでるタイプの日やけ止めは，パール粒 1 個分，液状にでるタイプは，1 円硬貨 1 個分を手のひらに取る．額，鼻の上，両頬，アゴに分けて置き，そこからまんべんなくていねいに塗り伸ばす．そのあともう一度同じ量を重ねづける．

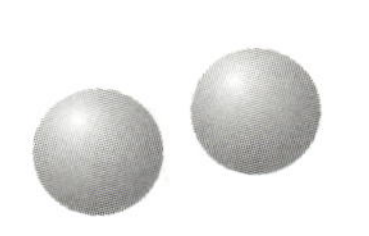

クリーム状（パール粒× 2）

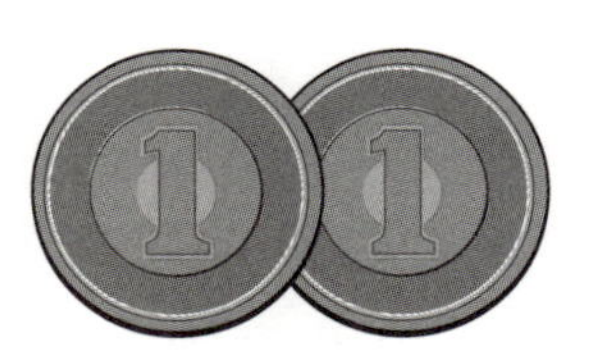

液状（1 円硬貨大× 2）

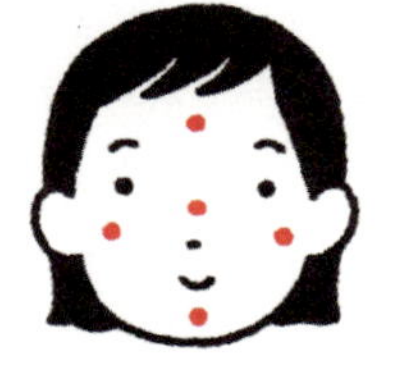

腕や脚など広範囲に使用する場合

容器から直接，直線を描くようにつけてから，手のひらでらせんを描くように均一にムラなく伸ばす．
腕と脚の表と裏に 1 本ずつ．

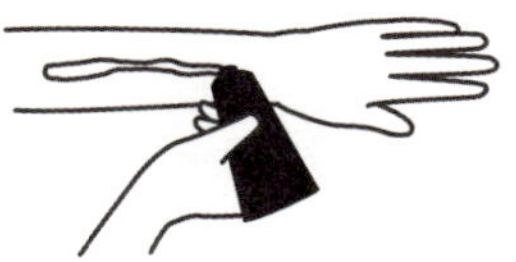

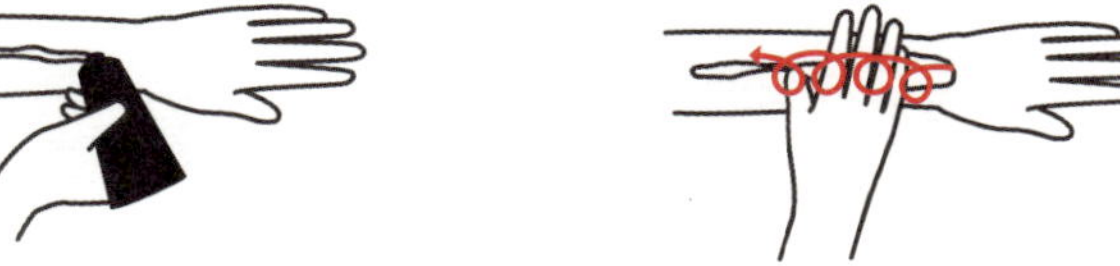

・汗などで落ちるので，2，3 時間おきに重ね塗りしましょう．
・専用クレンジングやメーク落としで溶かしだすようにやさしく洗い流しましょう

〔環境省：紫外線環境保健マニュアル 2020，2020 を一部改変〕

（松井照明）

ホームケア
③ 解熱薬の使い方

発熱時の解熱薬使用の考え方の基本

子どもの診察において発熱は最もよくみられる症状の1つです．子どもの発熱患者が来院したら，いつから，何℃くらいの熱が出たか，他にどのような症状を伴っていたか，全身状態はどうか，基礎疾患や予防接種歴の有無，周囲や家族の流行を確認します．診察では全身状態の確認，咽頭，胸腹部，眼球充血・皮疹の有無や，鼓膜所見，リンパ節腫大の有無などを確認します．

生後3か月未満の子どもは，原則として入院加療とします．生後4〜5か月の子どもは基本は解熱薬は使用せずに様子をみます．生後6か月以上の子どもで帰宅可能と判断した場合に解熱薬の投与を検討します．

子どもの発熱は病状把握のために重要な情報です．また，子どもは熱があっても元気なこともよくあります．解熱薬の投与で病気が早くよくなるわけではありません．解熱薬は熱が高い場合に一律に使う必要はありません．熱により，水分がとれない，眠れない，ぐったりしているなどがある場合に身体を休めるために使用可能です．解熱薬の使用の目安は38.5℃ですが，中耳炎などで耳が痛い場合や頭痛がある場合には熱が高くなくても鎮痛薬として使用可能です．

解熱薬の処方量・剤形

子どもの解熱薬の基本はアセトアミノフェンです．量は10 mg/kg/回，38.5℃以上の発熱時，頓用として処方します．投与間隔は原則として6時間以上あけます．座薬で処方する場合，体重10 kgの場合には100 mg 1本/回，体重15 kgの場合には200 mg 3/4本といった具合に処方をします．座薬は使用直前に保護者に切ってもらいます．シロップ薬は日もちがしないため，保存を考える場合には，座薬，粉薬，錠剤を選択します．制吐薬などの座薬と座薬の解熱薬を使用する場合には，30分以上の間隔をあけて使用します．

解熱薬以外の熱の対処法

解熱薬を使っていても熱が下がらないことは珍しくありません．その場合には，少し薄着にしたり，首や脇の下，鼠径部などの太い血管が走っている場所を冷やしてあげると効果的です．ただし，子どもが嫌がる場合には無理に冷やす必要はありません．

熱はお子さんを守る反応です 熱が出てもあわてなくて大丈夫！

・解熱薬の使用の目安は38.5℃以上で，熱で眠れない，飲めない，ぐったりしているときなどです．体を楽にするために使うことができます．解熱薬を使っても早く治すことはできません．高熱であっても，水分がとれて，そこそこ元気があれば解熱薬を使わず様子をみて大丈夫です．
・子どもの解熱薬の基本はアセトアミノフェンです．解熱薬はお子さん用に処方されたものを使いましょう．

▶座薬の使い方

座薬を指示された大きさに切りましょう．包装を外さず，清潔なハサミやカッターで切ってください．ワセリンやオリーブオイルなどで滑りをよくしましょう．肛門部分が一番痛みを感じやすいので，すばやく入れたほうが痛みが少ないです．

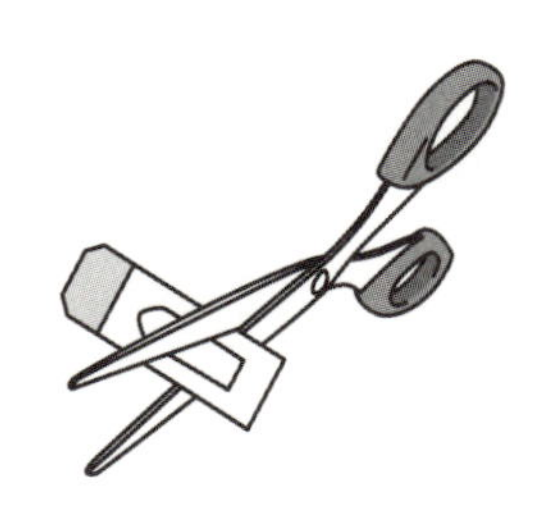

こちら側を先端におしりに

1/2 カット

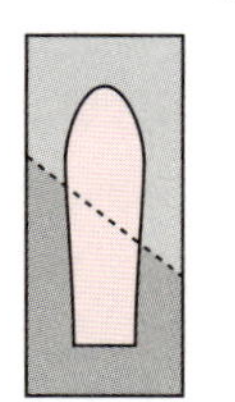

2/3 カット

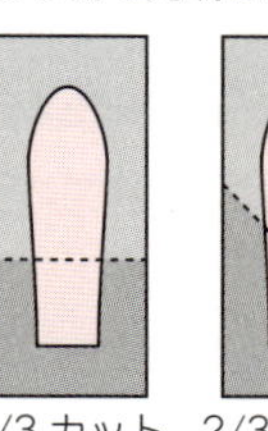

2/3 カット

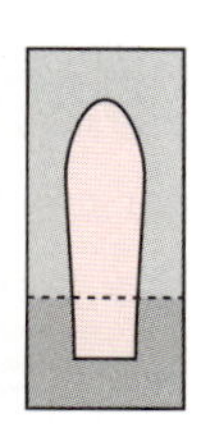

3/4 カット

▶座薬の入れ方

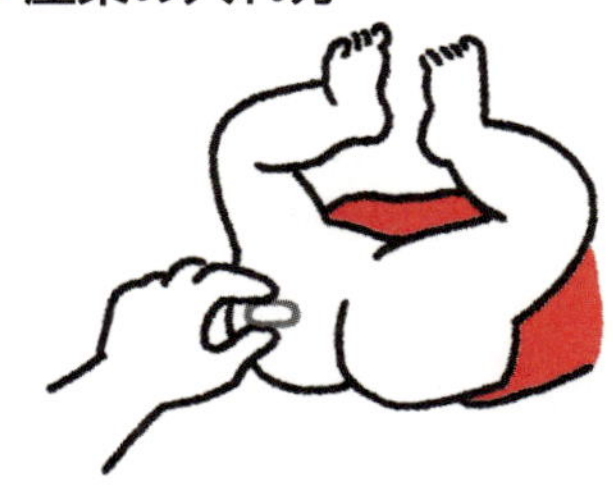

乳児の場合はおむつ替えの要領で座薬を入れます

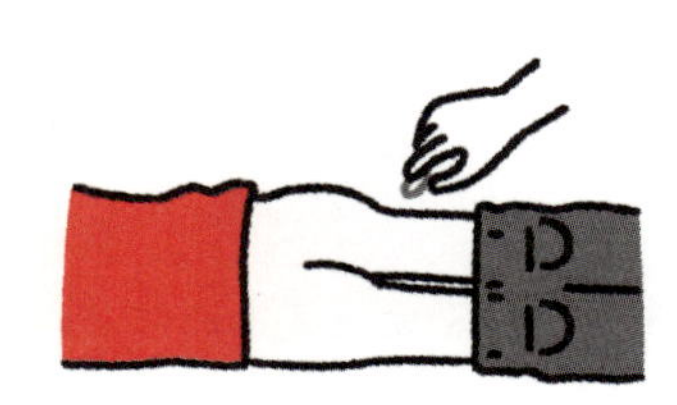

幼児の場合には横に寝かせた姿勢で入れます

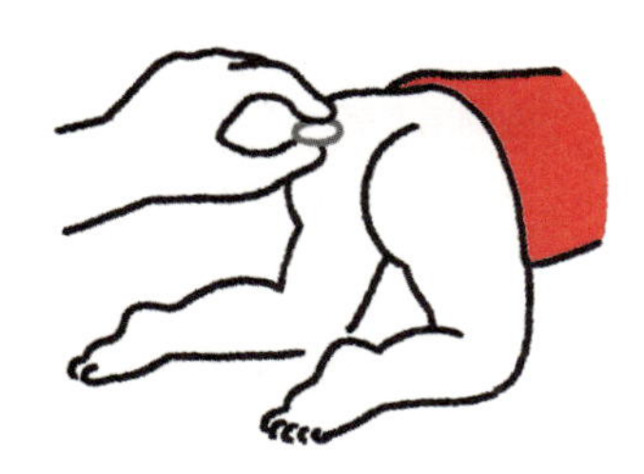

動いてしまうお子さんはハイハイの姿勢で入れることもできます

解熱薬によらない熱の下げ方

本人が嫌がらなければ首や脇の下，股などの大きな血管が走っている上を冷やしてあげることも可能です．

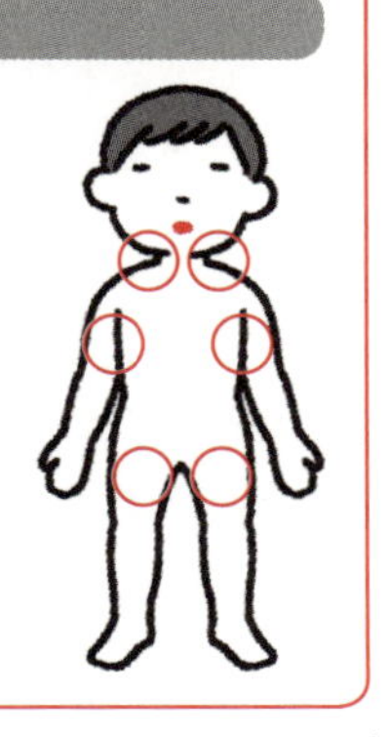

（田中純子）

Chapter 3 育児支援

ホームケア
④ 嘔吐したとき

嘔吐の原因

最も多いのは感染性の胃腸炎ですが，それ以外にも消化器疾患として消化管通過障害，急性虫垂炎，食物アレルギーがあり，消化器疾患以外では中枢神経疾患，内分泌・代謝性疾患等があります．また気管支炎・肺炎，尿路感染症，中耳炎，脳炎・脳症等でも嘔吐がみられることがあります．乳児期は生理的な嘔吐も多く，成長してくると心因性の嘔吐もみられるようになります．

観察すること

以下のようなときは医療機関の受診を勧めましょう．

- 腹痛が強い
- 血便が出た
- 黄色や緑色の胆汁性嘔吐を繰り返す
- ぐったりしていて，目がくぼんでいる．ぼーっとして反応が悪い．涙が出ない
- 12 時間以上排尿がない
- 6 時間経っても嘔吐が続く

腹痛，下痢，発熱，頭痛，けいれん・意識障害などの嘔吐以外の症状が原因疾患に伴って出現することがあります．

生理的な嘔吐が考えられ，顔色もよく元気であればしばらく様子をみましょう．ひどく咳き込んだ後の嘔吐は，水分をこまめに与え，抱っこしたり上半身を高めにして寝かせてみましょう．

初期治療

嘔吐しているときは，吐物による誤嚥を避けるために顔を横に向けて寝かせます．吐き気が少し落ち着いてきたら，脱水の予防や軽度脱水の治療に少しずつ経口補水液や母乳・ミルクをはじめるよう伝えます．最初は経口補水液や母乳・ミルクを 5 分おきに 5〜10 mL ずつ飲ませます．すぐに嘔吐してしまうようなら少し時間をおいて，1 回量を 5 mL など少量からはじめます．

制吐薬としてドンペリドンなどが使われることがあります．胃運動促進，胃・十二指腸協調運動促進などにより吐き気が早く治ることを期待して使用されますが，エビデンスが十分ではありません．必要なときに適宜使用することが望ましいでしょう．

3 時間嘔吐がなければ，与える水分量を増やしていき，自由に飲ませてみましょう．食事がとれるようになってきたら経口補水液は中止していいでしょう．

嘔吐のとき
このような症状があったら
医療機関を受診しよう

脱水の心配
- ぐったりしている
- 目がくぼんでいる
- ぼーっとして反応がにぶい
- 涙が出ない
- 12 時間以上おしっこが出てない
- 6 時間たっても嘔吐が治らない

＼けいれん・意識障害／　＼強い腹痛／

吐いたもの
- 血液が混じる
- 黄色や緑色の液が続く

＼血便／

上記以外でも下痢，発熱，頭痛などがみられるときは，注意深く観察しましょう．

▶嘔吐時の水分補充

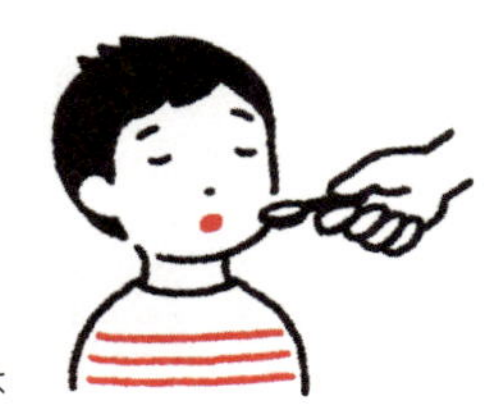

嘔吐がおさまってきたら水分摂取を開始します．
経口補水液か母乳・ミルクがいいでしょう．
はじめは 5～10 mL を 5 分おきに与えましょう．
すぐに嘔吐してしまうなら少し間を空けて，1 回分を 5 mL くらいにして続けましょう．
3 時間以上嘔吐がなくなったら，与える水分量を増やして自由に飲ませましょう．
その後少しずつ固形物を試し，それも吐かなければ経口補水液はやめてもいいでしょう．

経口補水液
- 市販の経口補水液
- 家庭で作るとき：湯冷まし 1,000 mL に砂糖 40 g（大さじ4と 1/2），食塩 3 g（小さじ 1/2）を混ぜます．レモンなどの柑橘類の果汁を少し加えると飲みやすくなります．

（岡村暁子）

ホームケア
5 薬の飲ませ方①

はじめに

内服薬が処方されたら「絶対に飲ませなければならない」と思ったり，便宜上の食後指示を，「必ず食後でなければならない」と思い込んでしまう保護者は多いです．もちろん，食前でもよい薬は多いですし，無理やり飲ませるくらいならスキップして機嫌のよいときに飲ませればよいものもあります．

モンテルカストのように，就寝前しか保険適用のない薬もありますが，寝てしまった子どもをわざわざ起こして飲ませているケースもよく聞きます．この場合は，夕食後に内服させたほうが負担も減りますし，アドヒアランスもよくなります．血中濃度時間曲線下面積（AUC）や挙動が変わるものの，食事の有無にかかわらず投与できる，とあり，海外では単純に夜間指示です[1)]．

保険の都合で保険薬局から疑義照会が来ることは多々あると思いますが，処方した薬の重要度を保護者（＋薬局）に理解してもらうことも頭においておきましょう．

散剤（散，細粒，顆粒，ドライシロップ）

いわゆる粉薬で，粒の細かいものから順に，散，細粒，顆粒，とよばれています．子どもに処方されることが多い剤形で，味がダイレクトに伝わらないように矯味剤でコーティングされている製品も多いです．

その性質から，飲料に混合して内服させることもありますが，必死に溶かすとコーティングが取れてしまい，苦味を感じるものもあります．難しければ固形物に挟んでみるのもよいでしょう．

また，同成分の製品でも，ジェネリック間で製剤工夫や味が違うため，うまくいかなかったら薬局薬剤師に相談・変更してみるのもよいでしょう．メーカーが指導せんをつくっている製品（タミフル：右ページ）もあるので参考にしてください．

水剤（シロップ，エリキシルほか）

こちらも子どもによく処方されますが，「1回分を保護者（または本人）が取り分ける」という点が違いのひとつです．散剤よりも1回分のばらつきがあることは想定しておきましょう．

また，同じ処方を出していても，保険薬局ごとに1目盛り取りにするかmL取りにするか，調剤（賦形）方法が違うため，飲むかさが変わることがあります．

水剤のなかで，エリキシル剤とよばれる製剤はエタノールを含んでいます[2)]．味に特徴があるものも多く，拒薬が強いようなら散剤を選んだほうがよいでしょう．

薬を飲んでくれない！そんなときは？

食後じゃなくてもいいかも！

とくに低年齢のうちは，内服時間を守るよりも，飲めるときに飲ませてください．食後を守るべきなのか，医師・薬剤師に確認してください．

寝る前じゃなくてもいいかも！

寝ているのをわざわざ起こして飲ませるのは親子とも負担になります．こちらも飲ませるタイミングを確認してみましょう．
（違うタイミングでも効果を見込める場合がありますが，保険上，指示を寝る前にせざるをえない場合もあります）

粉薬がうまく飲めない

苦味がダイレクトに伝わらないように，甘くコーティングしているものが多いです．混ぜ方や組み合わせによって苦味が増すことがあります．完全に混ぜずに挟んでみるのもよいでしょう．

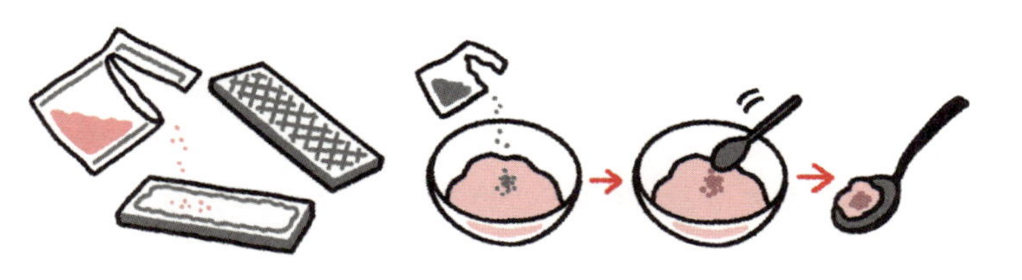

シロップ（水薬）がうまく量れない

「おおよそこのくらい飲めればよい」という薬か，「厳密に取らなければだめ」な薬なのか，確認しておきましょう．厳密に量りたいものは，シリンジ（注射器）などで取ることが多いです．

前にもらった薬と明らかに量が違うんだけど？

1回量があまりにも少ないときや，目盛りに合わないときに，薬局で乳糖や水を使ってかさ増しすることがあります．その基準が薬局ごとに違うためです．成分量は変わりません．

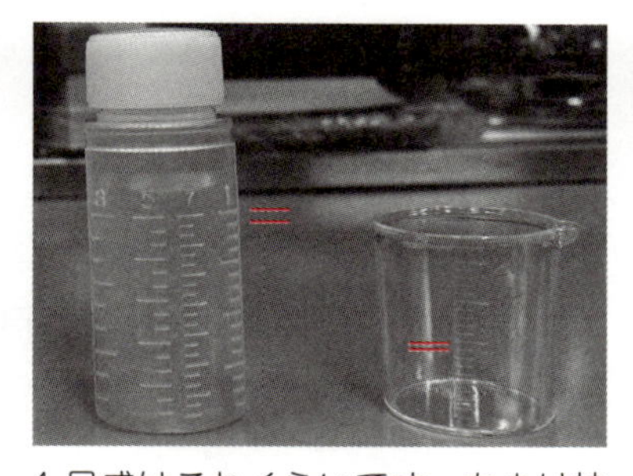

1目盛はこれくらいです．あまり神経質にならないようにしましょう．

飲みやすくするための工夫
・食品に混ぜると飲みやすくなることもあります。
このお薬と一緒に飲んだ時、苦く感じにくいもの
ヨーグルト
ヨーグルト（イチゴ味など）
CHOCOLATE
チョコアイス
服薬補助ゼリー
ココア
オレンジジュース
SPORTS DRINK
スポーツドリンク
注意
一緒に飲むと味が変化し、飲みにくくなるもの
乳酸菌飲料
バニラアイス
りんごジュース
お薬飲んで、早く元気になってね。
脱水に気をつけて。水分は一気に飲むと吐くこともあるからチビチビでもいいんだよ。
たみちゃん

タミフルの指導せん（中外製薬）の抜粋
〔https://chugai-pharm.jp/content/dam/chugai/product/tam/dsyr/guidance/doc/TAM-000091.pdf（2024/1/10 参照）〕

（富野浩充）

ホームケア
⑥ 薬の飲ませ方②

● 発達段階に合わせた飲ませ方を

▶乳幼児：0～1 歳　内服時間が恐怖の時間にならないように工夫を

投薬びんによっては，乳首を直接はめることができる組み合わせもあるため，薬局で相談してください（右ページ写真）．

▶幼児前期：1～3 歳　簡単にできることを提案し，できたことをほめる

この時期になると，子どもが飲みやすいように工夫したり，安心できるように説明することが重要です．保護者が真剣な顔で内服準備をしたり，混ぜたものを「おやつだよ」と言って嘘をついたりすると，警戒心が強くなり拒否する子も出てきます．ことばの理解は進んでくるので，「お腹が痛いのを取ってくれる薬だよ」などと説明して，薬が未知なものから自分にとって大切なものだとわかるよう知らせてあげましょう．

自分でやってみたい，という自発性も芽生えてくるので，いろいろな味の服薬ゼリーを提案して子ども自身に選んでもらったり，自分で混ぜてもらうなど内服の準備を手伝ってもらい，ほめていくのもよいです．うまくできたらシールを貼る，などもよいでしょう．逆に「○○ちゃんはできるのに」「怖い先生をよぶよ」など，恐怖を与えたり，恥をかかせるのは逆効果です．

▶幼児後期：3～6 歳　目的をもって内服できるように説明する

幼児後期になると，脈絡のある話や説明ができるようになり，ひらがなも読めるようになってきます．「バイ菌がおなかの中で暴れているから痛くなっているんだよ．これがバイ菌をやっつける□□という薬だよ」「こっちが痛みを取ってくれる△△という薬だよ」など，病態と薬を関連づけた理解ができると，目的をもって治療に取り組めるようになります．子ども本人が不快に感じている症状を自分自身で治したいと考え，薬を飲もう，と思えることが重要です．病院ごっこなどは，子どもが自分の体験や気持ちを振り返り，内服の必要性を理解するのに役立ちます．

● 錠剤はいつから？

7 歳になると半数以上の子どもが錠剤を内服できるようになります（当院調べ）．OD 錠という口の中で溶ける錠剤もありますが，レバミピドやフェキソフェナジンのように苦味の強いものもあるため，普通錠を飲めるならそちらを選択したほうが飲みやすい場合もあります．

5～6 mm 程度の小さい錠剤であれば，3～4 歳で飲むことのできる子も多いです．散剤のざらつきや人工的な甘みが苦手なようであれば選択の 1 つとして試してみるとよいでしょう．フリスク® などのお菓子で練習するのもお勧めです．

発達段階ごとの薬の飲ませ方

子どもに薬を飲ませるときには，年齢に合わせた方法を取ることが大事です．同じ薬でも，1歳のときに飲んでくれた方法で2歳のときにも飲んでくれるとは限りません．

▶乳幼児：0～1歳 内服時間が恐怖の時間にならないように工夫を

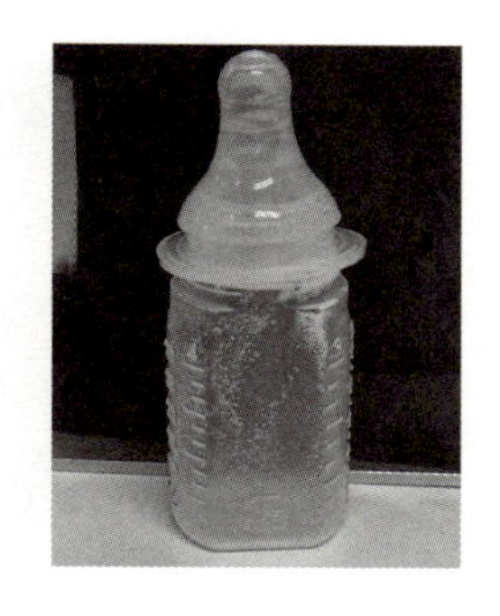

まだ吐きやすいため，空腹時がおすすめです．薬を与える前後30分くらいは授乳を控えてみましょう．また，抱き方や態度から不安を感じ取ることもあるので，落ち着いた気持ちで投薬しましょう．
スプーンや哺乳瓶の乳首を使ったり，粉薬を少量の水で練って団子にして，内頬に擦りつけてから，水で流し込む方法もあります．投薬瓶によっては，乳首を直接はめることができる組み合わせもあるため，薬局で相談してください（右写真）．

①スプーン，乳首

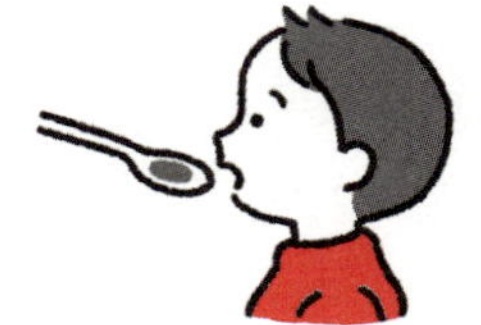

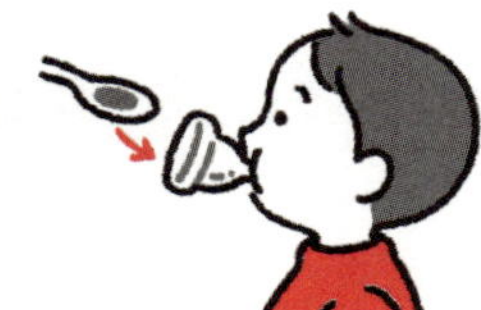

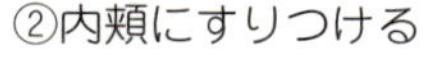

②内頬にすりつける

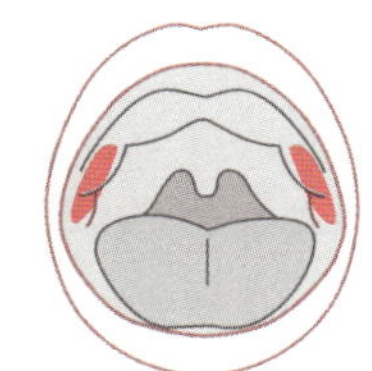

▶幼児前期：1～3歳 簡単にできることを提案し，できたことをほめる

ことばの理解が進むと同時に，徐々に，ごまかす方法から簡単な薬の説明へと移行していきます．
薬を飲むことができたらほめてあげましょう．シールなどのごほうびもよいです．
薬を混ぜるアイスやゼリーを自分で選ばせたりするのもよいでしょう．

▶幼児後期：3～6歳 目的をもって内服できるように説明する

不快に思う症状を薬で和らげることができる，と理解できることが重要です．病院ごっこなどを行うのも理解の手助けになります．

混ぜるもの・混ぜ方

飲料のほか，ジャムやチョコペースト，プリン，ヨーグルトなどの半固形物，コンデンスミルクやココアパウダー，アイスクリームなどがよく使用されます．
甘みの苦手な子に対しては，海苔の佃煮や味噌，カレーといった塩味のものや辛いものに混ぜてみるのもよいでしょう．アイスクリームのように冷たいものは味覚を鈍らせるためごまかしやすいです．幼児後期くらいからは，完全に混合するのではなく，間に挟んでパクっと食べてもらう方法もよいでしょう（5）薬の飲ませ方①も参照）．
いずれにせよ，保護者自身も試してみると，子どもがいかに頑張っているかがわかります．内服を苦しい時間にしないように取り組みましょう．

（富野浩充）

ホームケア
⑦ 軟膏・クリームのぬり方

はじめに

生後すぐからの保湿ケアが一部の食物アレルギーの予防に効果があるという報告もあり，保湿剤を塗布されている赤ちゃんが少なくありません．医療機関で軟膏やクリームを処方されてぬっているのによくならないという相談を受けることがあります．

どのくらいの量をぬればよい？

「外用剤を処方されてぬっているのによくならない」という場合に最も多い原因は適量をぬっていない，すなわちぬる量が少ないことです．「薄く」とか「しっかり」という表現は，言った人と聞いた人それぞれの心の中の基準が異なれば，結果として医師が期待した量をぬらないということにつながります．塗布を中止する時期についても指示しておきます．

塗布量の目安としてFTU（finger tip unit）が勧められています．これは軟膏をチューブから大人の人差し指1節分出すと，A5判用紙（大人の両手分）程度の面積への適量となるというものです．保護者の手を使ってぬる面積を確認して，必要な軟膏量を測り塗布するとよいでしょう．チューブに入ったものであれば軟膏，クリームともにFTUで塗布量を決めることができます．ローション剤の場合は1円玉1個分程度が1FTUに相当します．

腹部や背中など広い面積にぬるときは，数か所に軟膏をおいてからぬり広げるとよいです．しばしば保湿剤の塗布時，保護者の手のひらに広げてから子どもに塗布している方をみかけますが，多くは保護者の皮膚に付着してしまい，子どもの皮膚には不足となります．塗布後，ティッシュを貼って落ちない量が適量です．確認してみるよう伝えましょう．

ステロイド軟膏は皮膚の厚さ，炎症の程度により適切な強さのものを選択

ステロイド軟膏はその含有量等により，weak から very strong まで5段階に分類されています．身体は部位により皮膚の厚さが異なります．皮膚が薄いところは weak や mild でも効果が得られますが，手や足では皮膚が厚いため strong や very strong を要します．また，皮疹の状態によってもより強いものを選択し短期間に改善を図ることもあります．

見た目に皮疹が消失しても皮膚の奥で炎症が残っている時期に，軟膏塗布をやめてしまうとすぐに再燃します．軟膏を中止後の再燃にも注意して診ていきます．

適量をぬろう

▶塗布量の目安

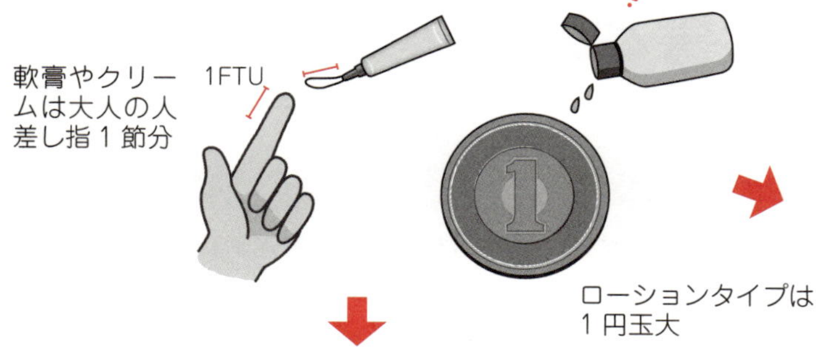

塗布直後，ティッシュが落ちないくらいが適量

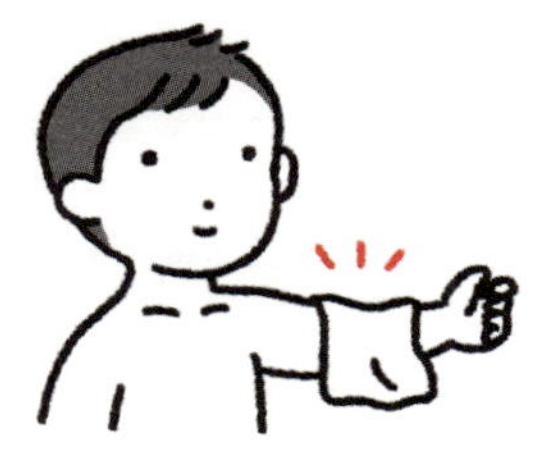

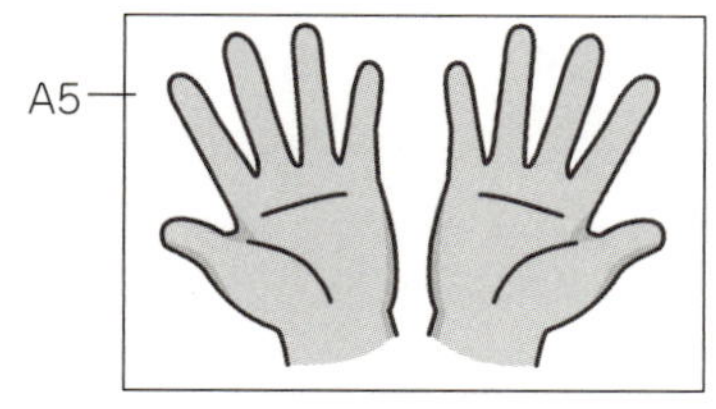

大人の両手もしくはA5判用紙大にぬり広げる

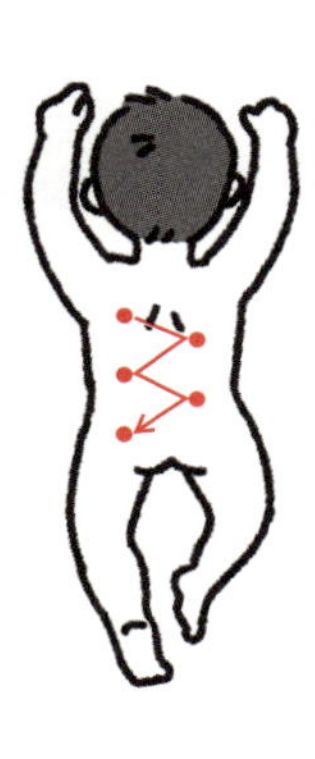

▶ぬり方の指示書

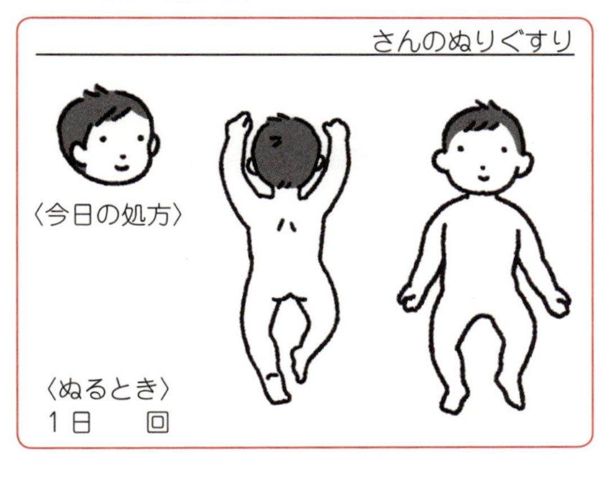

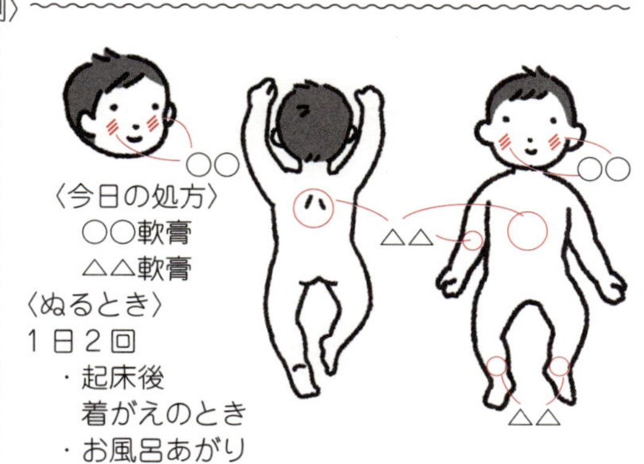

（川上一恵）

指しゃぶりの歯列への影響と対応

● はじめに

胎児の指しゃぶりは，口と手指の感覚と哺乳に必要な筋肉や大脳皮質運動野の発達を促します．生後 2～3 か月以降には，遊び飲みや指しゃぶりなどの栄養摂取を目的としない吸啜行動がはじまり，脳内に生成されるβ－エンドルフィンが深い安心感をもたらします．指しゃぶりは離乳に不可欠な口の原始反射の減衰や減感作，また指の運動と感覚の分化にも寄与します[1]．

発育に伴うさまざまな刺激や満足感で吸啜の渇望は減退し，幼児期後半には大半の子どもは指しゃぶりをやめます．しかし，4 歳以降も続ける子どももいます．安心感を求める習慣的行動として定着するからで，以降は“習癖”と判断します．

● 口腔の成長発達への影響

指しゃぶりは歯列や機能の発育に影響し，5 歳以降自発的回復を望めない不全も出てきます[2]．右ページに噛み合わせへの影響例をあげました．機能への影響で注目したいのは，嚥下や発音時に舌を突出させるタングスラスト・ポカンと口が開いた口元や低位舌・口呼吸の定着です．

● 就学前の対応[3]

問題行動の消去より新たな行動を定着するほうが容易で，行動自体を評価対象とする行動変容療法が推奨されます．行動変容で大切なのは受容と認知の過程で，「指を吸っていたから，上手におっぱいが吸えたんだね」「私もきみの指を吸ってみようかな」といったアプローチが驚くほど効果的です．心理的解放後は第三者の見解も聴けるようになり，客観的判断が育っていきます．

やめたい要求が生まれたら，手袋や指しゃぶり防止装置を就寝前に装着するのもよいでしょう．子ども自身が評価しカレンダーにシールを貼るのも有効です．「シールを貼り続けたね」など共感・賛同・期待の態度とことばかけを心がけると，継続的な肯定的評価から自信が生まれます．

● 学童期以降の対応[3]

学童期以降指しゃぶりが続くと，口腔機能と口や顎顔面の形態に自発的改善の望めない不全が定着する可能性が高くなります．やめても複合的な問題が残るので，機能療法と矯正歯科治療の併用，また言語聴覚士や臨床心理士・公認心理師との連携が有効です．上顎骨の側弓拡大が容易な 10 歳未満に矯正治療を開始すると，形態的な改善と機能発達支援の効果を十分に期待できます．

指しゃぶりの歯への影響と対応方法

▶指しゃぶりの歯への影響

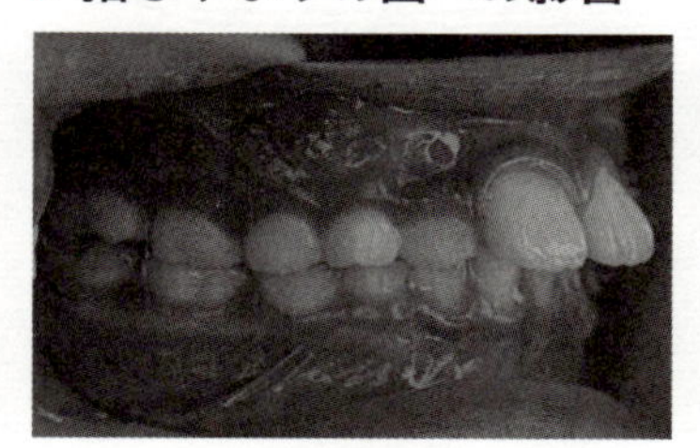

上顎前突
指しゃぶりで上顎の前歯が前に傾斜します

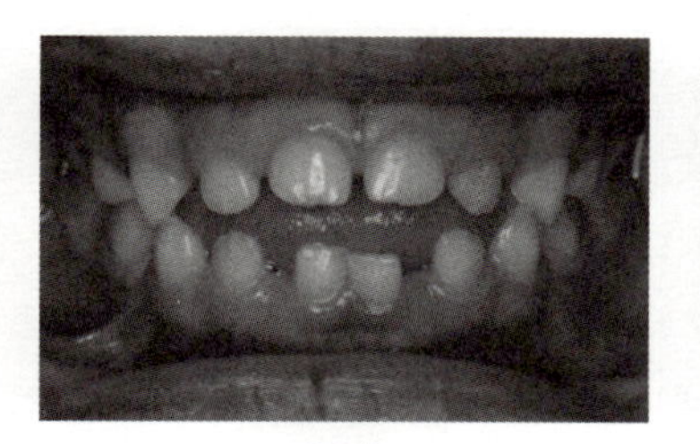

開咬
上下の前歯が指で歯根方向に押され圧下して噛み合いません

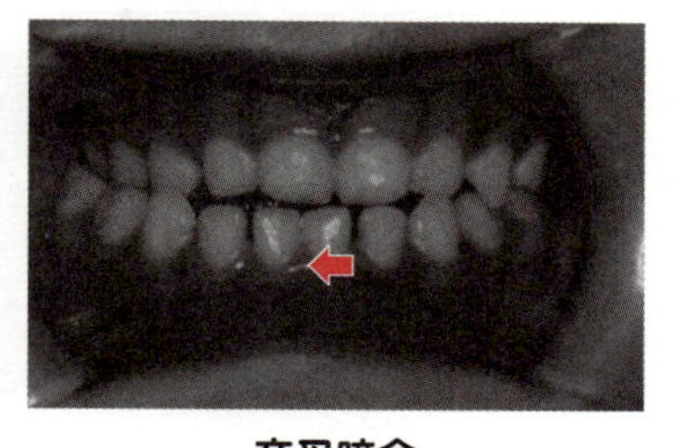

交叉咬合
指を吸う頬筋の力で上顎歯列が下顎歯列の幅より狭くなると，片側の乳犬歯から乳臼歯が逆に噛み合い、正中がずれます（矢印）

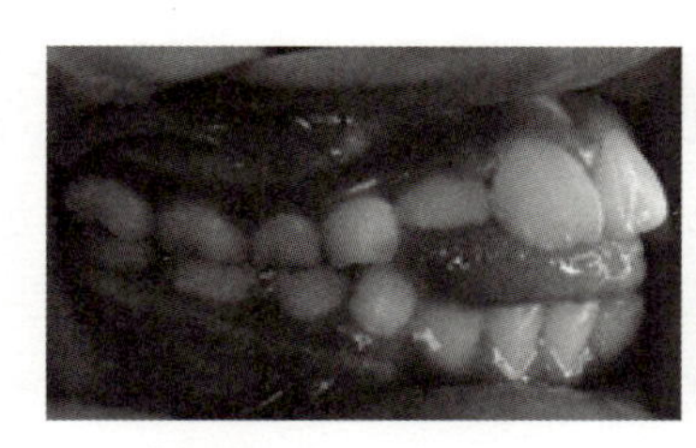

嚥下時のタングスラスト
噛み合わせだけでなく，嚥下や構音の障害に関与します

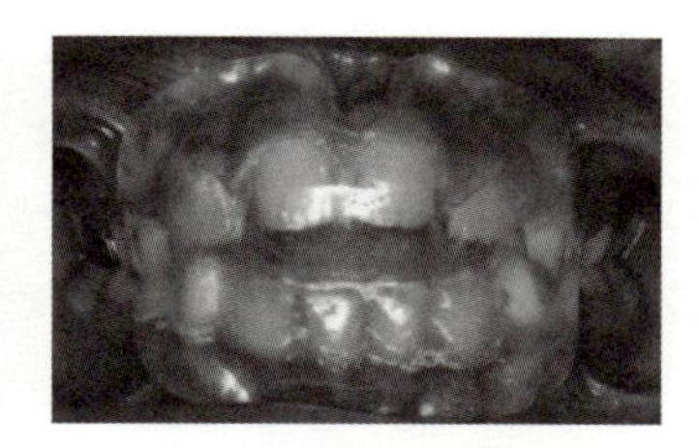

指しゃぶり防止装置
寝ているとき入れる装置や１日中使う固定式装置があります

▶指しゃぶりへの対応方法

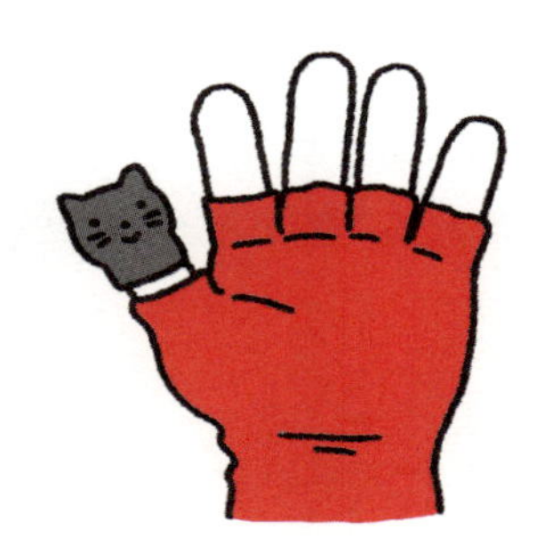

パペットグラブ
お気に入りの指先に，お話相手のお人形をつけましょう

指しゃぶりカレンダー
「しゃぶった / しゃぶらなかった」「装具を使った / 使わなかった」を判別するシールを決めて，子ども自身が毎日カレンダーに貼ります

（佐々木洋）

13 イヤイヤ期への対応

イヤイヤ期は，自己主張がはじまる時期

子どもが「イヤ」と言う1歳後半から2歳前後になると，保護者はとても困ると思います．「○○してほしい」と思っているのに，いちいち反発されると，物事がスムーズに進まないからでしょう．そして保護者自身の指示や想いが否定されたという印象をもつかもしれません．

でも，これは子どもが成長し，相手のことばを理解し，自分の意思表示をするようになったということです．

子どもの気持ちを尊重する向き合い方

「イヤ」と言われると，保護者は困りますが，「イヤ」と言うのは大切な自己表現です．「イヤじゃないでしょ」と気持ちを否定されると，「イヤって言っちゃいけないんだ」「イヤだと思う自分は，いけない子なんだ」と考え，自尊感情が育まれません．「イヤだったんだ」と気持ちを尊重し受け止めることが大切です．そのうえで，「今は○○する時間なんだけど，どうしたらいいかな」と子どもに考えさせたり，子どもとともに解決していけるようかかわりましょう．

子どもへの対応の引き出しを増やす

保護者が指示的，威圧的なことばかけになってしまうのは，ほかの選択肢がなく，それを無理やりやらせようとするからです．「靴をはきなさいって言ってるでしょ」と1つの方法を押しつけようとしてもうまくいきません．「今日はどっちの靴をはく？」と選択肢を示したり，「お花が咲いたから，外に見に行ってみよう」と先の楽しいことに目を向けさせると，子どもが動きやすくなることもあります．保護者にそのような視点をもってもらうことも大事です．

「叱るのを減らすにはどうしたらいいか．どんな方法があるか」と問題解決型で考えることが大切です．支援者はその思考のサポートをしていただけたらと思います．

子どもとのコミュニケーションのポイント

▶子どもとの向き合い方「4ステップ」

①まずはわが子の気持ちを受け止める
→自分の気持ちをことばにする
→行動の背景には理由がある

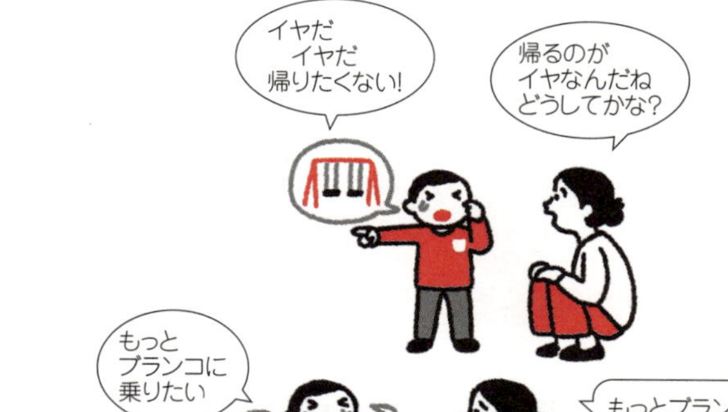

②相手の気持ち，ママパパの気持ちを伝える
→状況の整理．視野の拡大

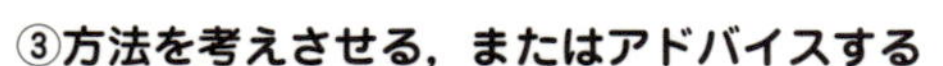

③方法を考えさせる，またはアドバイスする
→成長に応じて，選択肢を示す，解決のヒントを与える

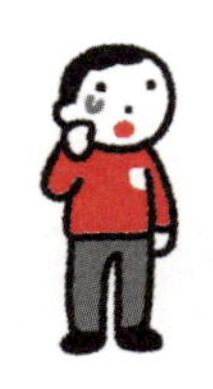
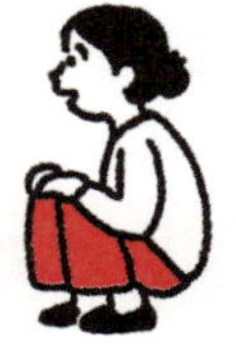

④子どもが自分で決めて動く！
→可能な場合は，できるだけ子どもに選択させる

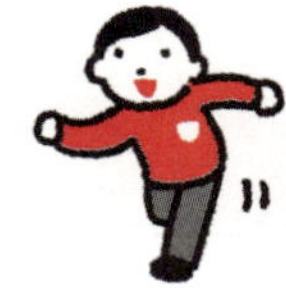

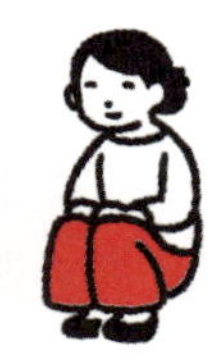

▶怒っている人は困っている人

怒りは第二次感情
怒りの奥に本当の感情があります．

くやしさ
悲しさ
虚しさ
疲れ

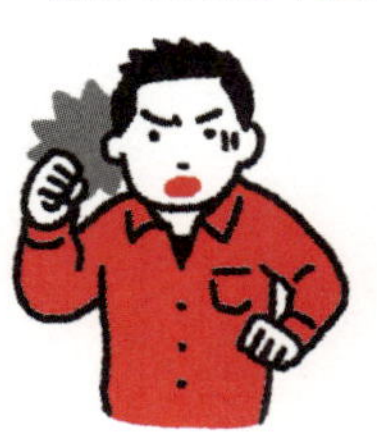
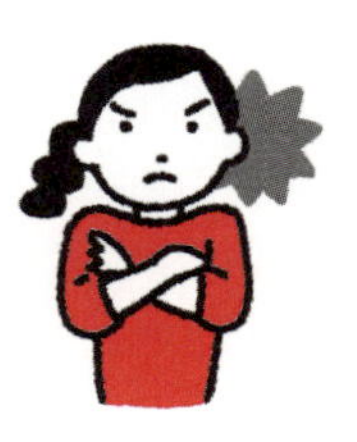

忙しさ
不安
心配
絶望

本当の感情に対して
可能なら手当てをしましょう

自分のイライラを減らす・回避する
→疲れ，忙しい，体調が悪い，生理前など，イライラが大きくなりやすいときを把握．可能なら対処（託児，仕事，家事）しましょう

（髙祖常子）

14 ことばの発達を促す
1 絵本

人と人をつなぎことば獲得への欲求を育む

幼児が絵本を楽しむのには，大人の存在が必要です．肌で感じるぬくもり，絵の共同注視，耳に響く優しいことばは，内容以上に絵本の喜びを子どもにもたらします．そして，その喜びは，人とつながることやつながるためのことばへの関心と獲得への欲求を高め，ことばの発達の土台となります．

ことばに対する豊かな感覚を育む

幼児が生活において特定の人間関係のなかで聞き・話すことばは，ある程度限られたものです．そんな幼児にとって絵本は，新たなことば，正しく美しいことばに出会う場です．幼児は繰り返し絵本を読んでもらうことで，絵本で出会ったことばを場面と合わせて理解し，実際に使ってみることを通し，ことばに対する感覚を豊かなものにしていきます．

想像力や思考力を育む

物語の虚構の世界を理解し味わうのは，想像によるものです．絵本に見入る幼児の姿は静的ですが，その内面は，登場人物の行動や心情を想像し激しく動いています．実体験はもとより，物語を通した間接体験においても，心の動きと結びついて出会ったことばは子どものなかに蓄積され，その後の生活において，自分の気持ちを表すことばとして，他者を理解することばとして，そして，時々に生じる問題について考えることばとして表れ出ます．

親子で楽しむ絵本

子どもにとって，大人が絵本を読み語り，いっしょに絵本を楽しむ時間は，とても幸せな時間です．

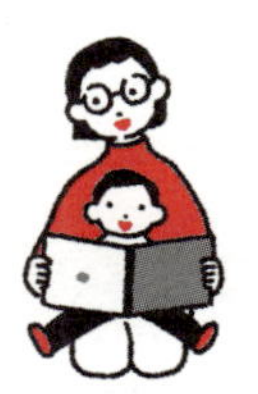

この幸せな時間を通し，子どもは本に出会い，ことばの世界を広げ，物語を味わう楽しさを知り，自分なら……と考え，ことばの力を育てていきます．

くり返しのことばのリズムやことばのやりとりのおもしろさを楽しむ

オノマトペや繰り返しのことばが醸し出す音のおもしろさ，やりとりの快さを耳で聞いて楽しみ，自分でも真似して言ってみる．

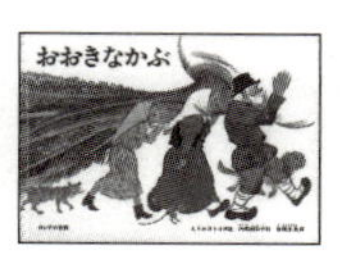

「うんとこしょ　どっこいしょ　まだ　まだ　かぶは　ぬけません．」

『おおきなかぶ』
（A・トルストイ／再話 内田莉莎子／訳　佐藤忠良／画　福音館書店　1966 年）

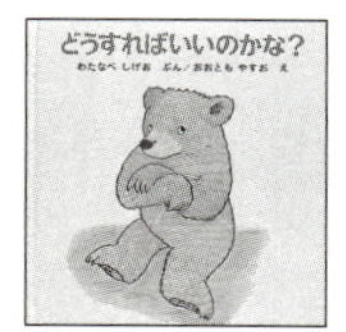

「しゃつを　はいたら　どうなる？　どうすれば　いいのかな？　そうそう，しゃつは　きるもの．」

『どうすればいいのかな？』
（わたなべしげお／文　おおともやすお／絵　福音館書店　1980 年）

新しいことばや美しいことばに出会い，ことばのもつ魅力や力を感じる

絵本のことばは，絵とひとつになることで，ことば自体のもつ意味以上のものを表すことを感じ取り，ことばで紡がれる物語のすばらしさを味わう．

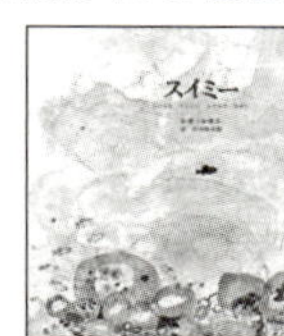

「にじいろの　ゼリーのような　くらげ……
すいちゅうブルドーザーみたいな　いせえび……みたこともない　さかなたち，みえない　いとで　ひっぱられてる……」

『スイミー　ちいさな かしこい さかなの はなし』
（レオ・レオニ／作　谷川俊太郎／訳　好学社　1969 年）

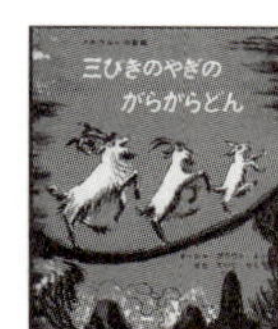

「さあこい！　こっちにゃ二ほんの　やりが　ある．これで　めだまは　でんがくざし．」

『三びきのやぎのがらがらどん』
（マーシャ・ブラウン／絵　せたていじ／訳　福音館書店　1965 年）

絵本の登場人物との出会いを通し，さまざまな価値観や心情を知り，考える

想像により，登場人物とともに物語の世界を経験することを通し，さまざまな人がいること，そして，それぞれ違った考えや心情を抱いていることに気づく．

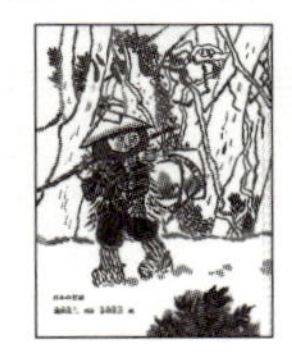

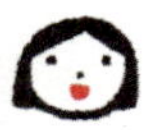

「とがっていた雪がまあるくなったのは，おじいさんのやさしい気持ちが，天の神様に届いたからだね．」

『かさじぞう』
（瀬田貞二／再話　赤羽末吉／画　福音館書店　1966 年）

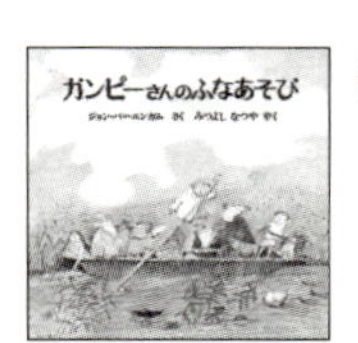

「かしてーって言われても，私はガンピーさんみたいに，いいとも，なんて言えないな……」

『ガンピーさんのふなあそび』
（ジョン・バーニンガム／作　みつよしなつや／訳　ほるぷ出版　1976 年）

（松崎行代）

Chapter 3 育児支援

14 ことばの発達を促す ② うた・遊び

● わらべうたが促すことばの育ち

わらべうたは，子どもが発声しやすい音域で，日本語のイントネーションに近く，単純なリズムの繰り返しという点から，ことばと音楽の中間にあるといえます[1]．さらに，身体の動きを伴い歌って遊ぶものが多く，子どもはわらべうたの遊びを通して，自然に，ことばを発する楽しさ，ことばを介して人とかかわる楽しさを味わうとともに，ことばの感覚を豊かに育てていきます．

● ことば遊びが促すことばの育ち

ことば遊びのなかでも「しりとり」は，ことばの音韻への意識や，語彙の増加を促す遊びの代表格です．幼児は，一つのことばをひとまとまりで捉えて聞いたり話したりしています．5〜6歳になると，文字への関心が芽生えますが，一つのことばは複数の音韻で構成されていることの理解が，ひらがなの文字理解・習得への土台となります．

わらべうたとことば遊び

▶わらべうた

「げんこつやまのたぬきさん」

♪げん　こつ　やま　の　たぬ　き　さん

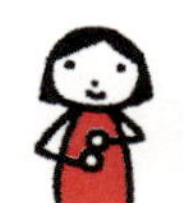
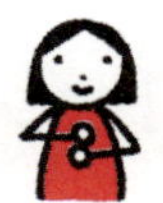
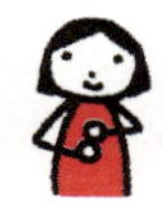
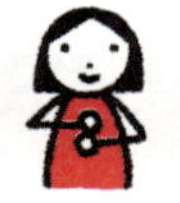
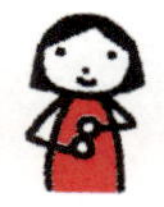
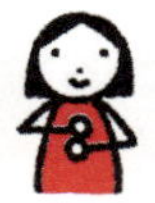
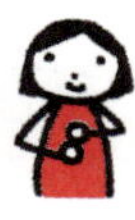

※胸の前で，左右の拳を上下に重ねる．1回ごと上下を替えて

♪おっぱいのんで　ねんね　して

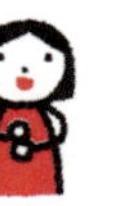

※親指と4本の指でパクパクとおっぱいを飲むように

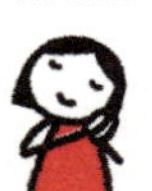
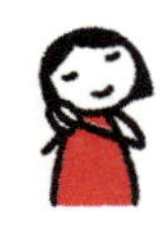

♪だっこして　おんぶして　またあし　た

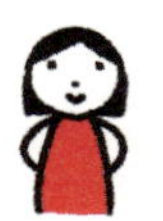
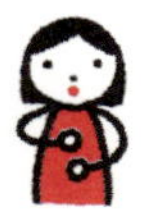
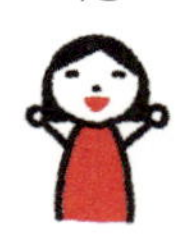

※グルグル回す

※ジャンケン，ジャンケンができなければポーズ

「どれにしようかな」

♪どれにしようかな　てんのかみさまの　いうとおり

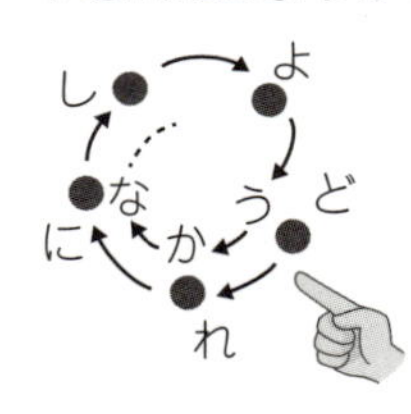

※1つ選ぶときに，うたの1音韻に合わせて，順々に指をさし，「……いうとおり」の「り」にあたったものを取る

▶ことば遊び

「しりとり」

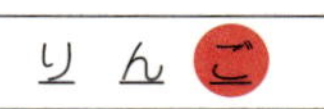

「りんご」は3つの音（音韻）でできている．
最後の音韻は……「ご」
〈音韻の理解〉

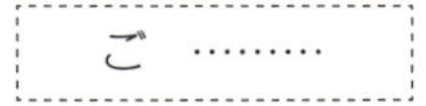

「ご」が最初につくことばには何があるかな？
「ごま」「ゴリラ」「ごがつ」「ゴルフ」……
〈知っていることばを思い起こす〉

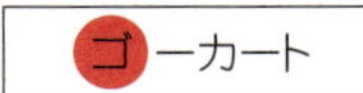

友だちが「ゴーカート」と言ったのを聞く．
「ゴーカート」って何だろう．
新しいことばとの出会い
〈語彙の増加〉

（松崎行代）

15 乳幼児と運動

子どもの体力低下の原因は「運動不足」

スポーツ庁の体力・運動能力調査によれば，1985年頃をピークとして子どもの体力は年々低下し，現在も依然低水準にあることが報告されています．その原因はさまざまあるのですが，スポーツ庁は，特に運動遊びに必要な三間（さんま：時間，空間，仲間）の減少が大きく影響していると指摘しています．しかし，直接的な原因は運動（身体活動）不足なのです．

運動は子どもの“からだ”“こころ”“社会性”を育む

子どもの運動効果は，単に体力・運動能力の向上だけでなく，丈夫な身体づくり，意欲や有能感などのこころも強くすることがわかっています[1]．さらに，コミュニケーション力や仲間と仲よく過ごす力など社会性も育まれることが報告されています．

しかし，乳幼児期に不活発な習慣を身につけてしまうと運動への苦手意識が増してしまい，運動嫌いになってしまう可能性が高くなります．実際に小学生の全国調査でも運動嫌いな子どもの理由で最も多いのが「小学校入学前から運動が苦手だから」（男子50%，女子60%）でした．子どもの運動が得意か苦手かは遺伝的な要因ではなく，経験量の違いによるところが大きいため，身近な大人が子どもに運動機会を与えることが求められます．

運動促進で規則正しい生活習慣の確立を！

身体を活発に動かして遊ぶことにより，子どもは適度に疲れ，お腹を空かします．これにより自然に食事をしっかりとり，早寝にもつながります．この繰り返しが適切な生活習慣の確立につながります．

乳幼児の運動や運動遊びは，家庭でもできることはたくさんあります[2]．親子で楽しく体を動かす時間を積極的につくるよう伝えましょう．

親子で楽しく運動遊びをしてみよう！

人間お好み焼き

タッチミー

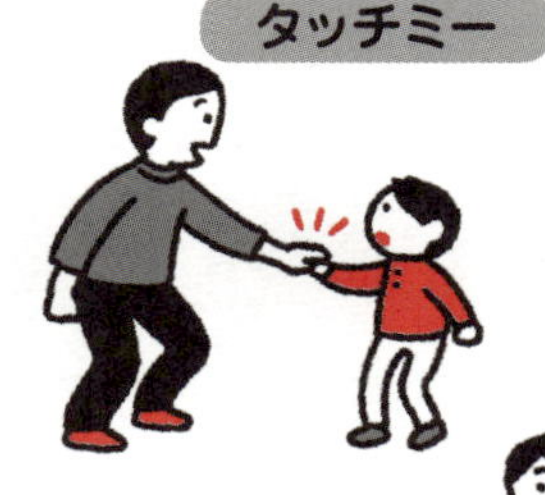

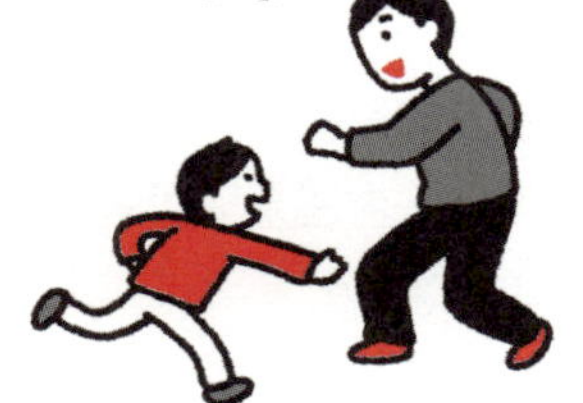

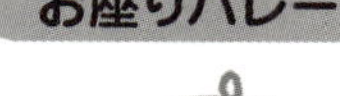

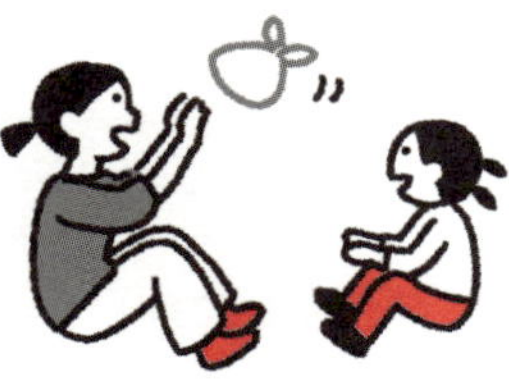

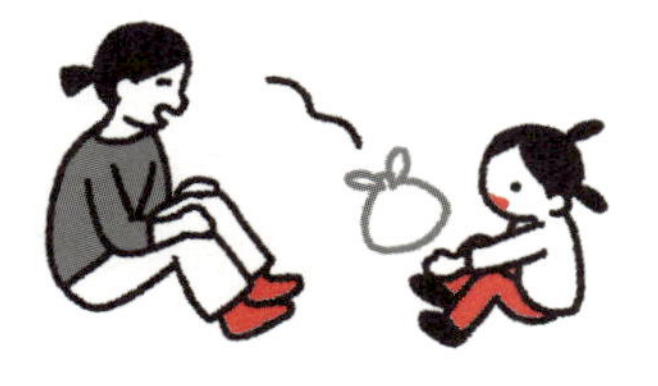

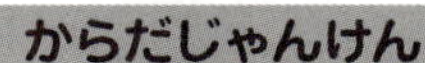

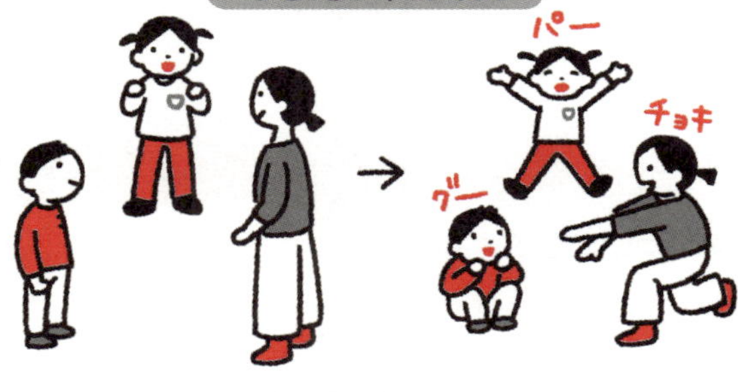

家庭で運動能力の簡単チェック！（3.5 歳～ 6.5 歳）

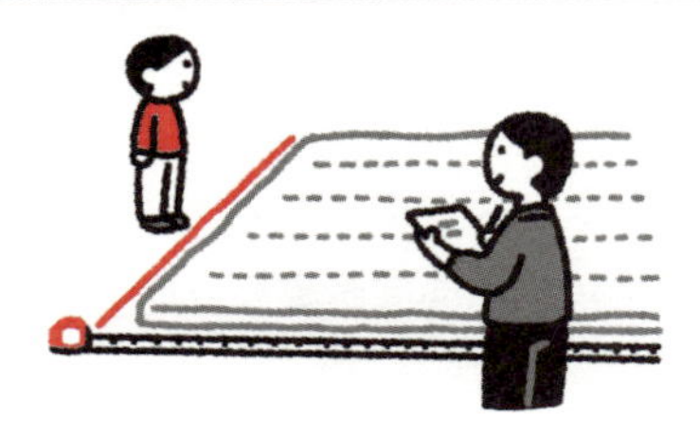

立ち幅跳びの計測方法

①はだしにして，踏切線に立たせます（上図）.
②両足を揃えて思いっきり前にジャンプさせます.
③踏切線から着地した足のかかとまでの距離をメジャーや定規で計測します.
④右図の評価票（性別・年齢別）で発達状況を確認してみましょう.

年齢	男児 がんばろう｜もう少し	男児 もう少し｜順調	男児 順調｜すごーい	男児 すごーい｜すばらしい	女児 がんばろう｜もう少し	女児 もう少し｜順調	女児 順調｜すごーい	女児 すごーい｜すばらしい
3.5	39	55	72	89	38	52	66	80
4.0	48	65	83	100	44	59	74	89
4.5	58	76	93	111	54	70	87	103
5.0	71	88	105	122	66	80	95	109
5.5	81	97	123	129	72	89	105	121
6.0	88	106	128	141	78	95	111	128
6.5	99	116	133	150	85	102	119	136

注）単位は cm.

〔春日晃章：体力・運動能力測定の実際. 村瀬智彦, 他（編）, 幼児のからだを測る・知る―測定の留意点と正しい評価法―. 杏林書院, 51-52, 2011〕

（春日晃章）

16 おむつ外し

子どもが排泄する身体を学ぶ

おむつ外しとは，子どもがトイレでの排泄を学び，おむつがいらない生活となることです．そのために子どもが学ぶ大切な感覚や運動はおもに次の3つです．

①排泄している・した感覚がわかること（尿道や直腸を排泄物が通る，排泄後の感覚）

②排泄物が膀胱や直腸に溜まった感覚を脳が認知すること

③尿道や直腸を排泄物が通る感覚に合わせて尿道・肛門括約筋をコントロールすること

大脳皮質の機能が発達し，排泄の感覚や排泄の反射を抑制する機能が成熟していきます．個人差はありますが，歩行ができる1歳半頃から排泄の感覚に対して意識的にかかわり，2〜3歳頃から排泄物を“出す”“溜める”を体得できるようかかわることで，子どもの発達にみあったおむつ外しへとつながります．

子どもが自分で排泄する学びを応援する環境づくり

上記の①から③を学ぶには周囲の大人のかかわりが欠かせません．

①の排泄した感覚は，おむつ交換時やトイレ・おまるで排泄したタイミングで“出てる”感覚，“出た”爽快感を共有します．1日に数回程度トイレに座る時間を取り入れるとよいです．あくまで子どもが感覚を学ぶためであり，“成功”を目的にしないことがポイントです．

②の排泄物を溜め，溜まったことを認知するには，膀胱や直腸が溜める機能を習得することも必要です．パンツをはくことでおもらしを心配し，頻回にトイレに誘うと子どもが“ちょっと”おしっこを出すようになり，膀胱に溜める機会を奪ってしまいます．そういったときは，無理におむつ外しを進めず，おむつのままでよいので，トイレへの定期的な誘導を続けます．おむつを外すタイミングは親子で決めていけるとよいでしょう．

③の尿道・肛門括約筋のコントロールは①と②が統合され，子ども自身がつかんでいきます．

焦りがある保護者への対応

保育所等で周囲の子どもと比べ，おむつが外れていないわが子に焦りを感じる保護者も少なくありません．「焦らないで」と伝えても焦るのが保護者の心情です．排泄物を出すこと，溜めること，我慢することなど子どもが今何を学ぼうとしているか，子どもが学ぶお手伝いの方法を保護者に提案をするとよいでしょう．

子どもと一緒におむつ外し

トイレでの排泄を学ぶ3つのステップ

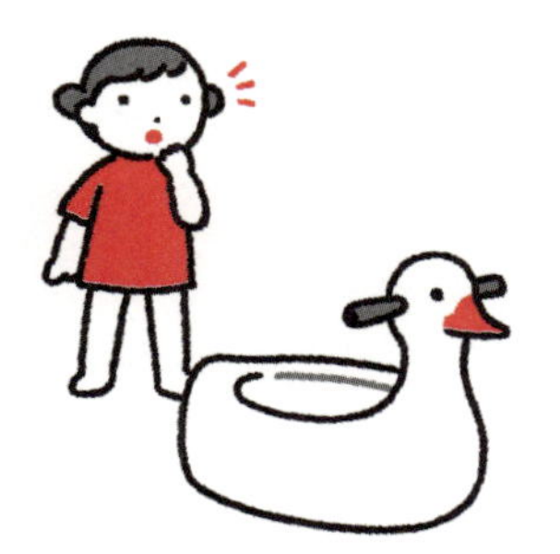

おまる・トイレとの出会い期（1歳半～2歳過ぎ）

おむつ以外で排泄することを子どもがはじめて知る時期です．
- おまるや補助トイレに触ったり，のぞいたり，おまるに物を入れてみたり……．子どもの“知ろう”を見守ります
- 慣れるために，トイレやおまるに座る習慣を取り入れてみます．
- 足が着くような補助具を使い，安心感をもてるようにします．
- おしっこやうんちの“出た”爽快感を共有します．

おしっこやうんちを“出す”ことを学ぶ（2歳頃）

トイレで出せることが増えたら，誘う回数を少し増やします．
- 親子の生活で取り入れやすい時間を考え，ルーチンとするとよいです．朝に無理やり入れる必要はありません．親子で“よい”時間を検討します．
- 座って“出す”ことを学んでいるとき．出なくてもOK．“チィ”“うーん”などの感覚を共有しましょう．

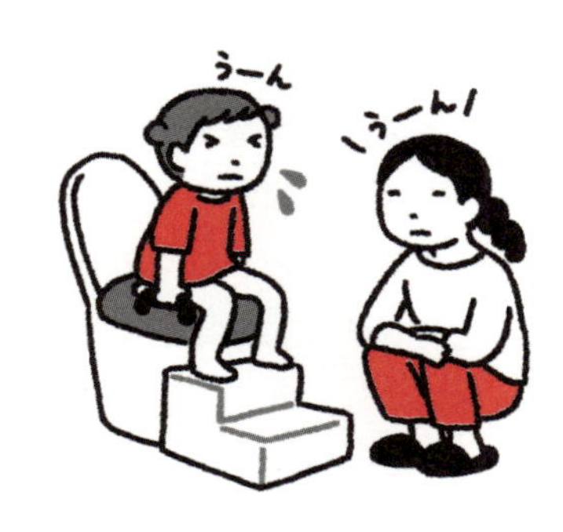

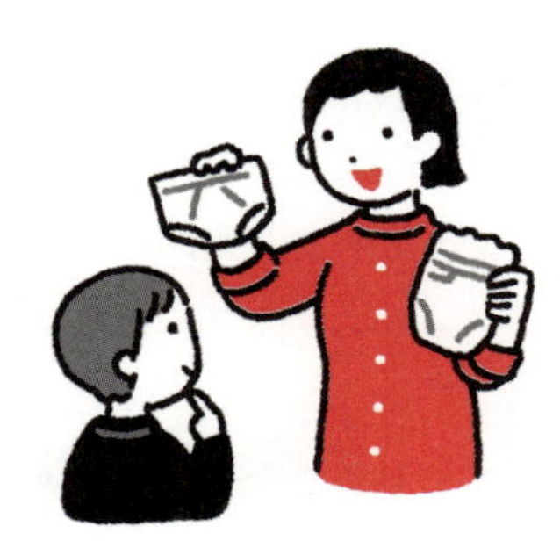

おむつを外す時期は親子で決める

おむつを外さないとトイレで排泄することを学べないことはありません．おむつとパンツの切り替えは親子で相談しながら決めましょう．
- おしっこの誘導は最低2時間はあけましょう．
- パンツは子どもも緊張するもの．「おむつがいい」と言う日もあります．そのときは子どもの気持ちに沿っていきましょう．
- 大事なことは……おしっこやうんちを溜めて・出すことを学ぶこと．おむつのままでもよいので，トイレへの定期的な誘導を続けましょう．

いつからはじめる？
- スタートは“関心”をもてることから．まずは，親のトイレを見せたり，トイレの絵本などを活用してみましょう．
- 神経の発達では，歩く頃が子どものおしっこやうんちの出た・出ているなどの感覚が脳に伝わる時期です．この頃から排泄の感覚は意識的に共有しましょう．

こんなときはおむつ外しの前に，かかりつけ医等に相談しましょう
- 便秘が長く続いている
- 夜の睡眠が浅く，生活リズムが乱れている

（鈴木千琴）

17 自尊感情を高める

自尊感情とは？

「自尊感情」あるいは「自己肯定感」は，なかなか定義の難しい概念です．しいていえば「ありのままの自分をそのまま肯定できる」ことでしょうか．

「日本の子どもは自尊感情が低い」といわれます．背景に学歴社会があり，他人と比較されたり，親子の共有時間が少ないといったようなことと関連があると思われます[1)]．

近藤は，自尊感情を2つの要素に分けて考えています．「基本的自尊感情」と「社会的自尊感情」です．社会的自尊感情とは，たとえば，勉強ができる，運動が得意，など社会的に評価される部分です．しかしもっと根源的な，いわばその人の生きるエネルギーになるような部分を「基本的自尊感情」と定義しています[2)]．基本的自尊感情は，おもに保護者とのしっかりした絆で育つものでしょう．

まずは保護者が子どもを慈しみ，にこやかに語りかけ，愛しているというメッセージを絶えず送ってほしいと思います．

自尊感情の高め方

まず家族が幸せになること．家族がネガティブな感情を抱えていては，子どもに肯定的に接することは難しくなるでしょう．乳児期に子どもにたくさんの愛情を注ぐことが大切です．スキンシップと肯定的な声がけは子どもの心の成長に不可欠です．

しつけに体罰は必要ありませんが，ことばの暴力も子どもの心を萎縮させることを伝えましょう．皮肉もやめるよう伝えましょう．そして日常生活のなかで親子ができるだけ多くの楽しい共有体験をもつことを勧めてください．読み聞かせも子どもにとってとても嬉しい時間です．

3歳を過ぎたら，子どもの呼びかけにすぐに答えてあげるよう伝えてください．子どもの話にじっくりと耳を傾けてあげることも大切です．

また，お手伝いは自己有用感を高めるのによいことが知られていますが，それには報酬ではなく，感謝と嬉しい気持ちを伝え，人の役に立てること，人を喜ばせることができていることを伝えるよう助言してください．

朝食や夕食の時間を共に過ごすことも子どもの基本的自尊感情の育みにとても大切です．なるべく楽しい家族の団らんを過ごすことを勧めてください．

学校では，本人が嬉しく思っていることを共に喜ぶこと．結果ではなく努力や過程を認めてあげることを伝えましょう．

子どもの自尊感情を育てよう

日常生活のなかで親子ができるだけ多くの楽しい共有体験をもつことが大切です．読み聞かせも子どもにとってとても嬉しい時間です．

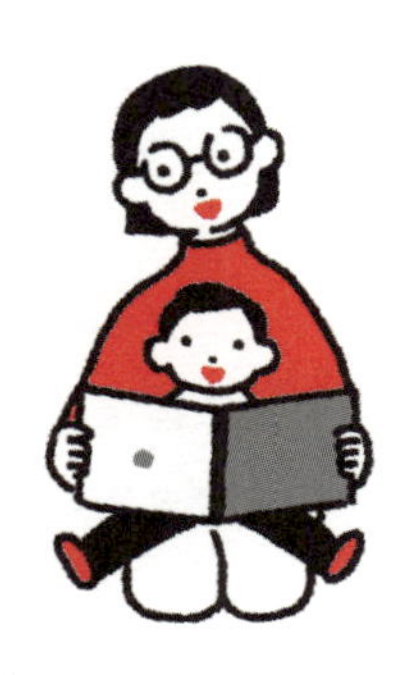

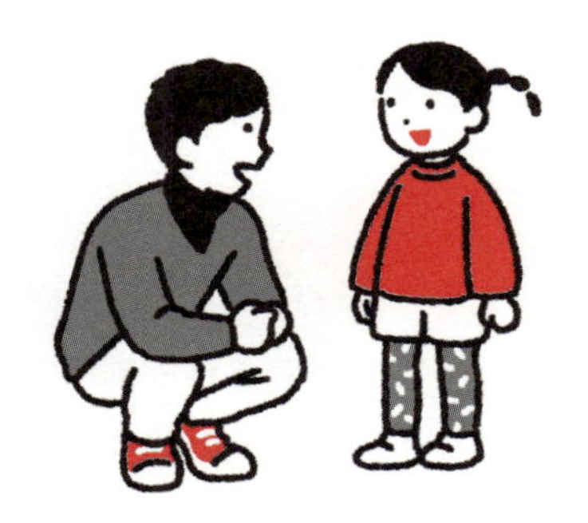

3歳を過ぎたら，子どもの呼びかけにすぐに応えてあげましょう．子どもの話にじっくりと耳を傾けてあげることは大切です．

朝食や夕食の時間を共に過ごすことも子どもの基本的自尊感情の育みにとても大切です．なるべく楽しい家族の団らんを過ごしましょう．

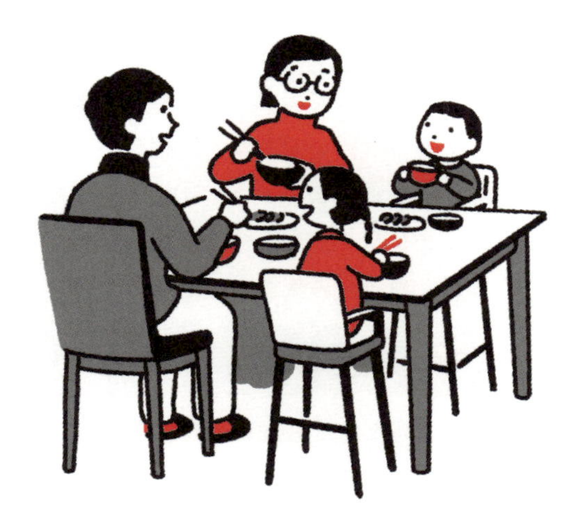

（伊藤晴通）

18 入園・入学準備

● 入園にあたって

月齢や年齢によって発達が個々で異なるため，入園前の面接では実際の様子を十分伝えておくよう保護者に伝えましょう．

できたらいいなという点を次にまとめておきます．①離乳食や基本的な生活習慣は育児書に書かれている基準に近づいていればよいです．できていないからダメと考えないように！あくまで個人差があります．②1歳児は座って食事ができるといいですね．③2歳児は排泄しなくてもトイレに座ってみる経験をして，トイレに慣れておくとよいでしょう．④3歳児は衣服や靴の着脱ができるといいですね．⑤全年齢で，朝しっかり起きて，昼たっぷり身体を動かし，夜には自然と眠れるような生活リズムができていると最高です．

● 小学校入学に向かう1年間を大切に！

保育所・幼稚園・認定こども園と小学校では，幼児期の終わりまでに育ってほしい「10の姿」[1]を共有して，施設の違いを超えて子どもたちを育んでいくように丁寧な保育・教育を積み重ねています．こちらも必ず到達しなければならないという目標ではありません．基本はあせらず，ゆったりと見守ることが大切です．発達には大きな個人差があるのです．

まず，生活リズムを整えることが最重要です．「早寝・早起き・朝ごはん」のリズムを整え，質のよい睡眠を取らせるよう保護者に伝えましょう．これが元気に小学校に通い，たくましく伸び伸びと自分の力を発揮し，学習に向かうための土台となります[2]．

その他，次のようなことができるとよいでしょう．①ボタンにも慣れて衣服の着脱ができるようになるといいですね．②和式トイレでも排泄できるとよりよいです．③食事中に立ち歩かないようにしつけましょう．④机と椅子を使うことに慣れておくといいです．⑤先生や友だちの話をしっかり聴くことができ，話したいことがあっても待つことができるといいですね．⑥困っていることや自分の気持ちを伝えることができるのも大切です．

● 保護者として心がけたいこと

保護者として心がけたいこととして，次のことを伝えます．①手伝いをさせましょう．人の役に立つ喜びを育てましょう．②機を捉えてよい姿を見つけ，ほめましょう．子どものやる気や自信につながります．③家族や地域の方へあいさつをさせましょう．④保護者が手本を示し，ルールを教えましょう．子どもは保護者の背中を見て育ちます[3]．

入園・入学の前に

▶入園にあたってできたらよいこと

1 歳児　座って食事ができる

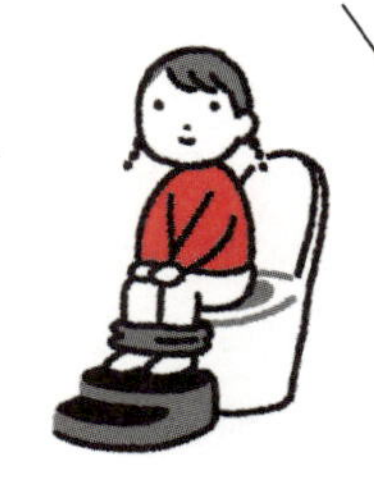

2 歳児　排泄しなくても
トイレに座ってみる

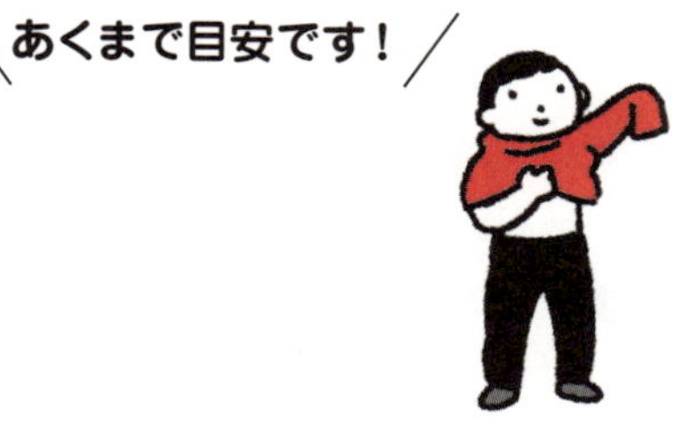

3 歳児　衣服の着脱や自分で靴
を脱いだり履いたりできる

▶小学校入学にあたってできたらよいこと

幼児期の終わりまでに育ってほしい「10 の姿」（保育所保育指針より）

❶ 健康な心と体
❷ 自立心
❸ 協同性
❹ 道徳性・規範意識の芽生え
❺ 社会生活との関わり
❻ 思考力の芽生え
❼ 自然との関わり・生命尊重
❽ 数量・図形，文字等への関心・感覚
❾ 言葉による伝え合い
❿ 豊かな感性と表現

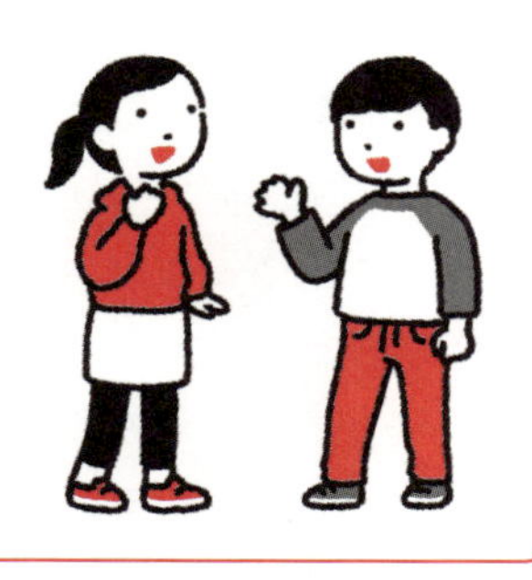

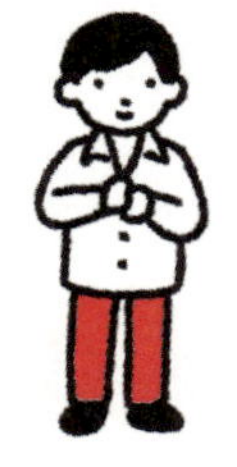

ボタンにも慣れて衣服の
着脱ができる

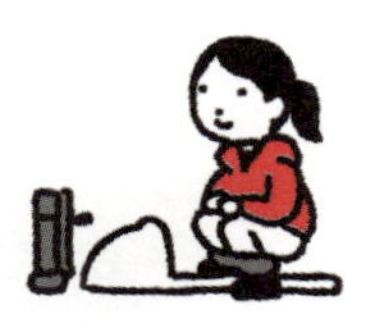

和式トイレでも排泄できる

食事中に立ち歩かない

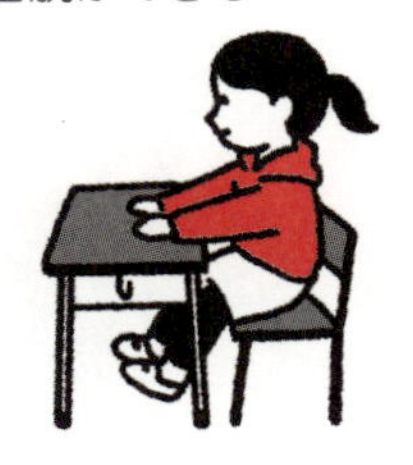

机と椅子を使うことに
慣れておく

その他，できたらよいこと

・先生や友だちの話をしっかり聴くことができ，話したいことがあっても待つことができる
・困っていることや自分の気持ちを伝えることができる

いずれも，あくまで目安であって，到達目標ではありません！
個人差を意識してください．

（田草雄一）

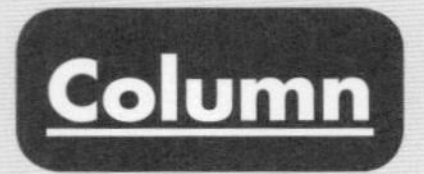

集団健診会場での親子の観察ポイント

はじめに

保護者として健診でわが子の成長状況を確認するということは，大きくなったことを確認できるうれしさの反面，どのように評価されるのだろうという不安を感じやすい場面ともなります．このような保護者によくよく話を聞いてみると，発達の不安だけでなく子育てそのものに困難を感じていることが少なくありません．集団健診は多職種で対応するからこそ困難を抱えた親子に気づく場となりえます．

それでは会場での親子の観察ポイントを「子どもの行動」「保護者の行動」「親子の相互関係」の3つに分けて述べていきます．

子どもの行動

慣れない健診会場は，不安が強く，過敏なタイプの子どもにとって苦痛の連続です．時間が経過しても落ち着かない，泣きやまない場合や場面が変わるたびに泣き叫ぶ場合は必ずスタッフが保護者に声をかけ，助けを申し出ましょう．反対に子どもが保護者を気にせずに動き回り，保護者が子どもを追いかけるのに疲弊している，もしくは無関心のように見える場合も支援は同様です（図1）．

こういった子どもの行動が顕著になるのは，普段慣れた診察より身体計測・歯科健診・保健師との発達相談・待ち時間などの場面が多いかもしれません．スタッフと連携を取りあらかじめ会場で

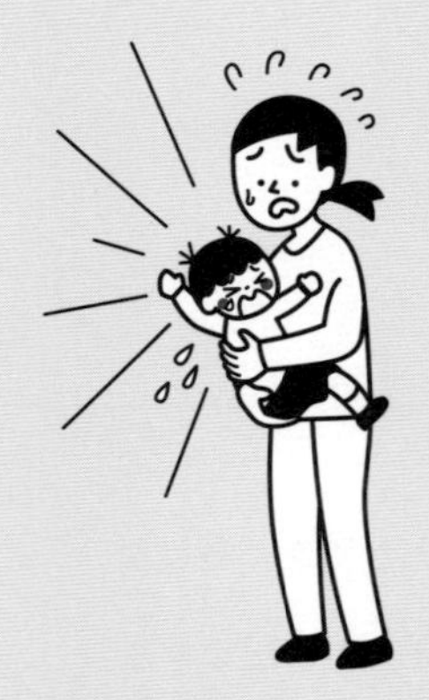

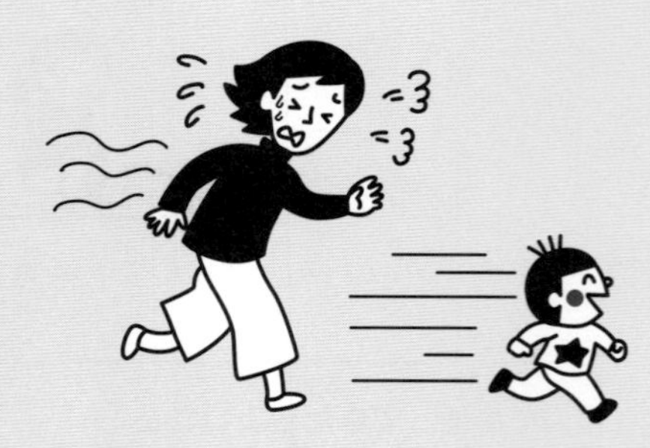

図1　保護者への声かけが必要な場面

の情報を得たうえで，診察では保護者がささやかな困りごとでも相談しやすい態度で臨むことがより必要です．

保護者の行動

健診の最後に来所する，遅れてくる親子には生活の大変さ・段取りの苦手さなど，家庭の社会経済的状況や保護者自身の特性などの背景が隠れていることが多いです．

衣服の着脱に時間がかかりすぎる，診察・計測時のかかわり・子どもの抱き方が年齢に不相応な不慣れさがある場合は，保護者の普段の生活の様子を想像し，たとえば「服を着替えることが嫌いだと，毎日大変ですよね．普段はどんなご様子ですか？」など悩みを話せるきっかけにします．

保護者がスマートフォンに夢中になり子どもに関心を向けていないことがあります．無責任な保護者と決めつけることは禁物です．そういった行動の裏にあるさまざまな思いや悩みを丁寧に聴きましょう．

親子の相互関係

身体計測，歯科健診，診察場面は，子どもにとって危機的状況となりやすく親子の関係性（アタッチメント）の観察に適しています．子どもがどのように知らない相手やその行為に反応し，どのように保護者に助けを求めるのか，求めないのか，保護者が子どものニーズにどのように応えているのか，いないのか，それが子どもにどう作用するのかをみていきます．たとえば診察場面では，嫌がって泣く子どもに対して，安心できるようにぴったりと抱っこしてなぐさめているのか，子どもとの距離があり不安定な抱き方で，かつ保護者自身の動揺が伝わりなかなか泣きやむことができない状態なのかを観察します．後者のような不安定な関係な場合は，「○○ちゃんは順調に大きくなられていますね．たくさん泣いていいですよ」など，保護者に対して緊張をほぐしリラックスできるような声かけをすることからはじめます．医師は，診察場面での状況を発達相談を行うスタッフに伝え，保護者が子育てについて悩みを相談しやすくなるよう配慮してもらいます．

このように親子の観察は，健診の一場面を切り取るのでなく，さまざまな場面での親子の様子をスタッフと互いに共有し行います．各場面で苦労されている親子には，“よくいらしてくださいましたね”と労をねぎらい保護者の不安や困難によりそい，背景にどのような状況があるのか安心して話してもらえるようにすることが大切です．そして必要と考えられる場合は具体的な対応策を保護者と話し合い継続相談につなげていきます．

（大矢公江）

付　録

体重のパーセンタイル値（平成 12 年乳幼児身体発育調査）

（kg）

年・月・日齢	男子							女子						
	パーセンタイル値							パーセンタイル値						
	3	10	25	50 中央値	75	90	97	3	10	25	50 中央値	75	90	97
出生時	2.23	2.52	2.76	3.00	3.26	3.51	3.79	2.25	2.50	2.72	2.95	3.21	3.46	3.73
1 日	2.18	2.47	2.70	2.93	3.18	3.43	3.70	2.18	2.41	2.62	2.84	3.09	3.33	3.58
2 日	2.16	2.44	2.67	2.89	3.14	3.39	3.65	2.15	2.38	2.58	2.80	3.04	3.28	3.53
3 日	2.17	2.46	2.69	2.92	3.17	3.41	3.65	2.15	2.39	2.59	2.81	3.05	3.29	3.54
4 日	2.21	2.50	2.73	2.97	3.22	3.47	3.69	2.17	2.41	2.61	2.83	3.07	3.31	3.56
5 日	2.25	2.55	2.78	3.02	3.28	3.53	3.74	2.20	2.43	2.64	2.86	3.11	3.34	3.60
6 日	2.29	2.59	2.83	3.08	3.34	3.58	3.80	2.24	2.47	2.67	2.90	3.15	3.39	3.65
7 日	2.33	2.64	2.88	3.13	3.39	3.63	3.85	2.28	2.52	2.72	2.95	3.20	3.45	3.70
30 日	3.29	3.63	3.91	4.24	4.60	4.92	5.20	3.10	3.44	3.70	4.01	4.35	4.64	4.87
0 年 1～2 月未満	3.82	4.21	4.52	4.90	5.32	5.71	6.09	3.69	4.00	4.29	4.64	5.03	5.33	5.63
2～3	4.63	5.14	5.52	5.97	6.47	6.94	7.40	4.44	4.83	5.17	5.57	6.03	6.40	6.81
3～4	5.31	5.84	6.26	6.78	7.33	7.85	8.36	5.05	5.45	5.82	6.24	6.75	7.17	7.68
4～5	5.85	6.35	6.80	7.35	7.94	8.49	9.04	5.53	5.91	6.31	6.75	7.29	7.76	8.29
5～6	6.29	6.75	7.22	7.79	8.41	8.98	9.55	5.90	6.30	6.72	7.18	7.74	8.25	8.80
6～7	6.66	7.10	7.58	8.16	8.80	9.39	9.97	6.23	6.62	7.06	7.54	8.12	8.67	9.23
7～8	6.91	7.36	7.85	8.45	9.09	9.67	10.26	6.44	6.85	7.31	7.82	8.40	8.98	9.53
8～9	7.15	7.61	8.11	8.70	9.34	9.92	10.49	6.62	7.05	7.53	8.05	8.64	9.22	9.78
9～10	7.36	7.82	8.32	8.93	9.57	10.15	10.73	6.78	7.22	7.72	8.26	8.85	9.42	10.00
10～11	7.56	8.02	8.52	9.13	9.78	10.36	10.95	6.96	7.40	7.91	8.46	9.06	9.64	10.21
11～12	7.73	8.21	8.72	9.33	9.97	10.57	11.18	7.14	7.59	8.12	8.67	9.28	9.85	10.45
1 年 0～1 月未満	7.89	8.39	8.90	9.51	10.16	10.77	11.44	7.33	7.79	8.32	8.88	9.49	10.06	10.73
1～2	8.04	8.55	9.07	9.68	10.35	10.95	11.70	7.50	7.97	8.52	9.07	9.68	10.30	10.98
2～3	8.18	8.69	9.22	9.85	10.51	11.18	11.95	7.66	8.14	8.68	9.26	9.88	10.51	11.22
3～4	8.32	8.84	9.37	10.03	10.71	11.39	12.18	7.82	8.31	8.84	9.45	10.09	10.74	11.46
4～5	8.47	8.99	9.53	10.22	10.90	11.61	12.41	7.98	8.48	9.00	9.65	10.30	10.97	11.71
5～6	8.63	9.16	9.70	10.41	11.11	11.83	12.65	8.14	8.65	9.16	9.84	10.51	11.19	11.95
6～7	8.78	9.31	9.87	10.59	11.31	12.04	12.89	8.30	8.82	9.34	10.04	10.72	11.42	12.20
7～8	8.93	9.47	10.04	10.77	11.50	12.26	13.12	8.45	8.97	9.50	10.22	10.91	11.63	12.42
8～9	9.06	9.62	10.20	10.94	11.69	12.46	13.33	8.60	9.14	9.68	10.40	11.12	11.85	12.66
9～10	9.18	9.75	10.34	11.10	11.86	12.65	13.52	8.73	9.28	9.83	10.57	11.30	12.05	12.87
10～11	9.33	9.90	10.50	11.28	12.06	12.87	13.74	8.89	9.44	10.00	10.76	11.51	12.28	13.10
11～12	9.44	10.03	10.64	11.43	12.23	13.05	13.92	9.03	9.60	10.17	10.95	11.72	12.51	13.33
2 年 0～6 月未満	9.97	10.59	11.26	12.07	12.91	13.81	14.74	9.45	10.07	10.77	11.53	12.38	13.26	14.17
6～12	10.80	11.46	12.18	13.01	13.92	14.97	16.04	10.22	10.95	11.68	12.51	13.46	14.51	15.57
3 年 0～6 月未満	11.59	12.28	13.06	13.97	14.99	16.14	17.36	11.03	11.78	12.58	13.49	14.54	15.72	16.92
6～12	12.34	13.09	13.93	14.92	16.05	17.33	18.71	11.80	12.62	13.49	14.49	15.65	16.97	18.33
4 年 0～6 月未満	13.10	13.90	14.82	15.90	17.16	18.60	20.17	12.57	13.46	14.41	15.50	16.79	18.27	19.84
6～12	13.86	14.72	15.72	16.91	18.30	19.93	21.71	13.33	14.29	15.32	16.52	17.96	19.62	21.37
5 年 0～6 月未満	14.63	15.56	16.65	17.96	19.52	21.38	23.40	14.07	15.10	16.23	17.55	19.31	21.09	23.29
6～12	15.27	16.32	17.48	18.93	20.70	22.85	25.50	14.81	15.93	17.16	18.62	20.66	22.84	25.39
6 年 0～6 月未満	15.93	17.14	18.38	19.87	21.94	24.67	28.03	15.49	16.71	18.06	19.69	22.06	24.64	27.71

2 身長のパーセンタイル値（平成12年乳幼児身体発育調査）

（cm）

年・月・日齢	男子							女子						
	パーセンタイル値							パーセンタイル値						
	3	10	25	50 中央値	75	90	97	3	10	25	50 中央値	75	90	97
出生時	44.9	46.5	47.7	49.0	50.1	51.0	52.0	45.0	46.1	47.3	48.5	49.7	50.9	52.0
30日	49.5	51.2	52.5	54.0	55.3	56.5	57.7	49.1	50.2	51.3	52.6	53.9	55.0	56.1
0年1～2月未満	51.6	53.2	54.6	56.2	57.6	58.8	60.0	51.2	52.3	53.5	54.8	56.1	57.2	58.4
2～3	55.0	56.4	58.0	59.9	61.2	62.5	63.8	54.5	55.7	57.0	58.4	59.8	61.1	62.3
3～4	57.8	59.4	61.1	62.9	64.3	65.6	67.0	57.1	58.5	59.9	61.4	63.0	64.3	65.7
4～5	60.6	62.1	63.6	65.3	66.7	68.0	69.5	59.1	60.6	62.0	63.7	65.3	66.8	68.2
5～6	62.6	64.0	65.4	67.0	68.5	69.8	71.4	61.0	62.4	63.8	65.4	67.0	68.5	69.9
6～7	64.0	65.4	66.9	68.5	70.0	71.3	73.0	62.6	64.0	65.4	66.9	68.5	69.8	71.2
7～8	65.1	66.6	68.1	69.7	71.2	72.6	74.3	63.9	65.3	66.6	68.1	69.7	71.0	72.4
8～9	66.2	67.7	69.2	70.9	72.4	73.8	75.5	65.2	66.5	67.9	69.3	70.8	72.1	73.5
9～10	67.3	68.8	70.3	72.0	73.6	75.0	76.6	66.3	67.7	69.0	70.5	71.9	73.3	74.6
10～11	68.4	69.9	71.5	73.2	74.8	76.2	77.8	67.4	68.8	70.1	71.6	73.1	74.5	75.8
11～12	69.5	71.0	72.6	74.4	76.0	77.4	78.9	68.5	69.8	71.2	72.7	74.2	75.6	77.0
1年0～1月未満	70.4	72.0	73.6	75.4	77.0	78.5	79.9	69.5	70.9	72.3	73.8	75.4	76.8	78.2
1～2	71.5	73.1	74.7	76.5	78.1	79.6	81.1	70.5	71.9	73.3	74.9	76.5	78.0	79.4
2～3	72.4	74.0	75.6	77.5	79.1	80.6	82.1	71.4	72.9	74.3	76.0	77.6	79.1	80.5
3～4	73.3	74.9	76.6	78.4	80.1	81.6	83.1	72.3	73.8	75.3	77.0	78.7	80.2	81.7
4～5	74.1	75.8	77.5	79.4	81.1	82.6	84.1	73.2	74.8	76.3	78.0	79.7	81.3	82.8
5～6	74.9	76.6	78.3	80.2	82.0	83.5	85.1	74.2	75.8	77.3	79.1	80.8	82.3	83.9
6～7	75.8	77.5	79.2	81.1	82.9	84.5	86.0	75.2	76.7	78.3	80.0	81.8	83.3	84.9
7～8	76.6	78.3	80.1	82.1	83.8	85.4	87.0	76.1	77.7	79.2	81.0	82.7	84.3	85.9
8～9	77.5	79.3	81.1	83.0	84.8	86.5	88.1	77.0	78.5	80.1	81.9	83.6	85.2	86.7
9～10	78.3	80.1	81.9	83.9	85.7	87.4	89.0	77.8	79.4	80.9	82.7	84.5	86.1	87.6
10～11	79.2	81.0	82.8	84.8	86.7	88.3	90.0	78.6	80.2	81.8	83.6	85.4	87.0	88.6
11～12	80.1	81.9	83.8	85.8	87.7	89.4	91.0	79.4	81.0	82.6	84.4	86.2	87.9	89.5
2年0～6月未満	81.2	83.1	85.0	87.1	89.1	90.9	92.6	80.7	82.4	84.1	86.0	87.9	89.7	91.4
6～12	85.0	86.9	88.8	91.0	93.2	95.2	97.2	84.2	86.0	87.8	89.9	92.0	94.0	96.0
3年0～6月未満	88.3	90.3	92.3	94.6	97.0	99.2	101.4	87.6	89.5	91.5	93.7	95.9	98.3	100.4
6～12	91.5	93.6	95.8	98.2	100.9	103.3	105.7	90.9	92.9	95.1	97.4	99.7	102.3	104.6
4年0～6月未満	94.5	96.8	99.1	101.6	104.5	107.2	109.8	94.1	96.3	98.5	101.0	103.5	106.1	108.5
6～12	97.4	99.8	102.2	104.9	108.1	110.9	113.7	96.9	99.3	101.7	104.3	106.9	109.5	111.9
5年0～6月未満	100.2	102.7	105.3	108.1	111.4	114.4	117.4	99.8	102.3	104.8	107.6	110.4	112.9	115.4
6～12	103.1	105.8	108.4	111.4	114.9	118.0	121.1	102.6	105.2	107.9	110.8	113.7	116.4	119.0
6年0～6月未満	106.2	109.0	111.8	114.9	118.6	121.8	125.1	105.2	108.0	110.7	113.8	116.9	119.6	122.4

3 頭囲のパーセンタイル値（平成 12 年乳幼児身体発育調査）

（cm）

年・月・日齢	男子							女子						
	パーセンタイル値							パーセンタイル値						
	3	10	25	50 中央値	75	90	97	3	10	25	50 中央値	75	90	97
出生時	31.2	31.9	32.7	33.5	34.3	35.1	35.8	30.4	31.3	32.2	33.0	33.8	34.6	35.3
30 日	34.2	35.0	36.0	36.8	37.6	38.4	39.2	33.5	34.4	35.2	36.0	36.8	37.6	38.3
0 年 1～2 月未満	35.3	36.2	37.2	38.0	38.8	39.6	40.4	34.8	35.6	36.3	37.1	37.9	38.7	39.4
2～3	37.0	38.0	39.0	39.8	40.7	41.4	42.2	36.5	37.2	37.9	38.8	39.6	40.3	41.1
3～4	38.5	39.5	40.5	41.3	42.2	42.9	43.7	37.8	38.5	39.3	40.1	40.9	41.6	42.4
4～5	39.8	40.7	41.5	42.3	43.2	43.9	44.7	38.8	39.5	40.3	41.1	41.9	42.6	43.4
5～6	40.5	41.5	42.2	43.1	43.9	44.7	45.4	39.6	40.3	41.1	41.9	42.7	43.5	44.2
6～7	41.1	42.1	42.8	43.7	44.5	45.3	46.1	40.3	41.0	41.8	42.6	43.4	44.2	44.9
7～8	41.7	42.6	43.4	44.3	45.1	45.9	46.7	40.8	41.5	42.3	43.1	44.0	44.7	45.4
8～9	42.3	43.2	44.0	44.9	45.7	46.5	47.3	41.3	42.0	42.8	43.6	44.5	45.2	46.0
9～10	42.7	43.6	44.4	45.3	46.2	46.9	47.7	41.6	42.4	43.1	44.0	44.9	45.7	46.4
10～11	43.1	43.9	44.7	45.7	46.5	47.3	48.1	41.9	42.7	43.5	44.4	45.3	46.1	46.9
11～12	43.4	44.2	45.1	46.0	46.9	47.7	48.5	42.2	43.0	43.8	44.7	45.6	46.5	47.3
1 年 0～1 月未満	43.6	44.5	45.3	46.2	47.2	48.0	48.8	42.5	43.3	44.1	45.0	46.0	46.9	47.7
1～2	43.9	44.7	45.6	46.5	47.4	48.3	49.1	42.8	43.6	44.5	45.4	46.4	47.2	48.1
2～3	44.1	44.9	45.8	46.7	47.7	48.5	49.4	43.1	43.9	44.7	45.7	46.6	47.5	48.4
3～4	44.3	45.1	46.0	46.9	47.9	48.7	49.6	43.3	44.1	44.9	45.9	46.9	47.8	48.6
4～5	44.5	45.4	46.2	47.2	48.1	49.0	49.8	43.5	44.3	45.2	46.2	47.1	48.0	48.9
5～6	44.7	45.6	46.4	47.4	48.3	49.2	50.0	43.6	44.5	45.4	46.4	47.3	48.2	49.1
6～7	44.9	45.7	46.6	47.5	48.5	49.4	50.2	43.8	44.7	45.6	46.5	47.5	48.4	49.3
7～8	45.0	45.9	46.8	47.7	48.7	49.5	50.4	43.9	44.8	45.7	46.7	47.7	48.6	49.4
8～9	45.2	46.0	46.9	47.9	48.8	49.7	50.5	44.1	45.0	45.9	46.8	47.8	48.7	49.6
9～10	45.3	46.2	47.0	48.0	49.0	49.8	50.7	44.3	45.1	46.0	47.0	48.0	48.8	49.7
10～11	45.4	46.3	47.2	48.1	49.1	49.9	50.8	44.4	45.3	46.1	47.1	48.1	49.0	49.9
11～12	45.6	46.4	47.3	48.2	49.2	50.1	50.9	44.5	45.4	46.2	47.2	48.2	49.1	50.0
2 年 0～6 月未満	46.0	46.8	47.6	48.6	49.5	50.4	51.2	45.0	45.8	46.6	47.5	48.6	49.5	50.3
6～12	46.5	47.4	48.2	49.1	50.1	50.9	51.7	45.6	46.4	47.2	48.1	49.1	50.0	50.9
3 年 0～6 月未満	47.0	47.8	48.6	49.6	50.5	51.4	52.2	46.1	46.9	47.8	48.6	49.7	50.6	51.5
6～12	47.3	48.2	49.0	50.0	50.9	51.8	52.6	46.6	47.4	48.2	49.1	50.2	51.1	52.0
4 年 0～6 月未満	47.7	48.5	49.4	50.4	51.3	52.2	53.0	47.0	47.8	48.6	49.6	50.6	51.6	52.5
6～12	48.0	48.9	49.7	50.7	51.7	52.5	53.4	47.3	48.2	49.0	49.9	51.0	52.0	52.9
5 年 0～6 月未満	48.3	49.2	50.1	51.0	52.0	52.9	53.8	47.7	48.5	49.4	50.3	51.4	52.4	53.3
6～12	48.6	49.4	50.3	51.3	52.3	53.2	54.1	48.0	48.8	49.7	50.6	51.7	52.7	53.7
6 年 0～6 月未満	48.8	49.7	50.6	51.6	52.6	53.5	54.4	48.2	49.0	49.9	50.9	52.0	53.0	54.0

4 胸囲のパーセンタイル値（平成 12 年乳幼児身体発育調査）

（cm）

年・月・日齢	男子							女子						
	パーセンタイル値							パーセンタイル値						
	3	10	25	50 中央値	75	90	97	3	10	25	50 中央値	75	90	97
出生時	28.9	29.9	30.9	32.0	33.1	34.1	35.1	29.3	30.1	30.9	31.8	32.8	33.7	34.6
30 日	32.8	33.8	34.7	35.9	37.1	38.2	39.4	32.8	33.6	34.4	35.4	36.4	37.3	38.5
0 年 1〜2 月未満	34.6	35.6	36.6	37.8	39.1	40.2	41.4	34.4	35.3	36.2	37.2	38.3	39.4	40.5
2〜3	37.1	38.1	39.2	40.5	41.8	43.0	44.2	36.5	37.4	38.4	39.5	40.6	41.7	42.8
3〜4	38.5	39.6	40.7	42.0	43.4	44.6	45.8	38.0	38.9	39.9	41.1	42.2	43.3	44.5
4〜5	39.6	40.6	41.8	43.1	44.5	45.7	47.0	38.9	39.9	40.9	42.1	43.3	44.4	45.6
5〜6	40.2	41.4	42.5	43.9	45.2	46.5	47.7	39.5	40.5	41.5	42.7	44.0	45.1	46.4
6〜7	40.7	41.8	43.0	44.4	45.7	47.0	48.2	39.9	40.9	42.0	43.2	44.4	45.6	46.9
7〜8	41.1	42.2	43.4	44.8	46.1	47.4	48.6	40.3	41.3	42.4	43.6	44.8	46.0	47.3
8〜9	41.5	42.6	43.8	45.2	46.6	47.8	49.0	40.8	41.8	42.8	44.0	45.2	46.4	47.8
9〜10	41.9	43.0	44.2	45.5	46.9	48.1	49.3	41.1	42.1	43.1	44.3	45.5	46.7	48.1
10〜11	42.3	43.4	44.5	45.7	47.1	48.4	49.6	41.3	42.3	43.4	44.6	45.8	47.1	48.4
11〜12	42.5	43.6	44.7	45.9	47.3	48.5	49.8	41.6	42.6	43.6	44.8	46.1	47.3	48.7
1 年 0〜1 月未満	42.7	43.8	44.9	46.2	47.6	48.8	50.1	41.8	42.8	43.9	45.1	46.4	47.7	49.1
1〜2	42.9	44.0	45.2	46.4	47.8	49.0	50.4	42.1	43.1	44.1	45.4	46.7	48.0	49.4
2〜3	43.2	44.3	45.4	46.7	48.0	49.3	50.6	42.3	43.3	44.4	45.6	46.9	48.3	49.7
3〜4	43.4	44.5	45.6	46.9	48.3	49.5	50.9	42.5	43.5	44.6	45.8	47.2	48.5	49.9
4〜5	43.7	44.8	45.9	47.2	48.5	49.8	51.2	42.7	43.7	44.8	46.0	47.4	48.8	50.1
5〜6	43.9	45.0	46.1	47.4	48.7	50.0	51.5	42.9	43.9	45.0	46.2	47.6	49.0	50.4
6〜7	44.1	45.2	46.3	47.6	48.9	50.3	51.7	43.1	44.1	45.2	46.5	47.8	49.2	50.6
7〜8	44.3	45.4	46.5	47.8	49.2	50.5	52.0	43.3	44.3	45.4	46.7	48.1	49.5	50.9
8〜9	44.5	45.6	46.7	48.0	49.4	50.7	52.2	43.5	44.5	45.6	46.9	48.3	49.7	51.1
9〜10	44.7	45.8	46.9	48.2	49.6	51.0	52.5	43.7	44.7	45.8	47.1	48.5	49.9	51.3
10〜11	44.9	46.0	47.1	48.4	49.8	51.2	52.7	43.8	44.9	46.0	47.2	48.6	50.1	51.6
11〜12	45.0	46.2	47.3	48.5	49.9	51.4	52.9	43.9	45.0	46.1	47.4	48.8	50.3	51.8
2 年 0〜6 月未満	45.6	46.7	47.9	49.2	50.6	52.1	53.7	44.5	45.5	46.7	48.0	49.4	51.0	52.4
6〜12	46.5	47.7	48.9	50.3	51.8	53.4	55.1	45.2	46.3	47.5	48.9	50.3	52.0	53.6
3 年 0〜6 月未満	47.4	48.7	49.9	51.3	53.0	54.6	56.5	46.0	47.2	48.5	49.8	51.3	53.1	54.8
6〜12	48.2	49.4	50.7	52.2	54.0	55.7	57.8	46.9	48.1	49.4	50.8	52.3	54.2	56.0
4 年 0〜6 月未満	49.0	50.2	51.5	53.1	55.0	56.9	59.2	47.8	49.0	50.4	51.8	53.3	55.4	57.6
6〜12	49.8	51.0	52.4	54.2	56.1	58.3	60.6	48.7	49.9	51.3	52.7	54.4	56.7	59.1
5 年 0〜6 月未満	50.4	51.7	53.2	55.0	57.2	59.5	61.9	49.5	50.8	52.2	53.7	55.5	58.0	60.6
6〜12	50.9	52.3	53.9	55.9	58.3	60.7	63.2	50.4	51.7	53.1	54.6	56.7	59.3	62.1
6 年 0〜6 月未満	51.4	52.9	54.5	56.7	59.3	61.8	64.5	51.3	52.6	54.1	55.7	57.9	60.7	63.6

文献一覧

Chapter 1　健康な乳幼児の発育・発達

❶ 身体発育

引用文献

1) Zemel BS: From growth charts to growth status: how concepts of optimal growth and tempo influence the interpretation of growth measurements. Ann Hum Biol 50: 236-246, 2023
2) 田中敏章，他：日本人小児の体格の評価に関する基本的な考え方．日本成長学会雑誌 17：84-99，2011
3) Karlberg J: A biologically-oriented mathematical model (ICP) for human growth. Acta Paediatr Scand Suppl 350: 70-94, 1989
4) Kato N, et al.:Updated Japanese growth references for infants and preschool children, based on historical, ethnic and environmental characteristics. Acta Paediatr 103: e251-e261, 2014
5) Benn RT: Some mathematical properties of weight-for-height indices used as measures of adiposity. Br J Prev Soc Med 25: 42-50, 1971
6) 磯島　豪，他：小児における体格指数の検討　Body Mass Index（BMI）Z スコアと肥満度の相関　—秋田県健常小児における検討．肥満研究 14：159-165，2008

❷ 身体機能の発達

1 神経系

引用文献

1) Houston SM, et al.: The neurobiology of childhood structural brain development: conception through adulthood. Curr Top Behav Neurosci 16: 3-17, 2014
2) Tau GZ, et al.: Normal development of brain circuits. Neuropsychopharmacology 35: 147-168, 2010
3) Huttenlocher PR, et al.: Regional differences in synaptogenesis in human cerebral cortex. J Comp Neurol 387: 167-178, 1997
4) Tomoda A, et al.: Exposure to parental verbal abuse is associated with increased gray matter volume in superior temporal gyrus. Neuroimage 54 Suppl 1: S280-286, 2011
5) Taub E, et al.: New treatments in neurorehabilitation founded on basic research. Nat Rev Neurosci 3: 228-236, 2002

2 感覚器系：視機能

引用文献

1) 近藤寛之：小児の眼の解剖学的な発達．仁科幸子，他（編），ファーストステップ！子どもの視機能をみる　スクリーニングと外来診療．全日本病院出版社，2-7，2022
2) AAPOS uniform guidelines for instrument-based pediatric vision screen validation 2021. the AAPOS Vision Screening and Research Committees. J AAPOS 26:1.e1-6, 2022
3) 日本眼科医会：3 歳児健診における視覚検査マニュアル～屈折検査の導入に向けて～．令和 3 年 7 月　https://www.gankaikai.or.jp/school-health/2021_sansaijimanual.pdf（2024/01/28 参照）
4) 柿澤敏文：特別支援学校及び特別支援学級在籍児童生徒の視覚障害原因等に関する調査研究．科学研究費助成事業（科学研究費補助金）研究成果報告書．2013
5) 国立成育医療研究センター：乳幼児健康診査身体診察マニュアル．平成 30 年 3 月　https://www.ncchd.go.jp/center/activity/kokoro_jigyo/manual.pdf（2024/01/28 参照）

3 感覚器系：聴覚・平衡感覚

引用文献

1) 内藤　泰：超皮質の発達と可塑性．音声言語医学 42：264-271，2001
2) Huttenlogher PR, et al.: Regional differences in synaptogenesis in human cerebral cortex. J Comp Neurol 384:167-178, 1997
3) 竹腰英樹：特集　小児科医が知りたい・聞きたい「子どもの耳・鼻・のどＱ＆Ａ：Q56　胎児の聴覚の発達．小児科臨床 59：341-344，2006
4) 加我君孝，他：外来小児科医が知るべき子どもの聴覚障害：聞こえと言葉の発達：総論．外来小児科 14: 104-111, 2011
5) 吉田友英：体平衡機能の発達と学童期のめまい． Equiblium Res 71：276-282，2012
6) 田中美郷，他：乳児の聴覚発達検査とその臨床および難聴児早期スクリーニングへの応用． Audiol Jpn 21：52-73，1978

4 感覚器系：味覚

引用文献

1) Bayol SA, et al.: A maternal 'junk food' diet in pregnancy and lactation promotes an exacerbated taste for 'junk food' and a greater propensity for obesity in rat offspring. *Br J Nutr* 98: 843-851, 2007
2) Serirukchutarungsee S, et al.: Two-generation exposure to a high-fat diet induces the change of salty taste preference in rats. *Sci Rep* 13: 5742, 2023
3) 山本　隆：第 13 章　味覚学習と食べ物の好き嫌い．楽しく学べる味覚生理学―味覚と食行動のサイエンスー．建帛社，132-142，2017

5 呼吸・循環系

引用文献

1) 日本小児循環器学会（編）：小児・成育循環器学．診断と治療社，304-307，2018
2) Allen HD, et al.: Moss and Adams' Heart Disease in Infants, Children, and Adolescents. 5th ed., Lippincott Williams & Wilkins, 1995, 41-59
3) 高尾篤良，他（編）：臨床発達心臓病学．改訂第 3 版，中外医学社，254-259，2001

6 消化器系：口腔機能

引用文献

1) 向井美惠：正常摂食機能の発達．金子芳洋（編著），食べる機能の障害　その考え方とリハビリテーション．医歯薬出版，12-13，1987
2) 厚生労働省：授乳・離乳の支援ガイド．2019 年 3 月　https://www.mhlw.go.jp/content/11908000/000496257.pdf（2024/1/29 参照）
3) 厚生労働省：平成 27 年乳幼児栄養調査の概要．2016　https://www.mhlw.go.jp/file/06-Seisakujouhou-11900000-Koyoukintoujidoukateikyoku/0000134207.pdf（2024/1/29 参照）
4) 小児科と小児歯科の保健検討委員会：歯からみた幼児食の進め方．小児保健研究 66：352-354，2007
5) Arvedson JC, et al.: CHAPTER2 Anatomy, Physiology, and Development of Deglutition. Pediatric videofluoroscopic swallow studies. Communication Skill Builders, Texas, 14-15, 1998
6) 福本　敏，他：歯の発育と異常．白川哲夫，他（編），小児歯科学．第 5 版，医歯薬出版，86，2017

7 消化器系：消化吸収機能

引用文献

1) Lebenthal E, et al.: Development of functional response in human exocrine pancreas. Pediatrics 66:556-560, 1980
2) 清水俊明：消化管の発達．小児内科 33：1199-1205，2001
3) Lebenthal E, et al.: Feeding the premature and compromised infant: gastrointestinal considerations. Pediatr Clin North Am 35: 215-238, 1988
4) 清水俊明，他：リパーゼ，トリプシンおよびエラスターゼ 1 値の小児における正常範囲の検討．小児科 32：517-520，1991

5) Shulman RJ, et al.: Early feeding, feeding tolerance, and lactase activity in preterm infants. J Pediatr 133: 645-649, 1998

8 消化器系：排便機能

引用文献

1) 清水俊明：【特集 小児の栄養・消化器疾患 これからのトータルケア】消化管の発達．小児内科 33：1199-1205，2001
2) 天野信一，他：正常小児の排便機能の発達過程 アンケート調査による検討．日本小児外科学会雑誌 25：236-239，1989
3) 松藤 凡，他：【特集 小児の便通異常 診断・治療・管理の進歩】消化管運動機能と排便機能の発達．小児内科 41：1718-1722，2009
4) 平林 健，他：【特集 小児における消化管機能障害の診断と治療】排便の生理学．小児外科 43：647-652，2011
5) 工藤孝広：【特集 就学前の排尿・排便 お悩み解決】排便機能の発達とその異常．チャイルドヘルス 25：329-331，2022

9 腎・泌尿器系

参考文献

• 日本小児腎臓病学会（編）：小児腎臓病学．改訂第 2 版，診断と治療社，2017
• 五十嵐 隆：小児腎疾患の臨床．改訂第 7 版，診断と治療社，2019
• 小児慢性腎臓病（小児 CKD） 小児の「腎機能障害の診断」と「腎機能評価」の手引き編集委員会（編）：小児慢性腎臓病（小児 CKD）：小児の「腎機能障害の診断」と「腎機能評価」の手引き．2019 http://www.jspn.jp/guideline/pdf/20191003_01.pdf（2024/6/17 参照）
• 日本小児腎臓病学会（編）：小児の検尿マニュアル―検尿にかかわるすべての人のために―．改訂第 2 版，診断と治療社，2022
• Emma F, et al.（eds.）：Pediatric Nephrology. 8th ed, Springer Nature，2022

10 内分泌・代謝系

引用文献

1) Karlberg J : On the Construction of the Infancy-Childhood-Puberty Growth Standard. Acta Paediatr Scand Suppl 356 : 26-37, 1989
2) 日本小児内分泌学会性分化・副腎疾患委員会：Webtext：性分化疾患の診断と治療．11，2016 http://jspe.umin.jp/medical/files/webtext_170104.pdf（2024/1/26 参照）
3) 厚生労働科学研究費補助金難治性疾患政策研究事業「間脳下垂体機能障害に関する調査研究」班：中枢性思春期早発症の診断の手引き．間脳下垂体機能障害と先天性腎性尿崩症および関連疾患の診療ガイドライン 2023 年版．日本内分泌学会雑誌 99 Suppl. : 28-29，2023
4) 日本小児医療保健協議会栄養委員会小児肥満小委員会：幼児肥満ガイド．2019 https://www.jpeds.or.jp/uploads/files/2019youji_himan_G_ALL.pdf（2024/1/26 参照）

11 運動系

引用文献

1) 帖佐悦男：小児のスポーツ傷害（外傷と障害）．Journal of Clinical Rehabilitation 27：866-873，2018
2) 浅見俊雄（編）：ジュニア期の発育発達．ジュニア期の体力トレーニング．日本体育協会，12-14，1996
3) 松尾 保：新版小児保健医学．第 5 版，日本小児医事出版社，10，1996

❸ こころの発達

引用文献

1) 文部科学省：子どもの発達段階ごとの特徴と重視すべき課題．https://www.mext.go.jp/b_menu/shingi/chousa/shotou/053/gaiyou/attach/1286156.htm（2024/5/10 参照）
2) 常石秀市：感覚器の成長・発達．バイオメカニズム学会誌 32：9-73，2008
3) 山口真美，他：赤ちゃんの視覚と心の発達 補訂版．東京大学出版会，2019
4) 吉田敬子：0 歳から 10 歳までの心の発達．齋藤万比古（編），子どもの心の診療入門．第 3 版，中山書店，16-24，2014

5) 小西行郎：子どもの心の発達がわかる本．講談社，2007
6) Kuhl PK：Early language acquisition：Cracking the speech code. Nat Rev Neurosci 5: 831-843, 2004
7) 今福理博：乳幼児における発話の視聴覚統合と言語発達—発達科学の立場から—．Japanese Psychological Review 62：166-178, 2019
8) 小枝達也：2〜3 歳頃　言葉が遅い．小枝達也（監修），秋山千枝子，他（編），「育てにくさ」に寄り添う支援マニュアル　子どもの育てにくさに困った親をどうサポートするべきか．診断と治療社，53，2009
9) Bowlby J：Attachment〈Attachment and Loss：Vol 1〉. 2nd ed, Basic Books, New York, 177-376, 1982
10) ジェニファーグルード，他（著），菅原ますみ，他（監訳）：小児期の逆境的体験と保護的体験．明石書店，2022
11) ドナ・ジャクソン・ナカザワ（著），清水由貴子（訳）：小児期トラウマがもたらす病—ACE の実態と対策．パンローリング，2018
12) ベッセル・ヴァン・デア・コーク・柴田裕之（訳）．身体はトラウマを記録する．紀伊國屋書店，2016
13) 日本精神神経学会（日本語版用語監修），高橋三郎，他（監訳）：DSM-5-TR 精神疾患の診断・統計マニュアル．医学書院，37-85，2023
14) 石﨑朝世（監修），湯汲英史（編）：発達障害のある子へのことば・コミュニケーション指導の実際—評価からスタートする段階的指導．改訂第 2 版，診断と治療社，2022
15) 洲鎌盛一：乳幼児の発達障害診療マニュアル—健診の診かた・発達の促し方．医学書院，2021
16) 稲垣真澄，他（編）：特異的発達障害診断・治療のための実践ガイドライン—わかりやすい診断手順と支援の実際—．診断と治療社，2010

Column　極低出生体重児＆早産児の発育

引用文献

1) 河野由美：Neonatal Research Network of Japan（NRNJ）データベースからみた極低出生体重児の予後．日本周産期・新生児医学会雑誌 56：203-212，2020
2) Shah PS, et al.: Neonatal Outcomes of Very Low Birth Weight and Very Preterm Neonates: An International Comparison. J Pediatr 177: 144-152, 2016
3) 片岡功一：18 トリソミーおよび 13 トリソミー児の心臓血管手術．日本小児循環器学会雑誌 36：3-15，2020
4) 平田克弥：早産児の気管支肺異形成症〜多くは日常生活に制限なし．時事メディカル 2022 年 5 月 8 日　https://medical.jiji.com/topics/2538（2024/1/20 参照）
5) 田坂裕子：極低出生体重児にみられた算数文章題解決の困難性．立教女学院短期大学紀要（49）：101-124，2017
6) Tobe RG, et al.: Perspectives of value-based policy making on child health in Japan. Ann Transl Med 7: 126，2019
7) 前田浩利，他：平成 26 年度厚生労働科学研究費補助金地域医療基盤開発推進事業　小児在宅医療の推進　平成 26 年度研究報告書．平成 27 年 3 月

Chapter 2　乳幼児の健診

❶　2 週間児健診

引用文献

1) 山口県小児科医会：1 か月健診ガイドブック．改訂 2 版，2017
2) 片山義規：正期産児の黄疸管理—母乳育児支援を念頭に—．日本新生児成育医学会雑誌 32：240-246，2020
3) 金子淳子：産後 2 週間健診の意義　新生児．周産期医学 51：645-649，2021
4) 水野克己：お母さんがもっと元気になる乳児健診〜健診を楽しくすすめるエビデンス＆テクニック．メディカ出版，2015
5) 冨本和彦：ビタミン D の新知見．小児科臨床 73：965-970，2020
6) 国立成育医療センター：乳幼児健康診査身体診察マニュアル．18，平成 30 年 3 月　https://www.ncchd.go.jp/center/activity/kokoro_jigyo/manual.pdf（2024/8/2 参照）

❷　1 か月児健診

引用文献

1) こども家庭庁成育局母子保健課：一か月健康診査問診票　1 か月児及び 5 歳児健康診査支援事業について．https://www.cfa.

go.jp/assets/contents/node/basic_page/field_ref_resources/4dfcd1bb-0eda-4838-9ea6-778ba380f04c/f5fc5951/20240105_policies_boshihoken_tsuuchi_2023_74.pdf（2024/6/3 参照）

2）日本小児整形外科学会：赤ちゃんの股関節脱臼．http://www.jpoa.org/8041/（2024/6/3 参照）

3）日本産婦人科医会：妊産婦メンタルヘルスケアマニュアル～産後ケアへの切れ目のない支援に向けて～．https://www.jaog.or.jp/wp/wp-content/uploads/2017/11/jaogmental_L.pdf（2024/6/3 参照）

4）厚生労働省：乳幼児揺さぶられ症候群の予防と赤ちゃんの“泣き”への対処法の動画「赤ちゃんが泣きやまない」https://www.mhlw.go.jp/stf/houdou/0000030718.html（2024/6/3 参照）

5）日本小児科学会，他：新生児と乳児のビタミンK欠乏性出血症発症予防に関する提言．https://www.jpeds.or.jp/modules/guidelines/index.php?content_id=134（2024/6/3 参照）

参考文献

- 山口県小児科医会：一か月健診ガイドブック．改訂第 2 版，2017
- 原　朋邦，他（編）：トントン先生の乳幼児健診～時期別・状況別・臓器別に学べる，限られた時間での診かた・考え方のコツ～．羊土社，2021
- 日本ラクテーション・コンサルタント協会：母乳育児支援スタンダード．第 2 版，医学書院，2015
- 水野克己：新版 お母さんがもっと元気になる乳児健診―健診をたのしくすすめるエビデンス＆テクニック―．メディカ出版，2021

❸ 2 か月児健診

引用文献

1）平成 29 年度子ども・子育て支援推進調査研究事業　妊産婦に対するメンタルヘルスケアのための保健・医療の連携体制に関する調査研究報告書．平成 30（2018）年 3 月

2）こども家庭庁：幼児期までのこどもの育ちに係る基本的なビジョン（はじめの 100 か月の育ちビジョン）．令和 5 年 12 月 22 日閣議決定

3）Feldman HM, et al.,（eds）：Failure to thrive. Developmental-Behavioral Pediatrics. 4th eds, Saunders Elsevier, Philadelphia, 583-591, 2009

4）BFHI2009 翻訳編集委員会（訳）：UNICEF/WHO　赤ちゃんとお母さんにやさしい　母乳育児支援ガイド　ベーシック・コース　「母乳育児成功のための 10ヵ条」の実践．191-204，2009

5）日本小児保健協会：デンバー発達判定法．第 2 版，日本小児医事出版社，2016

6）日本小児科医会：子育て支援のための問診票（乳児期前半用）．

7）警察庁・日本自動車連盟（JAF）：チャイルドシート使用状況全国調査（2023 年調査結果）．2023

8）厚生労働省：赤ちゃんが泣き止まない / 泣きへの理解と対処のために．

9）日本きょうだい福祉協会：一般社団法人日本きょうだい福祉協会設立趣意書．令和 5 年 4 月 10 日

10）厚生労働省：妊娠前からはじめる妊産婦のための食生活指針～妊娠前から，健康なからだづくりを～．令和 3 年 3 月

❹ 3～4 か月児健診

引用文献

1）岡　明，他：先天性股関節脱臼予防と早期発見の手引き～赤ちゃんの健やかな成長のために～．平成 28 年度日本医療研究開発機構研究費成育疾患克服等総合研究事業　乳幼児の疾患疫学を踏まえたスクリーニング等の効果的実施に関する研究．1-6，2016

2）日本口腔衛生学会：乳幼児期における親との食器共有について．令和 5 年 8 月 31 日　https://www.kokuhoken.or.jp/jsdh/statement/file/statement_20230901.pdf（2024/8/15 参照）

参考文献

- 国立成育医療研究センター：乳幼児健康診査事業実践ガイド．149-162，平成 30 年 3 月　https://www.mhlw. go. jp/content/11900000/000520614.pdf（2024/6/26 参照）
- 阪下和美：正常ですで終わらせない！子どものヘルス・スーパービジョン．東京医学社，157-163，2017
- 水野克己：お母さんがもっと元気になる乳児健診―健診を楽しくすすめるエビデンス&テクニック．メディカ出版，109-112，2016
- 福岡地区小児科医会乳幼児保健委員会：乳幼児健診マニュアル．第 6 版，医学書院，10，43-51，2019

❺ 6～7 か月児健診

引用文献

1) こども家庭庁：乳幼児身体発育評価マニュアル．令和 3 年 3 月改訂　https://www.cfa.go.jp/policies/boshihoken/hatsuiku/（2024/1/14 参照）
2) 田中美郷，他：乳児の聴覚発達検査とその臨床および難聴児早期スクリーニングへの応用．Audiology Japan 21 : 52-73, 1978
3) こども家庭庁：母子健康手帳の様式【省令様式（令和 5 年 4 月 1 日施行）】　https://www.cfa.go.jp/assets/contents/node/basic_page/field_ref_resources/909390f5-d0c0-47b9-9b9e-c343b88bde66/55e9054d/20230401_policies_boshihoken_techou_01.pdf（2023/12/24 参照）
4) 日本小児内分泌学会：ビタミン D 欠乏性くる病．http://jspe.umin.jp/public/kuru.html（2024/1/4 参照）
5) こども家庭庁：動画「赤ちゃんが泣きやまない～泣きへの理解と対処のために」　https://www.cfa.go.jp/policies/jidougyakutai/nakiyamanai/（2023/12/28 参照）

❻ 9～10 か月児健診

引用文献

1) 日本小児歯科学会：日本人小児における乳歯・永久歯の萌出時期に関する調査研究 II －その 1．乳歯について―．小児歯科学雑誌 57：45-53，2019
2) World Health Organization：Guidelines on physical activity, sedentary behaviour and sleep for children under 5 years of age. 2019 https://iris.who.int/bitstream/handle/10665/311664/9789241550536-eng.pdf?sequence=1&isAllowed=y（2024/1/7 参照）
3) こども家庭庁：こどもを事故から守る！事故防止ハンドブック．https://www.cfa.go.jp/policies/child-safety-actions/handbook（2024/8/15 参照）
4) 厚生労働省：授乳・離乳の支援ガイド（2019 年改訂版）．https://www.mhlw.go.jp/content/11908000/000496257.pdf（2024/1/7 参照）

参考文献

- 国立成育医療センター：乳幼児健康診査事業実践ガイド．平成 30 年 3 月　https://www.ncchd.go.jp/center/activity/kokoro_jigyo/guide.pdf（2024/1/7 参照）
- 国立成育医療センター：乳幼児健康診査身体診察マニュアル．平成 30 年 3 月　https://www.ncchd.go.jp/center/activity/kokoro_jigyo/manual.pdf（2024/1/7 参照）

❼ 12 か月児健診

引用文献

1) 厚生労働省：健康づくりのための睡眠指針の改訂について（案）．第 2 回健康づくりのための睡眠指針の改訂に関する検討会資料 1．令和 5 年 10 月 2 日　https://www.mhlw.go.jp/content/10904750/001151834.pdf（2024/01/07 参照）
2) 国民生活センター：自転車と特定小型原動機付自転車で着用が努力義務化された乗車用ヘルメット―安全性に係る規格等へ

の適合状況と1歳未満の子どもの着用について—．令和5年7月12日　https://www.kokusen.go.jp/pdf/n-20230712_1.pdf（2024/01/07 参照）

参考文献

- 前川喜平，他：写真でみる乳幼児健診の神経学的チェック法．改訂10版，南山堂，127-251，2022

❽ 1歳6か月児健診

引用文献

1) こども家庭庁：乳幼児健診について．第2回こども家庭審議会成育医療等分科会　資料2．令和5年11月22日　https://www.cfa.go.jp/assets/contents/node/basic_page/field_ref_resources/ce28e632-7504-4f83-86e7-7e0706090e3f/5a476375/20231122_councils_shingikai_seiiku_iryou_tWs1V94m_07.pdf（2024/1/30 参照）
2) 日本耳鼻咽喉科頭頸部外科学会福祉医療・乳幼児委員会：難聴を見逃さないために　1歳6か月児健康診査．第2版　2023年9月改訂．https://www.jibika.or.jp/uploads/files/hearing_loss-you_2.pdf（2024年8月6日参照）
3) 平成26年度厚生労働科学研究費補助金（成育疾患克服等次世代育成基盤研究事業）乳幼児健康診査の実施と評価ならびに多職種連携による母子保健指導のあり方に関する研究班：標準的な乳幼児期の健康診査と保健指導に関する手引き～「健やか親子21（第2次）」の達成に向けて～．152，平成27年3月　https://www.cfa.go.jp/assets/contents/node/basic_page/field_ref_resources/0b505d2e-87a3-488b-a78c-46a38fbcf38b/3f590493/20230401_policies_boshihoken_manuals-etc_08.pdf（2024/1/30 参照）
4) 日本小児科学会：「改訂版乳幼児健康診査 身体診察マニュアル」研修ビデオ．https://www.jpeds.or.jp/modules/members/index.php?content_id=138（2024/1/30 参照）

❾ 2歳児健診

引用文献

1) 日本小児科学会こどもの生活環境改善委員会：提言　乳幼児のテレビ・ビデオ長時間視聴は危険です．日本小児科学会雑誌 108：709-712，2004

参考文献

- 厚生労働省医政局歯科保健課歯科口腔保健推進室：平成22年乳幼児う蝕罹患の現状．平成30年
- 原　朋邦，他：トントン先生の乳幼児健診—時期別・状況別・臓器別に学べる，限られた時間での診かた・考え方のコツ．羊土社，2021
- Hagan JF Jr., et al. (eds): Bright Futures : Guidelines for Health Supervision of Infants, Children and Adolescents. 4th ed, American Academy of Pediatrics, 2017
- 内海裕美：TV，PCをどこまで許してよい？　小児内科 54：983-985，2022

❿ 3歳児健診

引用文献

1) 山崎嘉久，他：厚生労働行政推進調査事業費補助金（成育疾患克服等次世代育成基盤研究事業〈健やか次世代育成総合研究事業〉）総合研究報告書 乳幼児健康診査における胸囲・頭囲測定の対象時期に関する検討．https://mhlw-grants.niph.go.jp/system/files/2019/192011/201907019B_upload/201907019B0007.pdf（2024/6/26 参照）

参考文献

- 厚生労働省：母子保健法施行規則．https://elaws.e-gov.go.jp/document?lawid=340M50000100055（2024/6/26 参照）
- 国立成育医療研究センター：改訂版乳幼児健康診査身体診察マニュアル．2021　https://www.ncchd.go.jp/center/activity/kokoro_

jigyo/shinsatsu_manual.pdf（2026/6/26 参照）
• 秋山千枝子：3 歳児健診．小児科診療 84：625-630，2021

⓫ 4 歳児健診

参考文献

• Hagan JF Jr., et al.（eds）：Early Childhood 4 Year Visit. Bright Futures. 4th ed., American Academy of Pediatrics, 625-647, 2017
• 小林隆児：甘えたくても甘えられない．河出書房新社，2014
• 遠城寺宗徳：遠城寺式　乳幼児分析的発達検査法解説書．九州大学小児科改訂新装版．慶應義塾大学出版会．2009
• 小宮信夫：あぶないばしょはどっち？　遊んで学べる防犯絵本．池田書店，2024

⓬ 5 歳児健診

引用文献

1) 日本小児内分泌学会：成長評価用チャート・体格指数計算ファイル．http://jspe.umin.jp/medical/chart_dl.html（2023/6/23 参照）
2) 日本小児保健協会：DENVERII　デンバー発達判定法．医歯薬出版，2024
3) 小枝達也：5 歳児健診　発達障害の診療・指導エッセンス．診断と治療社，2008
4) 東京都医師会：5 歳児健診事業―東京方式―．https://www.tokyo.med.or.jp/old_inf/gosaiji.toukyouhousiki.pdf（2023/6/23 参照）
5) 内閣府：特集　今を生きる若者の意識～国際比較からみえてくるもの～．1．自己認識．79．https://warp.da.ndl.go.jp/info:ndljp/pid/12365920/www8.cao.go.jp/youth//whitepaper/h26honpen/pdf/tokushu_01_01.pdf（2024/5/6 参照）

⓭ 6 歳児健診

引用文献

1) 日本小児内分泌学会：肥満．http://jspe.umin.jp/public/himan.html（2024/6/2 参照）
2) 鳥取県：令和 2 年度版鳥取県乳幼児健康診査マニュアル．https://www.pref.tottori.lg.jp/secure/249478/r2_compressed.pdf（2024/1/28 参照）
3) Matsuishi T, et al.: Scale properties of the Japanese version of the Strengths and Difficulties Questionnaire（SDQ）：A study of infant and school children in community samples. Brain Dev 30: 410-415, 2008
4) 小枝達也（編）：5 歳児健診　発達障害の診療・指導エッセンス．診断と治療社，51，2008
5) 岩谷祥子：パラソムニア（睡眠時随伴症）．谷池雅子（編），日常診療における子どもの睡眠障害．診断と治療社，22-28，2015
6) 幼児吃音臨床ガイドラインワーキンググループ：幼児吃音臨床ガイドライン．https://plaza.umin.ac.jp/kitsuon-kenkyu/guideline/v1/YoujiKitsuonCGL2021.pdf（2024/1/28 参照）
7) 川崎聡大：構音障害：私の治療［2017-18 年度版］．日本医事新報社 電子コンテンツ https://www.jmedj.co.jp/premium/treatment/2017/d190116/（2024/1/28 参照）

参考文献

• 日本学校保健会：就学時の健康診断マニュアル．平成 29 年度改訂　https://www.gakkohoken.jp/book/ebook/ebook_H290040/index_h5.html#20（2024/6/2 参照）
• Hagan JF Jr., et al.（eds）: Bright Futures : Guidelines for Health Supervision of Infants, Children and Adolescents. 4th ed, American Academy of Pediatrics, 2017

Chapter 3 育児支援

❶ おっぱい・ミルク

参考文献

- NHS: Responsive feeding. https://www.nhs.uk/start-for-life/baby/feeding-your-baby/bottle-feeding/bottle-feeding-your-baby/feeding-on-demand/（2024/1/4 参照）
- NHS: How to combine breast and bottle feeding. https://www.nhs.uk/conditions/baby/breastfeeding-and-bottle-feeding/bottle-feeding/combine-breast-and-bottle/（2024/1/4 参照）
- NHS: Bottle feeding advice. https://www.nhs.uk/conditions/baby/breastfeeding-and-bottle-feeding/bottle-feeding/advice/（2024/1/4 参照）

❸ 頭の形・タミータイム

引用文献

1) 日本頭蓋健診治療研究会（編）：第 1 章　頭蓋変形の概要．1．定義と頻度．小児の頭蓋健診・治療ハンドブック　赤ちゃんの頭のかたちの診かた．メディカ出版，12-15，2022
2) 日本頭蓋健診治療研究会（編）：第 3 章　専門医療機関での頭蓋変形への対応．1．頭蓋変形診断のための基本手技．小児の頭蓋健診・治療ハンドブック　赤ちゃんの頭のかたちの診かた．メディカ出版，51，2022
3) 日本頭蓋健診治療研究会（編）：第 3 章　専門医療機関での頭蓋変形への対応．4．頭蓋変形の全身への影響．小児の頭蓋健診・治療ハンドブック　赤ちゃんの頭のかたちの診かた．メディカ出版，59-60，2022
4) Hewitt L, et al.: Tummy Time and Infant Health Outcomes: A Systematic Review. Pediatrics 145:e20192168, 2020
5) 日本頭蓋健診治療研究会（編）：第 3 章　専門医療機関での頭蓋変形への対応．3．鑑別診断．小児の頭蓋健診・治療ハンドブック　赤ちゃんの頭のかたちの診かた．メディカ出版，55-58，2022

❹ 生活リズム～生後 3～4 か月頃には睡眠覚醒リズムの確立を目標に～

引用文献

1) 千葉喜彦，他（編）：ヒトにおけるリズムの発達．時間生物学ハンドブック．朝倉書店，268，1991
2) 瀬川昌也：睡眠機構とその発達．小児医学 20：828-853，1987
3) Parmelee AH, et al.: Infant sleep patterns from birth to16 weeks of age. J Pediatr 65: 576-558, 1964
4) 星野恭子，他：生後 3～4 か月の睡眠リズムの確立と自閉スペクトラム症．日本小児科学会雑誌 124：819-824，2020
5) 中川敦子，他：乳幼児期の睡眠・覚醒と気質の制御機能の関係について．小児保健研究 75：775-781，2016
6) 足達淑子【特集　子どもの眠りの最新事情】乳児期から睡眠習慣形成～4 か月児の親への簡単な教育～．チャイルドヘルス 20：741-743，2017

❺ 抱っこ紐・ベビーカー

引用文献

1) 日本小児整形外科学会：赤ちゃんの股関節脱臼―正しい知識と早期発見のために―. http://www.jpoa.org/8041/（2024/5/30 参照）

参考文献

- Yoshida S, et al.:Infants Show Physiological Responses Specific to Parental Hugs. iScience 23: 100996, 2020
- 中谷礼子，他：ベビーウェアリングにおけるデバイス別の使用実態とベビーウェアリング時の認識．聖路加看護学会誌 26：28-37，2022
- 抱っこひも安全協議会．https://dakkohimo.jp/（2024/5/30 参照）
- ベビーカー安全協議会．http://www.ikuji-tokyo.com/babycar/（2024/5/30 参照）

❻ 食物アレルギーの予防

引用文献

1) 日本小児アレルギー学会食物アレルギー委員会：疫学．食物アレルギー診療ガイドライン 2021．協和企画，2021：48-56
2) Flohr C, et al.: Atopic dermatitis and disease severity are the main risk factors for food sensitization in exclusively breastfed infants. J Invest Dermatol 134:345-350, 2014
3) Yamamoto-Hanada K, et al.: Enhanced early skin treatment for atopic dermatitis in infants reduces food allergy. J Allergy Clin Immunol 152:126-135, 2023
4) 西村龍夫，他：1 歳児を対象にした食物除去の実態調査．日本小児アレルギー学会誌 33：279-287，2019
5) 西村龍夫，他：離乳食での食物アレルギーへの不安と食物制限についてのアンケート調査．日本小児アレルギー学会誌 36：508-515，2022
6) Nishimura T, et al.: Early introduction of very small amounts of multiple foods to infants: A randomized trial. Allergol Int 71:345-353, 2022

❼ 離乳食

1 初期食（5〜6 か月頃）

引用文献

1) 五十嵐　隆（監修）：離乳編．授乳・離乳の支援ガイド（2019 年改訂版）実践の手引き．母子衛生研究会，71，74，100，2020

参考文献

• 太田百合子，他（編著）：子どもの食と栄養第 2 版　保育現場で活かせる食の基本．羊土社，2020
• 向井美惠，他：ママ＆パパの疑問にこたえる乳幼児の摂食支援．医歯薬出版，2022

2 中期食（7〜8 か月頃）

引用文献

1) 厚生労働省：授乳・離乳の支援ガイド（2019 年改定版）．2019　https://www.mhlw.go.jp/content/11908000/000496257.pdf（2024/2/24 参照）
2) 金子芳洋，他（編著）：食べる機能の障害　その考え方とリハビリテーション．医歯薬出版，23-29，1987

3 後期食（9〜11 か月頃）

引用文献

1) 文部科学省：日本人の食事摂取基準（2020 年版）．2020　https://www.mhlw.go.jp/stf/seisakunitsuite/bunya/kenkou_iryou/kenkou/eiyou/syokuji_kijyun.html（2024/7/18 参照）
2) 厚生労働省「授乳・離乳の支援ガイド」改定に関する研究会：授乳・離乳の支援ガイド（2019 年改定版）．2019　https://www.mhlw.go.jp/content/11908000/000496257.pdf（2024/7/18 参照）
3) World Health Organization:Infant and young child feeding. 2023　https://www.who.int/news-room/fact-sheets/detail/infant-and-young-child-feeding (2023/12/29 参照)
4) Stokes A, et al.: Protein Intake from Birth to 2 Years and Obesity Outcomes in Later Childhood and Adolescence: A Systematic Review of Prospective Cohort Studies. Adv Nutr 12:1863-1876, 2021

❽ 幼児食

参考文献

• 幼児期の健やかな発育のための栄養・食生活支援ガイド：令和 3 年度厚生労働行政推進調査事業費補助金（成育疾患克服等次世代育成基盤研究事業）．https://www.niph.go.jp/soshiki/07shougai/youjishokuguide/YoujiShokuGuideKakutei.pdf（2023/1/8 参照）

- 太田百合子，他（編著）：子どもの食と栄養第２版　保育現場で活かせる食の基本．羊土社，2020
- 小児科と小児歯科の保健検討委員会：公的健康診査での保護者に寄り添う子育て支援．2024（日本小児保健協会ホームページ，お役立ちガイドライン）

❾ 事故予防

1 誤飲・誤嚥

参考文献

- 日本小児科学会：～食品による窒息　子どもを守るためにできること～．https://www.jpeds.or.jp/modules/guidelines/index.php?content_id=123（2024/1/30 参照）
- 政府広報オンライン：「えっ？そんな小さいもので？」子供の窒息事故を防ぐ！ https://www.gov-online.go.jp/useful/article/201809/2.html（2024/1/30 参照）
- 洲鎌盛一：6～8 か月児．乳幼児の発達障害診療マニュアル　健診の診かた・発達の促しかた．医学書院，56-57，2013
- 日本家族計画協会：子どもの事故防止教材「誤飲チェッカー」「誤飲防止ルーラー」．https://www.jfpa.or.jp/mother_child/prevent/002.html（2024/1/30 参照）
- 出口貴美子：【育児相談 Q&A】1～2 歳　誤嚥や誤飲，水の事故，交通事故から守る方法は？　小児内科 54：986-991，2022

2 溺水

引用文献

1) 消費者庁消費者安全課：“子どもの不慮の事故の発生傾向～厚生労働省「人口動態調査」より～．https://www.cfa.go.jp/assets/contents/node/basic_page/field_ref_resources/67dba719-175b-4d93-8f8c-32ecd4ea36a6/e5098069/20220323_child_safety_actions_review_meetings_2022_doc_02_1.pdf（2023/12/5 参照）
2) 坂本昌彦，他：未就学児の家庭内入浴時の溺水トラブルに関するアンケート調査結果．日本小児科学会雑誌 125：534-539，2021
3) Celis A, et al.: A search for a safer bucket to prevent children drowning at home. J Inj Violence Res 9: 91-94, 2017
4) Quan L, et al.: Predicting outcome of drowning at the scene: A systematic review and meta-analyses. Resuscitation104:63-75, 2016

3 やけど

引用文献

1) Stockton KA, et al.: A prospective observational study investigating all children presenting to a specialty paediatric burns center. BURNS 41:476-483, 2015

参考文献

- 鶴和美穂，他：小児専門病院を受診した乳幼児の熱傷における受傷機転．日本小児科学会雑誌 117：1492-1496，2013
- Park JM, et al.: Characteristics of burn injuries among children aged under six years in South Korea:Data from the Emergency Department-Based Injury In-Depth Surveillance, 2011-2016. PLOS ONE 13:e0198195, 2018

4 交通事故・自転車

引用文献

1) 厚生労働省：死亡数・死亡率（人口 10 万対），性，年齢（5 歳階級）・死因順位別．令和 3 年（2021）人口動態統計月報年計（概数）の概況．https://www.mhlw.go.jp/toukei/saikin/hw/jinkou/geppo/nengai21/dl/gaikyouR3.pdf（2023/7/27 参照）
2)「不慮の事故」によるこどもの年齢・原因別死亡数（平成 27 年）．国民衛生の動向 2017．厚生労働統計協会，2017
3) 内閣府：未就学児等及び高齢運転者の交通安全緊急対策について．https://www8.cao.go.jp/koutu/taisaku/r02kou_haku/zenbun/genkyo/feature/feature_01_2.html（2023/7/27 参照）

5 誘拐，性犯罪

引用文献

1) 警察庁生活安全局人身安全・少年課：令和 5 年における少年非行及び子供の性被害の状況．19，令和 6 年 3 月 https://www.npa.go.jp/bureau/safetylife/syonen/pdf_r5_syonenhikoujyokyo.pdf（2024/7/18 参照）
2) セコム株式会社：安心子育て応援サイト 子どもの安全ブログ．https://www.secom.co.jp/kodomo/

⑩ 疾病予防

2 熱中症予防

引用文献

1) 日本救急医学会：熱中症診療ガイドライン．3，5，2015
2) 日本自動車連盟：真夏の車内温度 /JAF ユーザーテスト．http://www.jaf.or.jp/eco-safety/safety/usertest/temperature/detail2.htm（2024/2/1 参照）
3) 環境省：熱中症環境保健マニュアル．2022 https://www.wbgt.env.go.jp/heatillness_manual.php（2024/7/3 参照）
4) Casa DJ, et al. : Preseason heat-acclimatization guidelines for secondary school athletics. J Athl Train 44:332-333, 2009

⑪ ホームケア

1 スキンケア

引用文献

1) Horimukai K, et al.: Application of moisturizer to neonates prevents development of atopic dermatitis. J Allergy Clin Immunol 134:824-830.e6, 2014
2) Kelleher MM, et al.: Skin care interventions in infants for preventing eczema and food allergy. Cochrane Database Syst Rev 2:CD013534, 2021
3) Chaoimh NC, et al. : Early initiation of short-term emollient use for the prevention of atopic dermatitis in high-risk infants-The STOP-AD randomised controlled trial. Allergy 78:984-994, 2023
4) Duan Y, et al. : A Randomized Pilot Clinical Assessment Of Three Skincare Regimens On Skin Conditions In Infants. Clin Cosmet Investig Dermatol 12:895-909, 2019
5) Horimukai K, et al.: Food Allergens and Essential Oils in Moisturizers Marketed for Children in Japan. Cureus15:e34918，2023
6) Yamamoto-Hanada K, et al.: Enhanced early skin treatment for atopic dermatitis in infants reduces food allergy. J Allergy Clin Immunol 152:126-135, 2023

2 紫外線（UV）ケア

引用文献

1) みらい検討委員会：皮膚の光老化とその予防に関するコンセンサスステートメント．日本香粧品学会誌 41：240-243，2017
2) 環境省：紫外線環境保健マニュアル 2020，2020
3) 厚生労働省：1-6 ビタミン（1）脂溶性ビタミン．日本人の食事摂取基準（2020 年版），2020
4) 日本臨床皮膚科学会，他：保育所・幼稚園での集団生活における紫外線対策について．平成 27 年 9 月

4 嘔吐したとき

参考文献

- 日本外来小児科学会（編）：ママ＆パパにつたえたい 子どもの病気ホームケアガイド．第 5 版，医歯薬出版，2020
- 金子堅一郎（編）：イラストを見せながら説明する 子どもの病気とその診かた．南山堂，2015
- 日本小児救急医学会診療ガイドライン作成委員会（編）：エビデンスに基づいた子どもの腹部救急診療ガイドライン 2017. 小児急性胃腸炎診療ガイドライン．2017

5 薬の飲ませ方①

引用文献

1) NATIONAL LIBRARY OF MEDICINE: DAILYMED. https://dailymed.nlm.nih.gov/dailymed/drugInfo.cfm?setid=9a3bfc59-0ca6-4433-abf5-41659bfe0a8f#section-1（2024/1/10 参照）
2) 製剤総則（1-2-1 エリキシル剤 Elixirs）：第十七改正日本薬局方.

⑫ 指しゃぶりの歯列への影響と対応

引用文献

1) 小児科と小児歯科の保健検討委員会：おしゃぶりについての考え方．平成 17 年 1 月 12 日　https://www.jspd.or.jp/common/pdf/06_03.pdf
2) 佐々木　洋：子どもの発育と口腔習癖―子どもの視点からみた指しゃぶりの意味と支援の基本的概念．チャイルドヘルス 12：35-40，2009
3) 佐々木　洋：ゆびしゃぶりを止めないとどうなるの？　チャイルドヘルス 17：35-38，2014

⑬ イヤイヤ期への対応

参考文献

- 高祖常子：イラストでよくわかる　感情的にならない子育て．かんき出版，2017

⑭ ことばの発達を促す

1 絵本

参考文献

- 厚生労働省（編）：第 2 章　保育の内容．保育所保育指針解説．フレーベル館，156-167，248-266，2018

2 うた・遊び

引用文献

1) 岸井勇雄，他（監修），太田光洋（編著）：保育内容・言葉（保育・教育ネオシリーズ 20）．第 3 版，同文書院，77-100，2018

参考文献

- 厚生労働省（編）：第 2 章　保育の内容．保育所保育指針解説．フレーベル館，156-167，248-266，2018
- 松崎行代：1 章　絵本．遊びからはじまる（こどものみらい叢書）．世界思想社，13-28，2020

⑮ 乳幼児と運動

引用文献

1) 文部科学省幼児期運動指針策定委員会：幼児期運動指針ガイドブック～毎日，楽しく体を動かすために～．文部科学省，21-28，2012
2) 日本スポーツ協会：みんなで遊んで元気アップ！アクティブ・チャイルド・プログラム．https://www.japan-sports.or.jp/Portals/0/acp/（2024/1/10 参照）

⑯ おむつ外し

参考文献

- 二木　武，他（編）：新版 小児の発達栄養行動．第 2 版，医歯薬出版，215-235，1995

• Stadtler AC, et al.: Toilet Training Methods, Clinical intervention and Recommendations. Pediatrics 103: 1359-1368, 1999

⑰ 自尊感情を高める

引用文献

1) 内閣府：特集　今を生きる若者の意識～国際比較からみえてくるもの～．79．https://warp.da.ndl.go.jp/info:ndljp/pid/12365920/www8.cao.go.jp/youth//whitepaper/h26honpen/pdf/tokushu_01_01.pdf（2024/5/6 参照）
2) 近藤　卓：第 1 章　自尊感情の低い子どもたち．誰も気づかなかった子育て心理学．金子書房，2-29，2019

⑱ 入園・入学準備

引用文献

1) 厚生労働省（編）：幼児期の終わりまでに育ってほしい姿，第 1 章総則．保育所保育指針解説．フレーベル館，73-96，2018
2) 松江市こども子育て部こども政策課：まずは生活リズムを整えて，5 歳児のご家庭もいっしょにステップ！（令和 5 年度版）．2023
3) 松江市教育委員会：親として心がけたいこと．松江市保幼小接続カリキュラム．55，2013

Column　集団健診会場での親子の観察ポイント

参考文献

• 平成 26 年度厚生労働科学研究費補助金（成育疾患克服等次世代育成基盤研究事業）乳幼児健康診査の実施と評価ならびに多職種連携による母子保健指導のあり方に関する研究班：標準的な乳幼児期の健康診査と保健指導に関する手引き～「健やか親子 21（第 2 次）」の達成に向けて～．平成 27 年 3 月
• 国立成育医療研究センター：乳幼児健康診査事業実践ガイド．平成 30 年 3 月　https://www.ncchd.go.jp/center/activity/kokoro_jigyo/guide.pdf（2024/8/2 参照）

索引

和文

●せ

●そ

●た

●ち

●つ　て

●と

●な

欧　文

数字

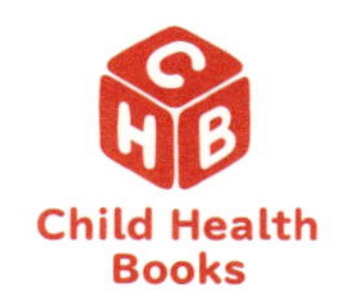

子どもの発育・発達と乳幼児健診

—育児サポートにも大活躍！—

ISBN978-4-7878-2658-9

2024 年 10 月 25 日　初版第 1 刷発行

編 集 者	川上一恵
発 行 者	藤実正太
発 行 所	株式会社　診断と治療社
	〒 100-0014　東京都千代田区永田町 2-14-2　山王グランドビル 4 階
	TEL：03-3580-2750（編集）　03-3580-2770（営業）
	FAX：03-3580-2776
	E-mail：hen@shindan.co.jp（編集）
	eigyobu@shindan.co.jp（営業）
	URL：https://www.shindan.co.jp/
表紙デザイン	株式会社サンポスト
表紙イラスト	平澤　南
本文イラスト	小牧良次（イオジン），平澤　南，松永えりか（フェニックス）
ロゴデザイン	平澤　南，株式会社サンポスト
印刷・製本	日本ハイコム株式会社

「Child Health Books」
刊行のことば

1998年に雑誌「チャイルドヘルス」が創刊して四半世紀が経ちました．この間，編集委員の先生方とともに，子どもにかかわる医療者，支援者の皆さまに役立てていただける雑誌づくりに邁進してきました．私たちには，医学という枠を超え，職種の垣根を超えた，子どもの保健と育児に関する幅広く確かな情報をお伝えできてきたという自負があります．

しかし同時に，日々の診療や支援に直結するテーマをもっと掘り下げて，現場でより活かせる内容を届けることはできないか，という想いも抱いていました．

子どもにかかわる課題はいつの時代も尽きることはなく，しかも，年々変化していっています．10年前の常識が現在では非常識となるような，刻々と変わる状況を理解し，課題をときほぐし，支援につなげていく必要があります．

そんな想いをかたちにしたのが，新たに発刊する書籍シリーズ「Child Health Books」です．「育児・保健を科学的，実践的に扱う」という雑誌「チャイルドヘルス」の理念はそのままに，“より深く，より具体的に，よりわかりやすく”，を追求し，それぞれの分野のエキスパートが現場から導き出した，理論と実践を結びつけた実用的な内容を執筆．現場の課題解決に直結する一冊をお届けすることを目指しています．

「こんな視点，やり方があったのか」「この職種の人に相談してみるのもよいかも」，そんなふうに，このシリーズが，新たな気づきのきっかけとなり，明日からの現場に活かしていただけることを，そしてすべての医療者，支援者の皆さまのお役に立ち，子どもたちの健やかな成長と幸せに貢献できることを，心から願っています．

2024年10月

診断と治療社

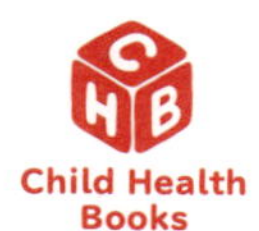